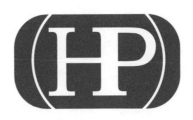

用心研创　值得尊重

皮书研创
不在于发现新大陆，而在于分享新方案

侯胜田教授
"健康经济与管理系列"总主编

健康经济与管理系列

全球健康蓝皮书
世界传统医药发展报告（2022）

李 莉　侯胜田　主　编

中国商业出版社

图书在版编目（CIP）数据

世界传统医药发展报告 . 2022/李莉，侯胜田主编
. --北京：中国商业出版社，2022.8
（健康经济与管理系列 . 全球健康蓝皮书）
ISBN 978 - 7 - 5208 - 2164 - 3

Ⅰ . ①世…　Ⅱ . ①李…　②侯…　Ⅲ . ①医药学—发展
—世界—研究报告—2022　Ⅳ . ①R - 11

中国版本图书馆 CIP 数据核字（2022）第 140262 号

责任编辑：管明林

中国商业出版社出版发行

（www. zgsycb. com 100053　北京广安门内报国寺 1 号）
总编室：010 - 63180647　编辑室：010 - 83114579
发行部：010 - 83120835/8286
新华书店经销
北京建宏印刷有限公司印刷
＊
787 毫米 × 1092 毫米　16 开　22. 75 印张　447 千字
2022 年 8 月第 1 版　2022 年 8 月第 1 次印刷
定价：158. 00 元
＊＊＊＊＊
（如有印装质量问题可更换）

《世界传统医药发展报告（2022）》

编　委　会

阿尔甫·买买提尼亚孜　　林艳芳　郑洁丹
赵艺萌　赵国桢　拱健婷　侯胜田　姚斌彬
聂　曲　徐　俊　徐媛媛　高雪娟　高新军
郭　昆　董美佳　覃　勇　程五中　焦云洞
焦科兴　蓝韶清　廖晓键　翟　煦　颜　涛
薛暖珠　戴京璋　魏利平

秘 书 长：刘　楠

副秘书长：徐媛媛　李艺清

秘书处成员：干永和　王天琦　焦科兴　董美佳

《世界传统医药发展报告（2022）》
主要编撰者简介

李　莉　医学博士，研究员，现任北京市中医药研究所资源中心学科带头人，北京中医药大学临床医学院特聘副教授，北京中医医院道地药材标准化及溯源体系"明药工程"首席专家，北京市中医药管理局一带一路"新时代神农尝百草工程"项目负责人，国际中医药健康产业发展智库特聘专家，国家自然基金委评议评审专家，中国中药协会精准专业委员会副主任委员兼副秘书长，北京中医药发展基金会黄精专业委员会副主任委员。主要从事道地药材种质评价与标准化研究，中药资源开发利用，研究和运用整体观和全息论针对国内及全球不同禀赋体质人群开展的中医康养体系及功能食品开发利用。

侯胜田　北京中医药大学教授，管理学博士，国家中医药发展与战略研究院健康产业研究中心主任，《中国中医药健康旅游目的地发展指数》和《全球中医药发展指数》首席研制专家。兼任上海交通大学健康长三角研究院健康旅游研究中心主任、清华大学社科学院健康产业与管理研究中心副主任、北京中医生态文化研究会健康旅游专业委员会会长、中国中医药信息学会医养居分会副会长、世界中联国际健康旅游专业委员会副会长、世界中联医养结合专业委员会副会长、"健康经济与管理系列"总主编、《全球中医药蓝皮书》《森林康养蓝皮书》《中医药健康旅游蓝皮书》主编、《健康旅游绿皮书》执行主编、《中医文化蓝皮书》副主编。研究方向：健康经济与管理、全球健康与中医药、医疗康养休闲旅游、医院领导力与管理。

李瑞锋 北京中医药大学管理学院教授、博导、院长，中华中医药学会人文与管理科学分会副会长兼秘书长，青海省医改专家。近几年主持北京市社会科学基金课题，教育部人文社科基金课题，国家社科基金重大项目子课题以及国务院经济普查办公室、国家医保局、国家中医药管理局等单位课题10多项。在《中国卫生政策研究》《中国卫生经济》《中国医院》等杂志以及《光明日报》《健康报》等发表论文和文章20多篇。

高新军 中国中医药报社新媒体部主任、舆情监测研究中心主任，中国中医药网执行总编，全国中医药新媒体联盟秘书长，兼任中国医药新闻信息协会中医药产业分会常务副会长、《中国中医文化蓝皮书》副主编等。毕业于北京中医药大学中医学专业，从事中医药新闻工作18年，曾获全国中医药好新闻一等奖。目前侧重于中医药新媒体和文化传播，以及中医药互联网医疗等领域研究，承担国家中医药管理局中医药突发事件舆情应对项目。

摘　要

　　传统医药与现代医药相对应，通常是指历史上遗传下来的医药经验和诊疗技术，或指现代医药以前的各个历史发展阶段的医药经验和诊疗技术。世界各国的传统医药是国际医药界的宝贵财富，不论是中医药或是其他传统医药，都为保障世界各国人民的生命健康作出了巨大贡献。所以，人类健康需要传统医药，充分挖掘和发展传统医药，对于人类战胜疾病、保障健康具有重要意义。世界传统医药是人类文化的重要组成部分，全球健康不能缺失传统医药，传承、挖掘传统医药精华也是人类文化遗产保护的重要内容之一。

　　本书是全球健康蓝皮书系列图书的第一本，共分为五部分：总报告、行业发展篇、区域发展篇、中国民族医药篇和综合篇。

　　第一部分为总报告，对世界传统医药的发展现状、推进传统医药传承发展的意义、面临的挑战及未来前景做了梳理和总结，并提出了推进世界传统医药发展的建议。

　　第二部分为行业发展篇，重点对世界针灸学术研究进展，世界传统武术、太极气功发展，世界自然疗法的现状及未来发展，世界传统健康食疗产业发展以及中医药海外发展等领域进展、面临的挑战进行了分析，并提出了具体建议。

　　第三部分为区域发展篇，主要对东亚、东南亚、南亚、西亚、美洲、非洲、欧洲传统医药发展现状进行了介绍，并对发展中面临的挑战、未来推进策略进行了分析和探讨。

　　第四部分为中国民族医药篇，重点介绍了蒙医药、藏医药、维医药和傣医药的发展现状，深入分析了存在的一些问题，并针对性提出了推进发展建议。

第五部分为综合篇，主要包括世界传统医药法律法规发展、世界传统医学组织发展、中国传统医药非物质文化遗产保护发展，还介绍了北京中医药大学德国魁茨汀医院发展经验及对海外中医医院发展的启示、中药海外发展概况。

本书不仅对世界传统医药的发展现状进行了系统梳理，而且对传统医药保护挖掘努力中存在的挑战进行了深入分析，并针对不同地区、具体领域的具体问题提供了建设性建议。

目 录

肆　中国民族医药篇

伍　综合篇

壹

总 报 告

HB.01 世界传统医药发展报告

李　莉[①]　侯胜田[②]

摘　要：传统医药是人类文明的宝贵财富和医药科学的重要组成部分，在世界各国人民长期的生产生活与防病治病的实践经验中逐步形成与发展，为人类的健康和繁衍作出了重要贡献。随着人类疾病谱与人们健康观念的变化，传统医药越来越受到世界的关注与认可。近年来传统医药在世界范围内发展整体向好，但其发展过程中机遇与挑战并存。本报告聚焦世界传统医药发展，通过调研文献，综述了世界传统医药的起源与发展，传统医药在卫生健康、经济、科技、文化方面作出的重要贡献，总结了传统医药在发展过程中面临的挑战与机遇，并提出相应的对策，以期推动世界各国在传统医药教育、科研等方面的广泛交流与合作，推动传统医药在促进人类健康方面发挥更大作用。

关键词：世界传统医药；发展沿革；挑战；机遇

一、传统医药概述

自地球上出现人类以来就有了寻医求药的活动，通过缓慢的临床试验和试错过程，每种传统医药文化都有一种当地的、以自然资源为基础的治疗传统。如今，在全球近79亿人口中，约45亿人将传统医药用于初级保健[1]。传统医药是与古代社会文化密切相连的医学实践，存在于现代医学应用之前，为人类的文明进步和世界各民族的繁衍昌盛作出了不可磨灭的贡献。1999年，在北京召开的"世界卫生组织西太区传统医药国家政策发展研讨会"将"传统医药"定义为"传统医药是整体保

---

① 李莉，医学博士，北京市中医药研究所研究员，研究方向：传统医药资源开发利用。

② 侯胜田，管理学博士，北京中医药大学管理学院教授，研究方向：健康旅游和中医药服务贸易。

健知识、技能和实践的总和，由于其保健和治疗的作用而让社会承认和接受。传统医药的基础是理论、信仰和经验，它们来源不同的文化并世代相传和发展。"[2] 传统医药因为与地域、种族、习俗、文化、宗教等密切相关，显示出多样化，并不断交流、融合发展，成为人类文化的宝贵财富。目前传播范围较广的传统医药学包括中医药学、阿育吠陀、整脊疗法、尤纳尼、悉达、顺势疗法以及自然疗法等[3]。

（一）传统医药的起源与发展脉络

关于传统医药的起源，众多文献均认为其起源于巫，也有文献归功于个别神灵和圣贤。中国古代文献认为医药为伏羲、神农、黄帝等圣人所发明，"伏羲……乃尝味百药而制九针，以拯夭枉焉"；又谓"神农……始尝百草，始有医药"；又说"帝使岐伯尝味草木，典主医药、经方、本草"。古埃及尊伊姆霍特普为医神；古希腊则尊阿斯克雷庇亚斯为医神。在人类社会普遍还不具备正确认识生命、疾病现象的早期是一个医巫共混的时期，有了重疾才会采取一定的干预措施，古人遇疾的首选解决方案应是求诸神的护佑，神的意旨和力量才是疗愈的唯一良药，古埃及著名的医生印和阗既是古埃及祭司，还是左塞法老时期梯形金字塔的建筑师，埃及纸莎草书中多处提到巫术的治疗，中国的《山海经》中多次提到"巫"这一社会角色。人类社会生产活动日渐丰富，古代先民在实践中积累了越来越多的对生命、健康、疾病的知识和经验，开始有目的地寻找防治疾病的药物和方法。如古人渐渐懂得用烧热的石头炙烤溃烂的创面，可以使其免受感染并加速愈合，利用夹板进行断肢再续，使用止血带，将放血作为一种疗法，南美的印第安人甚至使用橡胶注射器来进行灌肠。在药物方面，印楝树"浑身是宝"，根、枝、叶、花、果均可入药，被用来治疗感冒和流感、糖尿病、各种溃疡、便秘等疾病，还可以缓解疟疾，治疗皮肤病和脑膜炎。在中国，菖蒲可以提取有香气的芳香油，在中国传统文化中被认为是可防疫驱邪的灵草，端午节悬菖蒲、艾叶于门窗，夏秋之夜燃菖蒲、艾叶以驱蚊灭虫。类似这些植物的功用，都是古人长期生产生活和治疗疾病的经验积累。随着医学实践的丰富、经验的不断积累，医学从经验上升到理论，逐渐形成阴阳五行、藏象经络、辨证论治、药性药味等中医药理论体系，古希腊医学的四元论，古印度医学、藏医学、蒙医学的三元学说等[4]。

（二）传统医药受到严重冲击

随着西方工业革命带来的技术进步，现代医学走上了快速发展的道路，迅速成为世界的主流医学，对传统医药造成了严重冲击。在此浪潮下，近代中国爆发了多次废除中医、诋毁中医的争议，使得中医的发展几近绝境，如清末国学大师俞樾提出的"医可废,药不可尽废";1929 年"废止中医案";"文化大革命"期间,中医药的"气—阴阳—五行"学术思想被作为迷信思想加以批判,甚至进入 21 世纪仍有人在否定中医药的科学性[5-6];日本明治维新时期,颁布"西洋医学许可令",积极引进和扶持西医,废汉方医学馆,1876 年的医师开业考试所有 7 个科目都是西医,汉方医学逐渐遭到摒弃,汉方医学已不被政府认可,在 1895 年的国会上,汉方医师提出的最后一次医师法改正案被否决,汉方医师被彻底废止,重创当时的日本汉方医学界[7];阿拉伯—尤纳尼传统医学在北非和埃及等国家有一定影响,但由于传统医学在殖民时期被认为是非法的,受到了很大的摧残,所以传统草药仅在农村等偏僻地区应用[8]。

(三)传统医药逐步受到国际的认可与重视

随着社会的转型和人们生活方式的变化,人类的疾病谱也有了一些新的变化,与生活方式相关的疾病如恶性肿瘤、糖尿病、心血管疾病、中风、肝脏疾病增加,艾滋病、非典、禽流感等传染性疾病给人类生存带来了巨大的威胁;在现代医学实践中,化学药品毒副作用不断出现,药源性疾病日益增加,以及生化药品研制成本高昂等问题的存在,使人们健康观念转变,在世界范围内,回归自然、重视传统医药已成为趋势,传统医药在防治疾病方面的应用越来越受到世人的关注与认可,全世界医药界把防病治病的目光投向了传统医药,因此,完全以现代西方医药为主的世界医疗模式逐渐发生了变化。

世界卫生组织 109 个会员国制定了关于传统医学和补充医学的法律法规;107 个会员国为传统医学设立了国家级办公室;75 个会员国设立了国家级研究机构;124 个会员国制定了关于草药的法律法规,125 个会员国有草药注册系统;78 个会员国有对传统医学和补充医学服务提供者的监管;45 个会员国将传统医学和补充医学纳入医疗保险体系[9]。2019 年 5 月 25 日,《国际疾病分类第十一次修订本(ICD-11)》首次将起源中医药的传统医学纳入其中。传统医药越来越受到国际的认可,显示出独特价值。

二、传统医药的贡献

(一)传统医药是独特的卫生资源

传统医药是许多发展中国家重要的医疗卫生服务资源,在医疗保健、防治疾病中发挥着巨大的作用，印度（65%～70%）、卢旺达（75%）、坦桑尼亚（50%～60%）、乌干达（55%～60%）、贝宁（80%）、埃塞俄比亚（90%）等发展中国家的人口广泛使用传统医药进行医疗保健服务，尤其是在农村地区，传统医药是唯一可以获得和能够负担的医疗卫生资源。在澳大利亚（48%～50%）、比利时（30%）、法国（50%）、美国（45%）和加拿大（65%～70%）等发达国家，传统医学以其低风险、个性化治疗及对于一些慢性病、老年病和重大疑难病所显示的有效性获得了人们普遍的欢迎，相当多的人口偶尔使用传统疗法进行保健[10-13]。根据世界卫生组织发布的《2019年传统和补充医学全球报告》显示，截至2018年，在参与调查的世界卫生组织会员国中，170个世界卫生组织会员国认可传统医药在本国提供服务，占会员国总数的88%[9]，越来越多的国家认识到传统和补充医学在其国家医疗体系中的作用。

传统医药被广泛用于治疗各种疾病，例如在尼日利亚、贝宁等国，治疗发热、疟疾等的草药被普遍使用；在肯尼亚、坦桑尼亚等国，防毒蛇以及治疗跌打损伤的草药更为普遍；在南非，从关节炎到皮肤病，从消化系统疾病到失眠、头痛，当地人都普遍求助于传统草药；在印度阿育吠陀医学中，草药用于治疗糖尿病、腹泻、痢疾、发烧、食物中毒、消化不良、肠道寄生虫、恶心和呕吐等各种疾病[14]；非洲草药在治疗艾滋病、控制毒瘾和酒瘾以及保持生殖健康等方面，具有西药无法替代的作用；中国援外医疗队采用中药、针灸、推拿以及中西医结合方法治疗了不少疑难杂症[15]。

传统医药除在常见病、多发病、疑难杂症的防治中贡献力量外，在重大疫情防治和突发公共卫生事件医疗救治中也发挥了重要作用。传统医药在治疗新型冠状病毒肺炎、疟疾、登革热、肺结核、霍乱、埃博拉出血热、非典型肺炎、手足口病、人感染H7N9禽流感等传染病中均有应用，中医、中西医结合治疗传染性非典型肺炎、新冠肺炎，疗效得到世界卫生组织的肯定。以新型冠状病毒肺炎为例，自2019年12月疫情暴发以来，已获批准的疫苗和公众社交距离、手部卫生、接触者追踪和封锁政策等仍然是缓解新型冠状病毒肺炎的主要措施，许多国家提倡或授权使用传统医药来预防新冠肺炎和缓解症状。在中国，中医对新冠肺炎患者进行个性化辨证论治，连花清瘟胶囊、清肺排毒汤、宣肺败毒方等中药汤剂、中药免煎颗粒剂、中成药被广泛应用在治疗中，为加强中医非药物疗法应用，在《新型冠状病毒肺炎诊疗方案（试行第九版）》中还增加了针灸治疗内容[16]。在印度和津巴布韦，政府已授权草药医生治疗出现COVID-19症状的患者[17]。南美洲的土著社区在COVID-19期间使用传统医药，巴西的土著社区使用凉茶和根茶[18]。中医药在此次疫情防治中起到了关键作用，新冠肺炎防控、救治中中医药总有效率为90%以上；2022年4月世界卫生组织网站发布了《世界卫生组织中医药救治新冠肺炎专家评估会报告》，该报告指出中药能有效治疗新冠肺炎，降低轻型、普通型病例转为重症的风险，缩短病毒清除时间，改善轻型和普通型患者的临床预后，报告同时建议世界卫生组织会员国在其卫生保健体系和监管框架中考虑将传统医药干预措施纳入新冠肺炎临床管理规划中；自新冠肺炎疫情发生以来，中国积极为海外抗疫贡献中医药力量，向世界民众分享中医药防控救治经验，据不完全统计，中国已向150多个国家和地区介绍中医药诊疗方案，向10余个有需求的国家和地区提供中医药产品，选派中医专家赴29个国家和地区帮助指导抗疫。人类是休戚与共的命运共同体，团结合作是战胜疫情最有力的武器，是国际社会在抗击重大疫情中取得的重要经验，是各国人民合力抗疫形成的广泛共识，发挥传统医药的独特优势和作用，深化传统医药领域交流与合作，继续推进疫情防控国际合作，才能使传统医药更好地护佑各国人民的生命健康。

（二）传统医药是潜力巨大的经济资源

在传统医药体系中，药用植物发挥着重要作用。1994年美国《膳食补充剂健康教育法》生效后，"健康意识"运动、健康饮食和使用膳食补充剂促进健康的做法在世界范围内传播开来。这一全球趋势导致了价值数百亿美元的西方植物性膳食补充剂市场的开放和扩大[19]。据估计，全世界有35000~70000种植物物种被用于人类卫生健康服务，与药用植物相关的全球贸易市场估计每年为600亿美元，并且以每年10%~20%的速度增长[20]。印度约有960种药用植物处于贸易中，其中178种的年用量水平超过100吨[21]。中药材及饮片市场需求旺盛，2019年出口总量20.17万吨，出口额达11.37亿美元[22]。全球水疗、按摩、针灸、芳香疗法等保健业务的蓬勃发展，不仅保持了对草药产品的高需求，而且为传统医药行业创造了新的就业机会；中国中药工业总产值从不到300亿元增加到2017年的9000亿元，约占中国生物医药工业总产值的1/3，中药大健康产业已经形成，达到2.5万亿元规模，发展中药大健康产业，具有调整工农产业结构、增加就业、使农民脱贫致富及保护生态等综合优势，具有广阔的市场前景和巨大的经济潜力[22]。

（三）传统医药是原创的科技资源

传统医药历经几千年的经验积累，拥有诸多有效的治法、方药、技术，是创新的重要资源库。中国国家中医药资源调查发现天然药物共12 807种，中国传统医学书籍中累积的经典处方几十万张，为中医理论指导下寻找新药提供了丰富的资源与依据。如屠呦呦研究员受中医药典籍的启示，发现青蒿素，挽救了全球数百万人的生命，获得2015年诺贝尔生理学或医学奖。其他研究成果，如砷制剂治疗白血病，黄连素治疗代谢性疾病等，均孕育着重大突破。深入研究挖掘传统医药的原创优势，将会产生更多具有重大价值的科研成果，推进世界生命科学发展。

（四）传统医药是优秀的文化资源

传统医药凝聚着各国人民的健康理念和实践经验，是各国优秀传统文化的重要组成部分和典型代表，随着传统医药的国际化发展，共同构建人类卫生健康共同体的推行，各具特色的传统疗法也广为传播。针灸的神奇疗效引发全球持续的"针灸热"，根据世界针灸学会联合会调查有 183 个国家使用针刺疗法，在联合国的 193 个会员国中，178 个（92.2%）具有针刺疗法实践，59 个有针刺疗法组织；印度医学有很强的辐射力，瑜伽是印度传统医药重要的组成部分，也是印度文化软实力的重要代表和特色名片，瑜伽在 20 世纪从波斯、中亚、中国等国家开始传入欧美等国家，引起人们的广泛关注，并开始风靡全世界，2014 年 12 月 11 日，联合国通过第 69/131 号决议将 6 月 21 日设为国际瑜伽日；拔罐疗法在中国、古埃及、古希腊、古印度等地区均有记载，是世界各国人民与疾病长期斗争过程中的宝贵财富，它不仅在发祥地发展起来，而且为了人类的健康而传播到世界其他地区，目前在东南亚（中国、韩国、印度）、中东（埃及、巴基斯坦、摩洛哥、沙特阿拉伯、伊朗、伊拉克、以色列）及欧美（德国、捷克、乌克兰、土耳其、美国）有较好的应用和民众基础；太极拳与中医文化相融相通，是深受国人喜爱的体医融合的传统运动项目，在海外也有广泛的受众，《中国国家形象全球调查报告2018》显示，如今太极拳已传播到了全球150多个国家和地区，练习者已达数亿人，新加坡有230多个武术团体且中小学已开展了广泛的太极拳教育，美国有国际陈氏太极拳协会、国际杨氏太极拳协会、美国陈氏太极拳促进会等[23]；水疗在北非和东南亚具有悠久的使用历史，在许多欧洲国家也得到广泛使用，并被纳入国家卫生保健系统[3]。传统医药的作用不仅仅局限于其发祥地，它在不断汲取世界文明成果、丰富发展自己的同时，也逐步传播到世界各地，作为一张具有文化魅力的外交名片，推动各国优秀文化的国际交流和融合。

三、传统医药发展面临的困境、挑战与机遇

面对日趋严峻的医疗安全与医疗负担、日益剧增的老龄人口、"亚健康"群体等问题，仅靠现代医学已经不能充分满足人类防治疾病、维护健康的需求。传统医药具有可及性、便捷性、毒副作用较小等优势，在防治慢性病、代谢性疾病及重大突发性疾病中的作用逐步得到国际社会的认可[24]。传统医药作为促进人类健康的重

要资源，发挥着不可或缺的重要作用，其发展过程中机遇与挑战并存。

（一）传统医药发展面临的困境与挑战

1. 现代医药对传统医药的冲击

现代医学兴起之后，代表"过去""传统"的医学在很多国家和地区遭到了否定和弃用[25]。随着科学技术的发展，现代医学获得日趋细微、高效、快速、精密和简便的手段和技术，极大地提高了医学研究和疾病防治的水平。现代医学的发展水平逐步提高，对传统医学提出了强烈的挑战。

2. 传统医药知识传承面临挑战

传统医药知识通常具有地区文化和世代传承的特征。有些地区传统医药知识和技术以言传口授的方式流传，缺乏文字史料，再加上具有保密意识和传内不传外的观念倾向，导致其传统医药知识和技术流失严重，面临着生存与发展考验。这给传统医药知识的保护增加了难度，促进传统医药知识的传承与保护是亟待解决的问题[26]。

3. 传统医药知识产权制度不完善

传统医药具有地域性、集体性、非新颖性等独特之处，不同于知识产品。传统医药的知识产权保护问题较为复杂，国内或国际社会上频繁出现传统医药知识技能流失甚至被不当利用的现象。传统医药知识属于重要的智力成果，其在医疗实践中的价值备受肯定，应该将其纳入知识产权保护范畴。但传统医药的知识产权在当前国际社会并未得到充分有效的法律保护[27]。以中医药为例，中医药专利申请面临"三性"认定困难、中医药知识产权保护范围不明确、制度不够完善等因素，我国中医药传统知识和研究成果正面临流失风险[28]。

4. 传统医学立法工作仍亟待加强

近年来，世界各国传统医学立法取得了一定进展，据世界卫生组织《2019 年传统和补充医学全球报告》调研，98 个会员国已发布传统医学国家政策，109 个会员国制定了关于传统和补充医学的国家法律法规，124 个会员国发布了草药法规[9]。但从总体上看，无论是开展传统医学立法的国家数量，还是传统医学法律法规所规范的具体内容，都不能满足公众对传统医学日益增加的广泛需求。在一些地区由于缺乏相应的法制管理框架，传统医学发展的各个领域均缺乏有效的规范管理和法律保障，不仅限制了传统医学优势的充分发挥，也在一定程度上影响到传统医学的可持续发展[29]。

5. 传统医学教育体系不够完善

有很多国家传统医学教育体系不够完善，仍有待建设。传统医学从业者没有接受正规的教育和培训。许多地区传统医药由于缺乏医药人才或相应的医学人才的继承，不能对传统医药进行更好的保护、传承及发展。

6. 传统医药有效性和安全性的证据欠缺

传统医药的安全性、有效性的研究和评价比一般药物要复杂，其评价标准和方法的客观性和可重现性有待规范。针灸作为认可度最高的中医药疗法之一，在中国等亚洲国家得到广泛应用，在西方不少国家也得到普遍应用[30-31]。但在临床研究上，针灸治疗疾病的安全性与有效性仍缺乏高质量的临床研究证据，这是今后针灸研究应加强的方向[32]。

7. 传统药用资源未得到合理开发利用

传统药用资源物种众多，但是在部分地区传统药用资源没有得到合理的开发与利用，许多传统医药的功能作用远远没有被挖掘出来。在非洲有超过5400种植物被用于传统医学，但由于非洲地区的研发技术较为落后，如坦桑尼亚桑给巴尔地区仅能够对丁香进行初步加工[33-34]。非洲药用植物多数仍停留在种植、采摘后销售的传统贸易形式，仅有135种植物得到验证并开发，用于提取为化学药或半合成化学药[35]。在一些地区，部分野生药用植物，由于药用价值和经济价值较高，被无计划、无节制地挖采，导致资源减少，使生态破坏、环境恶化等问题层出不穷。

（二）传统医药发展面临的机遇

1. 传统医药在世界范围内逐步受到重视

世界卫生组织强调传统医药能够在实现"人人享有卫生保健"方面发挥重大作用，致力于在世界范围内推进传统医药与现代医药的结合。1991年12月12日，42个国家和地区代表在北京召开的国际传统医药大会上，一致决定将大会的开幕日定为每年的世界传统医药日（World Traditional Medicine Day），并写进《北京宣言》。2019年，第72届世界卫生大会审议通过了《国际疾病分类第十一次修订本（ICD-11）》，首次纳入起源于中医药的传统医学章节，标志着中医药国际化迈出重要一步。传统医药的作用正逐渐被世界各国人民认可，世界各国纷纷从法律、标准以及市场准入等方面加大了对传统医药的支持力度。传统医药巨大的医疗科研价值、市场潜力正在世界范围内受到重视，国际市场需求不断增加。

2. 传统医药有广泛社会需求

人类发展与健康需要传统医药。由世界卫生组织 197 个会员国于 2018 年 10 月 25 日在全球初级卫生保健会议上通过的《阿斯塔纳宣言》称：将加强初级保健作为实现全民健康的"重要步骤"。现代慢性病、药源性疾病日益增加，人们开始呼唤回归大自然，希望用天然药物和绿色植物来治疗疾病和保健，世界各国的人们对传统医药的需求日益增长。在多数发展中国家，尤其是在部分不发达地区，现代医学的覆盖范围有限，传统医学往往是唯一可以广泛运用并可负担的医疗卫生保健资源[36]。一些发达国家以现代医学为主流，而其他一些传统疗法仍然具有一定市场，被民众广泛接受和使用，因此，传统医学成为医疗系统的补充。从北美、西欧等国家草药市场的兴起到"世界传统医药日"的确定，都表明一个有利于传统医药发扬光大的社会氛围正逐步形成。

3. 科技发展为传统医药研究提供方法和手段

21 世纪以生命科学、信息科学等为前沿的世界科学技术的迅猛发展，知识的不断增长、分析工具和技术的进步，为中医药等传统医药基本原理的阐释及创新提供了新的方法和手段。科技进步帮助传统医药从业人员更好地传承与创新，让传统医药在世界范围内发扬光大。

4. 中医药等传统医药在疫情防治中优势凸显

在应对新冠病毒肺炎这种突发性传染病时，西医治疗缺乏专门针对这一新型病毒的特效药。新冠肺炎疫情自发生以来，中医药借助数千年形成的疫病诊疗体系，全面、深度参与疫情防控救治，不断完善诊疗方案，应用中医药及中西医结合防控救治效果显著。高水平的中西结合救治方法，有效降低了轻症变成重症、重症变成危重症的发生率，进一步提高了疾病救治率。中医药抗击新冠肺炎疫情的效果是有目共睹的，这也使国际社会对我国中医药发展拥有全新的认知。

5. 传统医药国际合作有广阔前景

"一带一路"倡议为中医药的发展和传播创造了有利条件。中医药目前已经传播到世界 196 个国家和地区，成为中国与东盟、欧盟、非盟、拉共体以及上海合作组织、金砖国家、中国—中东欧国家合作、中国—葡语国家经贸合作论坛等地区和机制合作的重要领域。截至 2022 年 4 月，中国已与 149 个国家、32 个国际组织签署 200 多份共建"一带一路"合作文件。随着共建"一带一路"的深入展开，中国与这些国家的联系更加紧密，整合优势资源，深入开展传统医学交流与合作，共商传统医学发展大计，共建传统医学合作平台，共享传统医学发展成果，推进传统医药传承发展。

（三）传统医药发展对策

1. 充分挖掘和发展传统医药

中医药等传统医药具有独特的优势，充分挖掘和发展中医药等传统医药，对于保障人类健康具有重要意义。传统医药发展需要传承精华，守正创新，需要经过深入研究和科学总结，充分发挥传统医药防病治病的独特优势，继承好、发展好、利用好传统医药，不断满足人们日益增长的健康需求。

2. 完善法律法规，规范传统医学发展

世界范围内的传统医学立法工作仍亟待改进与加强，以支持传统医学的适当、合理应用，并将其纳入国家医疗卫生保健体系。加强对传统医药的立法保护，建立有效的知识产权保护制度，为传统医药的开发利用提供有效的推动机制。利用法律保护模式对传统医药知识进行保护是大多数学者一致认可的方式，在法律条文的设计中应当包括对传统医药行医者、传统医药的继承、传统医药知识（包括传统草药、传统治疗方法、传统治疗习惯等）的相关规制和确定传统医药的地位等方面内容[26]。

3. 加强传统医药有效性和安全性的临床研究

加强传统医药有效性和安全性的临床研究是发展传统医药的关键。由于传统医药自身的特色，在进行传统医药临床研究时，在引用现代医学方法和理论的同时，一定要注意遵循传统医学方法和理论，避免传统医学的传统理论和方法被现代化医学全盘"西化"。

4. 加强传统医药领域的交流与合作

推动在传统医学医疗、教育、科研、文化等方面的广泛交流与合作，共同促进传统医药发展，共建人类卫生健康共同体，推动传统医学在改善全球卫生治理中发挥更大的作用。联合开展传统医学防治新冠肺炎等重大传染性疾病相关研究工作，发挥传统医学在疫情防控中的独特优势和作用，为传统医学进一步参与全球疫情防控提供更多借鉴和参考。

四、结语

近年来，传统医药在世界范围内发展整体向好，得到的关注度越来越高。目前传统医学正逢良好的发展机遇，同时也面临着严峻的挑战。世界各国的传统医药是国际医药界不可多得的宝贵财富，需把握机遇，迎接挑战，扶持和促进传统医药发展，推动传统医学与现代医学优势互补，为维护人类健康作出新贡献。

参考文献

［1］Arunagiri Kamala, Sushil Kumar Middha, Chandrakant S. Karigar. Plants in traditional medicine with special reference to Cyperus rotundus L.：a review［J］. 3 Biotech, 2018, 8（7）：309.

［2］司婷，赵敏. 国外传统医药立法对我国中医药法制的启示［J］. 医学与法学, 2016, 8（6）：77－83.

［3］世界卫生组织. 世卫组织2014—2023年传统医学战略［R］. 瑞士日内瓦：世界卫生组织, 2013.

［4］董竞成，刘文先. 中国传统医学学科发展比较研究［M］. 上海：上海科学技术出版社, 2020.

［5］郝先中. 近代中医废存之争研究［D］. 上海：华东师范大学, 2005.

［6］刘依平. 关于近代中医废存之争的历史考察和思考［J］. 锦州医科大学学报（社会科学版）, 2022, 20（3）：18－21.

［7］曹瀚文. 国外传统医学的发展以及对中医学国际化影响的研究［D］. 广州：广州中医药大学, 2017.

［8］刘英华. 南亚地区尤纳尼医学：历史与现状［C］//首届回医药学术交流大会论文集. 北京：北京市民族事务委员会, 2013：80－86.

［9］World Health Organization. WHO global report on traditional and complementary medicine 2019［R］. Geneva, Switzerland：World Health Organization, 2019.

［10］Partha Pradip Adhikari, Satya Bhusan Paul. History of indian traditional medicine：a medical inheritance［J］. Asian J Pharm Clin Res, 2018, 11（1）：421－426.

［11］Katz L, Baltz RH. Natural product discovery：Past, present, and future［J］. J Ind Microbiol Biotechnol, 2016, 43（2－3）：155－176.

［12］Fabricant DS, Farnsworth NR. The value of plants used in traditional medicine for drug discovery［J］. Environ Health Perspect, 2001, 109：69－75.

［13］Bell IR, Lewis DA, Brooks AJ, et al. Improved clinical status in fibromyalgia patients treated with individualized homeopathic remedies versus placebo［J］. Rheumatology, 2004, 43（5）：577－582.

［14］Williamson E M. Major herbs of Ayurveda［M］. London：Churchill Livingstone, 2002.

壹　总报告

［15］国务院新闻办公室.《中国的中医药》白皮书. http：//www. scio. gov. cn/ztk/dtzt/
34102/35624/35628/Document/1534714/1534714. htm，2016.

［16］Wang C，Sun S，Ding X. The therapeutic effects of traditional Chinese medicine on CO-
VID－19：a narrative review ［J］. International Journal of Clinical Pharmacy，2021，
43（1）：35－45.

［17］Mavhunga C. Zimbabwe's government says herbal treatment OK for COVID－19 voice of
America－English. Voice of America ［EB/OL］. https：//www. voanews. com/science－
health/coronavirus－outbreak/zimbabwes－government－says－herbal－treatment－ok－
covid－19. Accessed April 22，2021.

［18］Lila L. With the advance of COVID－19，indigenous people shelter inside the forest－
greenpeace international. GreenPeace ［EB/OL］. https：//www. greenpeace. org/interna-
tional/story/44836/indigenous－people－refuge－amazon－forest－covid19/. Accessed
April 22，2021.

［19］Chokevivat V，Chuthaputti A. The role of Thai traditional medicine in health promotion
［C］. The 6th Global Conference on Health Promotion. Bangkok Thailand，2005：7－11.

［20］Raskin I，Ribnicky DM，Komarnytsky S，et al. Plants and human health in the twenty－
first century ［J］. Trends in Biotechnology，2002，20（12）：522－531.

［21］Kamala A，Middha S K，Karigar C S. Plants in traditional medicine with special refer-
ence to Cyperus rotundus L.：a review ［J］. 3 Biotech，2018，8（7）：309.

［22］商务部市场运行和消费促进司. 2019/2020 年中药材流通市场分析报告. 商务部市
场运行和消费促进司，2020.

［23］李思乐. 以太极拳为抓手深入推进中医药的国际传播 ［N］. http：//www.
cntcm. com. cn/news. html？aid＝158893，2020－12－23. http：//www. cntcm. com.
cn/news. html？aid＝158893，2020－12－23.

［24］王忆霄，牛丽丽，边艳超，等. "一带一路"背景下民族传统医药学的价值潜能
［J］. 中国民族民间医药，2018，27（8）：1－5.

［25］刘文先，董竞成. "传统医学"概念的辨析与确立的价值 ［J］. 医学争鸣，2021，
12（4）：48－52.

［26］吕文清，马治国. 非洲传统医药知识立法保护及对我国的启示 ［J］. 南京中医药
大学学报（社会科学版），2018，19（2）：111－116.

［27］白迎春. 我国蒙医药法律保护问题探析——以蒙药材保护为视角 ［J］. 前沿，
2019（6）：69－73，86.

［28］冯洁菡，周濛. "一带一路"中非传统医药合作与国际知识产权制度的变革 ［J］.
武大国际法评论，2019，3（5）：1－22.

［29］温丽，桑滨生，郭子华. 世界传统医学立法现状分析 ［J］. 国际中医中药杂志，

2006 (1): 9 - 12.

[30] 郑灵. 美国健康保险系统对针灸的给付现状 [J]. 环球中医药, 2011, 4 (3): 210 - 212.

[31] 田开宇, Lisa YUAN. 瑞士的中医针灸疗法及医疗保险支持 [J]. 中国针灸, 2015, 35 (8): 827 - 829.

[32] Lan L, Zeng F, Liu G J, et al. Acupuncture for functional dyspepsia [J]. Cochrane Database of Systematic Reviews, 2014 (10).

[33] 朱伟坚, 张之薇, 杨小冬. 坦桑尼亚桑给巴尔地区传统医学和中医针灸的现状与发展 [J]. 中医药导报, 2020, 26 (15): 1 - 3, 13.

[34] 陈焕鑫, 张昕, 卓清缘, 等. 中医药在非洲发展前景的 SWOT - PEST 分析 [J]. 中医药导报, 2021, 27 (11): 1 - 6.

[35] Ibrahim J A, Egharevba H O, Gamaniel K S. Chemical and biological screening approaches tophytopharmaceuticals [J]. International Journal of Science, 2017, 6 (10): 22 - 31.

[36] 李屹龙, 刘祎, 卞跃峰, 等. 传统医学全球发展浅析 [J]. 中华中医药杂志, 2020, 35 (7): 3578 - 3581.

壹 总报告

贰

行业发展篇

HB.02 世界针灸学术研究进展报告

翟　煦① 张凯琪②

摘　要： 近年来，针灸学术研究在世界范围内所取得的进展令人瞩目，本文选取了 2016 年至今具有较大影响力的针灸研究成果和学术事件，主要从临床、基础、文献、学科交叉、循证医学等方面展示近年的针灸科技成果和新的学科理论思想，同时分析了针灸学术研究进程中存在的一些问题。

关键词： 针灸；学术研究进展；科技成果；理论思想

针灸已应用于全球 183 个国家和地区，可治疗多达 461 个病种，972 种病症[1]。"十四五"以来，党和国家高度重视中医药的发展，各级政府和部门在政策导向和研究基金等多个方面给予了更多的支持，使针灸学学科蓬勃发展。现将近年来针灸学术研究进展概述如下。

一、针灸临床研究进展

截至目前，中国针灸学会发布了针灸治疗坐骨神经痛、痞满、胁痛、腱鞘炎、下肢静脉曲张所致胀痛、术后尿潴留、目赤痛、踝关节扭伤后疼痛、牙痛 9 种疾病的临床实践指南，并于 2018 年进一步修订贝尔面瘫临床实践指南[2]。

特别是在针刺镇痛的临床研究领域，许多临床证据获得专家共识，众多研究结果显示针刺镇痛作用显著，疗效持久，不良事件发生少，安全性高。针灸疗法可作为预防和治疗多种疼痛疾病的一种选择或辅助疗法，在未来的指南修订中应予以考虑。除了针刺镇痛，越来越多的多中心、大样本、随机盲法临床研究用于明确针灸

---

① 翟煦，中国中医科学院博士、副研究员，研究方向：针灸优势病症。
② 张凯琪，中国中医科学院硕士研究生，研究方向：针灸优势病症。

的优势病种，比如，女性压力性尿失禁、餐后不适综合征、便秘、失眠等疾病。众多临床研究的阳性结果固然令人欣喜，但阴性结果更具有现实意义。中医传统针灸疗法在真实世界研究（Real - world study，RWS）的临床实践中注重个体化辨证治疗，而在临床试验中，为了控制变量，通常采取预设的实施方案，以及盲法的实施等具有局限性的试验因素很大程度上不能全面反映真实世界研究中针灸疗法对疾病的治疗作用，临床试验中的部分阴性结果也可以归咎于此。

（一）针刺镇痛效果显著

1. 显著改善偏头痛、心绞痛和盆底疼痛综合征

赵凌、陈姣等[3]研究了针刺预防偏头痛的长期效果。经过16周的观察，治疗组的发作次数、平均天数以及疼痛强度显著减少，结果显示针刺在至少24周内对偏头痛的预防具有持续作用。徐沙贝等[4]对手针治疗初发无先兆偏头痛的疗效进行了评价，结果显示手针显著降低偏头痛发作天数和频率。

赵凌等[5]将针刺作为抗心绞痛治疗的辅助疗法进行研究，结果显示针刺可显著减少患者心绞痛发作次数，降低心绞痛发作程度，且治疗期间不良事件很少发生，具有较好的安全性。

孙元杰、刘岩等[6]评价了针刺对慢性盆底疼痛综合征的长期疗效，结果显示患者阳性症状改善明显，治疗24周后效果持久。

2. 减轻关节疼痛及改善关节功能

北京中医药大学刘存志教授团队对不同针刺频次治疗膝骨关节炎的效果开展了系列临床研究，其中林璐璐等[7]的研究结果显示每周3次针刺可快速缓解膝骨关节炎急性发作期疼痛和功能障碍，每周1次的针刺可用于膝骨关节炎的维持治疗，并在针灸卫生经济学方面做出了系统评价。屠建锋等[8]对针刺治疗膝骨关节炎进行研究，结果显示每周3次的电针治疗可明显减轻膝关节疼痛，改善膝关节功能，停止治疗后，疗效可维持半年，治疗期间不良反应较少。

3. 降低癌症及服用癌症药物疼痛程度

Mao J. J. 等[9]研究了电针或耳针干预癌症幸存者的慢性肌肉骨骼疼痛，结果显示电针和耳针比常规治疗更能减轻疼痛。耳针与电针相比，显示出非劣效性，但耳针干预出现了更多不良事件。

Hershman D. L. 等[10]研究了针刺对芳香化酶抑制剂使用者关节疼痛的干预作用，结果显示绝经后早期乳腺癌患者服用芳香化酶抑制剂出现的关节疼痛有所改善，但临床意义不甚明确。

（二）针刺显著改善睡眠障碍

赵亚楠等[11]开展采用经皮颅—耳穴位电刺激（Transcutaneous Electrical Cranial - auricular Acupoints Stimulation，TECAS）治疗以失眠为主诉的重度抑郁症的临床研究。实验中患者重度抑郁症和失眠产生了显著的治疗效应。实验者认为 TECAS 通过外周神经元投射的电刺激，调节迷走神经和三叉神经向中枢神经系统传导。

Sheila N. Garland 等[12]研究了癌症幸存者失眠针刺疗法干预情况，并与失眠认知行为疗法（Cognitive Behavioral Therapy for Insomnia，CBT - I）进行比较，结果显示这两种治疗方法都产生了有意义和持久的改善，但 CBT - I 更有效。

（三）针刺对消化道症状改善明显

杨静雯等[13]对餐后不适综合征患者进行了针刺干预，并观察了有效应答率和症状消除率。研究结果显示，针刺治疗提高了有效应答率和 3 个症状消除率，且疗效可以维持到停止治疗后的 12 周。

刘志顺等[14]对电针治疗慢性重度功能性便秘的研究结果显示，8 周电针治疗可以安全有效地增加患者的完全自主排便次数，治疗结束后疗效可持续 12 周。刘保延等[15]的研究比较了电针和普芦卡必利治疗严重慢性便秘的疗效。结果显示，电针治疗严重慢性便秘疗效不劣于阳性药物普芦卡必利，且电针治疗停止后，疗效可持续 24 周；因此，对于严重慢性便秘而言，电针为一种颇具潜力的治疗方法。

（四）针刺可有效控制女性压力性尿失禁

刘志顺等[16]对女性压力性尿失禁进行了多中心、大样本研究，引起了业内广泛关注。其结果显示，与假针组治疗相比，电针组治疗在 6 周后尿漏量较少，并期待电针的长期疗效和作用机制的进一步研究。

（五）针刺对某些妇产科病症的疗效尚不明确

吴效科等[17]在研究中评估了针刺对提高多囊卵巢综合征妇女活产率的作用，结果显示，单独使用针刺治疗或联合克罗米芬针刺治疗都没有提高患者活产率。实验证据不支持针刺应用于这类不孕症女性。

Smith C. A. 等[18]研究了针刺对体外受精女性活产率的影响。研究结果发现针刺与假针刺对接受体外受精女性活产率的影响差异无统计学意义，继而得出不支持使用针刺来提高接受体外受精女性活产率的结论。

Ee C. 等[19]研究了针刺对治疗绝经期潮热的疗效，结果显示针刺并不优于假针。同时研究人员也提出该研究的某些局限性。

刘志顺等[20]研究了电针对缓解绝经期妇女症状的疗效。结果显示，在绝经过渡期的妇女中，8 周的电针治疗并没有显著减轻更年期症状，但认为改善了她们的生活质量。

总体来讲，高质量临床研究成果的发表标志着针灸已逐渐被国际认可，但取得的成果尚局限在少部分团队，且优势病种多为常见病和功能性疾病。未来科研人员将在从常见病到重大疾病、从临床有效到提高疗效方面多做工作；但临床研究中的针刺对照组、安慰剂效应依然是针灸研究尚未解决的关键问题，可通过多学科交叉手段得以解决。

二、针灸基础研究进展

针刺的基础研究已登上 CNS 正刊（*Cell*、*Nature*、*Science*），基础研究逐渐被重视和认可，但动物实验中针灸解剖学的科学性以及穴位和经络效应的科学基础，将成为未来针灸行业亟须重点解决的关键问题。

（一）基础实验研究

1. 揭示针刺抗炎的效应机制和规律

柳申滨等[21]研究发现针刺调节存在 3 个规律：

（1）针刺穴位部位特异性：应用 0.5 mA 电针刺激足三里穴，可激活"迷走神经—肾上腺神经肽 Y（neuropeptide Y，NPY）＋髓质细胞"通路，抑制 LPS 所诱导的全身性炎症反应，而这一抗炎通路不能被天枢激活。

（2）针刺强度特异性：应用 3.0 mA 电针刺激天枢穴，能够激活投射到脾脏等免疫器官的 NPY＋外周交感神经元，进而抑制 LPS 诱导的炎症，而 0.5 mA 则不能激活此途径；应用 0.5 mA 电针刺激足三里穴，足以激活"迷走神经—肾上腺 NPY＋髓质细胞"通路，3.0 mA 则可以同时激活"脊髓—交感"反射发挥其联合抗炎作用。

（3）针刺调节效应存在双向性：对于天枢穴 3.0 mA 电针刺激，LPS 诱导炎症前为通过 β2 受体发挥抗炎作用，LPS 诱导炎症后，α2 受体被激活，电针会产生明显的促炎作用；对于足三里穴 0.5 mA 电针刺激，LPS 诱导炎症前后均可抑制炎症反应。

该研究结果为临床上疾病的不同阶段选取穴位和刺激强度提供了依据。

柳申滨等[22]研究了穴位在特定自主神经通路中的选择性和特异性效用，并提供了神经解剖学基础。研究结果显示：

（1）PROKR2^{ADV}神经元支配深后肢筋膜而非腹部筋膜。

（2）敲除表达 PROKR2^{ADV}神经元，应用 0.5 mA 电针刺激足三里穴不能激活迷走神经—肾上腺抗炎通路，也无法抑制细菌内毒素所诱发的炎症风暴；但并未影响 3.0 mA 电针刺激足三里穴和天枢穴所诱导的交感神经抗炎通路。

（3）光遗传学刺激 PROKR2^{ADV}神经元可模拟 0.5 mA 足三里穴的抗炎效果。

（4）PROKR2^{ADV}神经元的神经纤维具有特定的分布区域，在下肢胫骨附近筋膜组织中密集存在，而在下肢后部的肌肉组织以及腹壁肌肉中，这类感觉神经纤维支配很少。

（5）PROKR2^{ADV}神经元也富集于支配前肢的颈 C6 - C8 背根神经节中，其外周神经纤维分布于前肢的深层筋膜组织（即手三里穴）。

研究者得出结论，对于电针诱导迷走神经—肾上腺抗炎通路，存在穴位选择性（如足三里穴和手三里穴有效，天枢穴无效），存在穴位特异性（如足三里穴有效，后肢肌肉中传统非穴位无效）。这种穴位的相对特异性与 PROKR2 神经纤维的分布特异性有关。

杨娜娜等[23]研究结果证实 1mA，10Hz 电针刺激足三里穴可明显改善胃肠动力和炎症反应，通过激活巨噬细胞表面的 α7nAChR 相关信号通路的表达，减少单核/巨噬细胞和中性粒细胞的浸润，从而缓解胃肠局部的炎症反应，改善胃肠动力；并可通过降低迷走神经背核中乙酰胆碱能神经元上抑制性受体的表达，兴奋颈/膈下迷走神经，进而发挥抗炎作用。

2. 明确针刺对一些疾病的作用机制

王雪蕊等[24]研究结果显示针刺可降低自发性高血压大鼠延髓头端腹外侧区（Rostral Ventrolateral Medulla，RVLM）中的高血压和还原型辅酶Ⅱ。丝裂原活化蛋白激酶和坐骨神经参与了针刺改善高血压的作用机制。

Tai - Hsiang Huang 等[25]研究结果显示耳电刺激可使脑皮质血流量迅速升高，促进烟碱型乙酰胆碱受体 α4（nicotinic acetylcholine receptor α4，nAChR α4）表达，有利于阿尔茨海默病和血管性痴呆的治疗。

王俊英等[26]研究显示经耳甲迷走神经刺激（taVNS）的抗抑郁作用与海马 α7nAChR/NF - κB 信号通路有关。结果显示，taVNS 可显著逆转慢性不可预测轻度应激模型大鼠的抑郁样行为。

Suchan Chang 等[27]研究显示针刺可改善酒精成瘾。研究人员发现，针刺神门可以减弱酒精依赖性大鼠的酒精戒断、焦虑样行为和自行饮酒情况，并证实机理是激活来自下丘脑弓状核的 β – 内啡肽输入伏隔核。

金滋润等[28]研究显示针刺可治疗弱精子症。一部分弱精子症，特别是特发性弱精子症，与精子中 CatSper 蛋白通道功能下调有关，而经皮穴位电刺激或电针通过诱导精子中 CatSper 蛋白通道功能上调来产生疗效。

3. "愉悦触觉"环路有助于阐明针灸作用机制

刘本龙、乔丽娜和刘坤等[29]首创了愉悦触觉导致条件性位置偏爱的检测，应用基因编辑技术敲掉脊髓中表达 PROKR2 的兴奋性中间神经元，或者来自感觉神经元的 PROKR2 的配体 PROK2 后，小鼠愉悦触觉引起的条件性位置偏爱消失，并且在基因突变的小鼠中检测到压力应激反应及社交行为的显著受损。另外，PROKR2 神经元对轻柔的抚摸反应最显著，并编码奖赏价值。研究者指出，PROK2 是编码和传递愉悦触觉到脊髓 PROKR2 神经元的神经肽，对阐述愉悦触觉剥夺在社交回避行为和精神疾病中的作用及机制有重要的提示意义。这类传递"愉悦"信息的触觉神经环路与针灸等体表刺激疗法效应有诸多的相似之处，有助于阐明针灸等体表刺激疗法的作用机制。

4. 筛选针刺治疗哮喘的效应靶标分子

尹磊淼等[30]筛选出了可以特异性结合针刺抗哮喘靶标 Transgelin – 2 的小分子，"类针刺"舒张气管平滑肌作用的先导化合物 Transgelin – 2 是具有良好临床应用前景的潜在抗哮喘新药物。

（二）临床机制研究

1. 针刺对脑部区域功能连接的调节作用

方继良等[31]研究了经皮迷走神经刺激术（transcutaneous Vagus Nerve Stimulation，taVNS）治疗重度抑郁症（Major Depressive Disorder，MDD），结果显示，taVNS 可显著调节轻度或中度 MDD 患者的默认模式网络（Default Mode Network，DMN）功能连接（Functional Connectivity，FC），为阐明 tVNS 治疗 MDD 患者的脑机制提供了见解。

俞裕天等[32]研究了 taVNS 治疗意识障碍，结果显示 taVNS 增强了 DMN 的 FC，可能是意识障碍患者脑功能改善的主要原因。

李小娇等[33]研究了 taVNS 治疗难治性抑郁症，结果显示，脑部区域 FC 增强，右侧吻侧前扣带皮层（rostral Anterior Cingulate Cortex，rACC）中 γ – 氨基丁酸（Gamma – Amino Butyric Acid，GABA）和谷氨酸下降，这些可能是 taVNS 改善抑郁症状的原因。

赵斌等[34]研究了 taVNS 治疗脑卒中后失眠，结果显示，taVNS 改善脑卒中后失眠的主要原因为对 DMN 的 FC 调节效应，还可能与视觉皮层功能的改变和调节情绪回路有关。

2. 针刺对脑初级躯体感觉皮层调整

Yumi Maeda 等[35]研究证实了针刺能减轻腕管综合征症状，在局部和远端部位针刺，可通过治疗后初级躯体感觉皮层的躯体结构上不同的神经可塑性来改善腕部正中神经功能。

Mawla Ishtiaq 等[36]评估了针刺减少纤维肌痛的作用。结果显示，针刺通过引起腿部初级躯体感觉皮层—前岛信号通路的增加，导致前岛 γ-氨基丁酸能（GABA ergic）抑制增加，最终减轻临床疼痛。

3. 内脏疾病的穴位敏化

朱兵[37]认为穴位特异性依附于因病所牵涉的靶器官。研究者认为这种靶器官病变牵涉性体表反应区为"穴位"的起源，将体表这些部位牵涉性出现的"感觉异变"特征称为"穴位敏化"现象。

朱兵课题组在全国 20 余家医院对 20 种内脏疾病的患者进行了体表敏感点探查，观察到内脏疾病引起体表敏感点或区与穴位分布存在较高的重叠性，与非敏化点相比，疾病引起的体表敏化点机械痛阈值显著下降。施静等[38]研究结果显示，心脏发生缺血性病变时，T1－T5 神经支配皮节区域发生规律性的牵涉性的"敏化"反应。崔翔等[39]研究结果显示，肠道疾病引起体表与病变肠段相同或相近节段出现牵涉性疼痛。吴强等[40]研究结果显示，妇科相关疾病的靶器官（子宫、卵巢）发生病变，T10－S1 神经支配的体表区域出现规律性的敏化反应。章薇等[41]研究结果显示，睾丸、附睾炎性病变引发的体表痛敏点多数与治疗该类疾病的相关穴位所处位置重叠或邻近。王渊等[42]研究结果显示，食管疾病牵涉痛压痛点部位分布在 C4－T9 神经节段所支配的皮节内，胃十二指肠溃疡患者牵涉痛主要对应着 T5－T10 所支配的皮节区域。王健等[43]研究结果显示，肺脏发生病变，C5－T7 神经支配皮节区域会发生相应的敏化现象。

针灸实验研究近年来主要着眼于对作用机制的探索，同时由于学科交叉不断深入，研究者也致力于发展"针刺药"，以期将针灸靶标分子直接运用于临床。临床机制研究方面，大量研究利用 fMRI 结果证明针刺通过调节脑部区域功能连接和调整初级躯体感觉皮层发挥效应。穴位和经络一直是针灸基础研究离不开的主题，穴位方面，通过对内脏疾病的患者进行体表敏感点探查，进一步明确穴位敏化现象；经络方面，主要从结构和理化特性两方面证明经络现象的存在。基础研究转化为临床应用仍是一大难题，基础研究常采用固定的单穴或多穴组合治疗，较临床选穴单一，难以真实反映针灸疗法的全貌，未来可以根据辨证取穴结果选择非固定或半固定的处方，并且根据实际情况确定施针的手法；基础研究在贯彻中医辨证论治思想方面存在些许欠缺，可通过建立动物证候模型，实施辨证论治，使基础研究更贴合临床；随着高科技的发展，充分利用现代技术开展高质量针灸基础研究是未来导向。

三、针灸文献研究进展

2012年7月，中国考古队对位于成都市金牛区天回镇的一处西汉时期墓地（当地俗称"老官山"）进行了考古发掘[44]，成都老官山天回汉墓医简及其出土的经穴髹漆人像是近年来针灸文献研究的热点。

（一）老官山天回汉墓医简解读

1. 结合经典文献理解经脉和腧穴内涵

任玉兰等[45]研究了老官山汉墓出土医简中专门论述经脉的医书《十二脉》《别脉》，两书共52支医简。《十二脉》是迄今为止发现的最早以文字形式记载"心主之脉"和"十二正经"经脉循行及病症的文献，是《灵枢·经脉》"十二脉"经脉学说的主要文献来源；《别脉》反映了当时多种经脉系统并存的状况，与《十二脉》12条"经脉"、3条"支脉"一起代表了《灵枢·经脉》构建经脉"循环流注"模式之前经脉学说的原本状态。

黄龙祥[46]认为《针方》所载40首针方中28个有专有名称和固定位置的刺灸处皆为脉输，脉输主要采用"部位名＋三阴三阳脉名"命名法。同时研究认为老官山出土医简中361—628简应与张家山《脉书》定为同一部书，名曰"老官山《脉书》"；其中"十二脉"文本系张家山《脉书》本《阴阳十一脉灸经》和《足臂十一脉灸经》合抄改编而成；两篇"别脉"则辑录了早期不同时期共计12条脉的名称、循行、病候，其中有9条脉病候下还附有灸方，反映了"经脉"概念形成之前不同发展阶段"脉"的特征；"诊脉法"描述的是"决死生"和"知病之所在"两种不同的诊脉法[47]。

顾漫等[48]探寻了医简中"通天"的含义，其内容可归纳为呼吸通天、五脏通天、五色通天、五行通天、经脉通天，并阐释了《经脉》残篇与《灵枢·经脉》的渊源，展示了秦汉时期中医经脉学说的源流演变[49]。

赵京生[50]基于《刺数》等篇，对比《黄帝内经》及其他出土医籍文献，梳理腧穴与经脉的名称演变流程。

赵丹等[51]分析了《刺数》"经脉穴"与《黄帝内经》腧穴的对应关系。

2. 针具和刺法的文献记载得到丰富

黄龙祥[52]解读了医简《针方》,此医简论述了针刺诊断、治疗的规范,以及针具和数种定式刺法的标准;所载 40 首针方是基于理论和经验总结的预设方,而不是临证实际使用的经验方。

顾漫等[53]研究了医简《刺数》,发现篇中所述"脉刺""分刺""刺水"诸多不同刺法之操作要领及其所用针具之形制,可与《灵枢》记载及考古发现的"九针"相印证;篇中众多早期的针方,则反映了《史记·扁鹊仓公传》《素问·缪刺论》等篇及汉画像石"扁鹊行针图"中的针刺方法。针刺与脉诊的密切结合,体现了古代经脉医学的"通天"思想。

（二）经穴髹漆人像解读

张雷[54]根据考古对经穴俑的作用推断,马王堆汉墓帛书和张家山汉简脉学典籍的记载,结合宋代腧穴铜人的命名,认为老官山汉墓经穴俑应命名为"西汉髹漆脉穴木人式",可简称为"脉式"。

黄龙祥[55]认为老官山出土西汉针灸木人上漆绘的红线表现的是早期经脉学说的"十一脉"体表循行;而锥刻的白线表现的是经脉学说的"十二脉"体表循行和三焦学说的三焦图像。针灸木人上的点有两类:一类呈规则圆形凹陷的点,是在髹制底漆层工序之前完成的;另一类是与白线同时锥刻的大小不一、形状不规则的点。两类点共计百余个,表现的是"脉俞"。

刘澄中[56]认为扁鹊学派老官山脉穴木人身上所刻画或描绘的经脉分为红脉系统与白脉系统,两者横向错开,并不重合。红脉系统有脉无穴,与双包山经脉木人的红脉系统类同;白脉系统则是大量自选俞位刺激所引发的经脉感觉的循行轨迹。

四、针灸学科交叉研究进展

（一）针灸与人工智能

吴冬等[57]认为目前针灸已有部分新针灸设备,可能具备与人工智能学科交叉的潜力,针灸学科可以依靠这些现有治疗设备,以及体表经络的客观诊断设备,获得较客观的经脉数据,再通过经络辨证体系,实现针灸大数据的收集,甚至实现远程治疗。另外,还可开发针灸机制研究的人工智能系统。

（二）计算针灸学

郭义等[58]认为计算针灸学是以中医针灸学理论为指导，基于针灸数据驱动，研究针灸理论、针灸效应规律和原理等关键科学问题，指导临床实践的一门新兴学科，以针灸学中的现象和规律、理论为研究对象，以解决针灸医学的关键科学问题和提高针灸临床疗效为最终目标。

（三）针灸材料学

尹海燕等[59]认为随着对材料学在针灸学科发展中重要性认识的提高，建立新的针灸学科分支体系——针灸材料学的必要性逐渐显现。近些年，材料在针灸学各领域中的应用得到了越来越多的关注和发展，为针灸材料学的提出奠定了良好的基础。

林峰等[60]开发尖端具有螺纹凹槽结构的中国针灸，并使其与新型粘附性水凝胶相结合，构建"水凝胶—针灸针"药物递送体系，从而能强力突破物理屏障，实现微创、精准定位病灶。同时，该体系的水凝胶具有独特的多巴胺修饰，能牢固地粘附在螺纹凹槽内，并在螺纹凹槽的保护下被精准送入需治疗的病灶内。随后，水凝胶吸收体液膨胀后与周围组织产生挤压粘附，并且巧妙利用其螺纹凹槽结构，通过旋转螺纹针灸将载药水凝胶留置于病灶处持续释放药物，实现靶向病灶的定位治疗。

张路团队近年来也致力于针灸与材料学学科交叉的研究。胡光迪等[61]将双氯芬酸二乙胺乳胶剂导入纳米梅花针治疗急性痛风性关节炎，评价了针身绝缘针灸针对家兔坐骨神经干电刺激的有效性与安全性。

（四）网络针灸学

陈勇等[62]认为网络生物学将整体与局部相结合，通过模型构建，可以计算分析复杂的网络系统，为针灸研究提供新方法。在此基础上，提出"针灸网络生物学"是针灸学和网络生物学相结合而形成的新兴前沿交叉学科，符合针灸网络调节的特点。

李柠岑等[63]认为针刺的基本作用模式是网络调节，外泌体是目前世界前沿生命科学领域的研究热点，有着能从自体活细胞分泌、免疫原性反应极低、内含物质多的特点，注射外泌体可产生"类针刺样"作用，借助"针刺后血清外泌体"开发"针刺网络药"有着巨大的前景。

（五）SPARC 计划

宋思敏等[64]认为美国 SPARC 计划通过电刺激局部神经调动人体神经信号传导

网络以实现对疾病的调控，与我国传统针灸疗法有相似之处，其作用机制明确、刺激方法先进、刺激部位准确和多领域合作等优势，可为针灸疗法所借鉴。

针灸的研究使人们认识到"针灸药"的概念，SPARC 计划标志着治疗疾病模式从"分子药"到"电子药"的跨越。陈汉平[65]认为当敏化状态的相关穴位被有效刺激，从中分泌或调配出相关的生物活性物质，经相应技术处置后，即为当年所猜想的"针灸药"，亦即刺激穴位在体内诱发类药效应的物质基础。杨永清团队的尹磊淼等[30]发现了抗哮喘新靶标 Transgelin-2，就是所谓的"针灸药"。王晓宇等[66]认为针刺研究也希望达到对内脏功能的精准调节，SPARC 重在绘制出支配内脏的神经图谱，揭示调节内脏功能的神经编码，标志着治疗疾病模式从"分子药"到"电子药"的跨越，是对以针灸为代表的体表刺激疗法的发挥和升华。

马思明等[67]认为 SPARC 计划"高分辨率神经环路图谱"的系统构建，本质上正是我国传统经络腧穴分布图的升级版，与中医针灸研究在神经系统起源、刺激部位方面存在相似点，这些都对针灸医学体系提出巨大挑战，给针灸的突破带来了压力与动力。

人工智能和计算针灸学在针灸学领域应用的基础是大量临床数据，但就目前的医学科学环境而言，临床数据收集能力有限，且缺乏有效的临床数据的共享平台。建议构建成熟、有效的数据共享平台，并且保证患者隐私，为人工智能和计算针灸学提供优质的研究资源，从而为针灸发展提供可靠保障。材料创新被视为引领科技创新的重要驱动力，未来应追求材料在临床、科研、教学等不同环境更深层次的应用要求，促进针灸材料的标准化。基于网络针灸学和 SPARC 计划研究的"网络针刺药"和"电子药"具有巨大的研发前景，多学科交叉融合促进针灸学科成果转化，促使产、学、研三者有机结合，已成为针灸学未来的发展趋势。科技的进步离不开人才，建立多学科、交叉知识体系人才培养，将更有利于多学科交叉在针灸领域的推进，同时为针灸学科发展带来新的动力。

五、针灸循证医学研究进展

张誉清等[68]认为鉴于针灸研究的广泛临床应用和资金支持的快速增加，研究人员现在有更多的机会进行高质量的研究。然而，为了取得成功，针灸研究必须解决方法上的局限性和独特的研究挑战。

（一）循证研究证明针灸优势病种

何怡瀚等[69]系统评价了针灸和穴位按压改善癌症疼痛的随机临床试验（Randomized Clinical Trials，RCTs），研究结果显示针刺与疼痛强度降低相关，针刺和穴位按压结合可减轻疼痛强度和减少阿片类药物剂量。系统评价研究结果表明，需要更严格的试验来确定针灸和指压与特定类型癌症疼痛的联系，并将这些证据纳入临床护理，以减少阿片类药物的使用。

陆丽明等[70]首次构建了针灸临床证据矩阵，制定了全球首个针灸临床证据图谱，研究表明中高质量和大中效应的针灸证据共8项，分别为中风后失语、颈肩痛、肌筋膜痛、纤维肌痛、非特异性腰痛、血管性痴呆、妇女产后泌乳启动延迟、过敏性鼻炎，提示这些领域的病种在临床上应用给予大力推荐和转化；大效应量的低质量证据和中效应量的低质量证据分别为67项、23项，提示这些领域为针灸的潜在优势病种，应给予更多的研究投入和支持以进一步明确针灸疗效。

汤小荣等[71]系统总结针灸临床实践指南（Clinical Practice Guideline，CPG）的临床和方法学特点，并评估了它们的方法质量。研究结果显示，肌肉骨骼和结缔组织疾病被证明是针灸最常见的治疗领域，CPG在范围和目的清晰度、表述的清晰度、开发的严谨性、利益相关者的参与方面是中等质量，在编辑独立性和适用性方面是低等质量。

（二）增加针灸指南建议的实用性

张誉清等[72]认为指南建议的实用性仍然有限，原因是对目标人群的不完整报告、对针灸干预的不完整描述、未能明确指定替代治疗方案、缺乏对所有患者重要结果的全面考虑、未能阐明患者的自身价值及情况、忽视了大量可用的针灸证据。虽然有限的可用证据表明，现有的实施针灸建议的障碍具有跨文化的共性，但很少有研究集中在实施针灸指南上。指南开发者应该共同努力，在传统医学界和替代医学界确定研究重点，并遵循相关的报告标准和检查清单，以产生清晰、可操作、值得信赖、以患者为中心的指南。需要一种全球统一的指南实施研究的方法，以增加实践中对循证针灸指南的理解和使用。

（三）针灸在临床疗效评价中面临重要的方法学挑战

费宇彤、曹卉娟等[73]分析了以随机对照试验方法进行针灸临床疗效评价时面临的独特挑战。首先，针灸治疗是一种复杂干预，需要考虑如下因素：不同的针灸理论，以及由此所致的穴位定位、针灸手法、治疗原则不同；个体化治疗方案；针灸医生的技术和经验；合并治疗；医患互动等。其次，患者的期望会影响治疗效果，并可能降低研究的可行性。最后，假针灸的对照设计，既难以实施，又可能有特定的疗效，从而低估试验中针灸的治疗效果。文中也对腧穴特异性、针刺治疗剂量等重要因素对疗效的影响进行了探讨。这些是针灸临床疗效评价中面临的重要方法学挑战。

张誉清等[74]制定了针灸试验设计的指南，以应对当前针灸试验中独特的挑战和最普遍的问题，并认为随着已发表的针灸试验的快速增长，以及即将到来的全球综合医学资助机会，如果未能提高针灸试验的严谨性，将导致更多的研究浪费。该指南强调了授权机构和研究人员应在试验规划和资助过程中思考研究的必要性，并帮助研究人员和授权机构思考试验设计及其推论和应用的关键决策，以产生促进医疗保健决策的试验。

（四）卫生经济评价证据的研究应得到重视

基于卫生经济评价证据被中国、英国、加拿大等多个国家广泛用于支持医保相关决策的现状，李洪超、金雪晶等[75]通过现有的针灸卫生经济评价证据，发现此类证据主要存在缺少对混杂因素和长期效果的分析、报告质量较低以及对决策情境适用性较差等问题，针灸卫生经济评价证据在中国、瑞士、英国、德国和美国等主要国家过去的报销相关决策中发挥的作用非常有限。建议各国的医保决策部门应当更多地重视针灸卫生经济评价证据的应用；政府部门和非政府组织应当更多地支持针灸的卫生经济评价研究（因为针灸相关研究往往难以获得产业界的支持）；卫生经济学家应加强与临床专家的合作，开展更高质量的研究；同时研究过程和报告应当充分参考相关指南和规范。

循证医学为针灸的疗效和安全性提供了更多证据，有利于国内针灸工作者更好地将针灸运用于临床，有助于针灸被更多的国外医疗同行和患者认识和接受。近年来，越来越多的高质量循证研究明确了针灸的优势病种，很多指南也纳入了针灸疗法，但由于各种原因，指南中针灸建议实施的受到限制，还需统一指南实施研究的方法，以增加针灸指南建议的实用性。针灸在临床疗效评价中也面临重要的方法学挑战，临床疗效评价的标准化衡量是医学价值的体现，而针灸疗效评价大多具有主观性，所以加建立快医病及证候的疗效评价和符合中医特点的生活质量评定标准体系的刻不容缓。卫生经济评价证据现被广泛用于支持医保相关决策，针灸卫生经济评价证据的研究应得到重视，增加证据在报销相关决策中发挥的作用。

参考文献

[1] 闫世艳，熊芝怡，刘晓玉，等.2010—2020年针灸临床研究现状及展望［J］.中国针灸，2022，42（1）：116-118，120.

［2］丁楠，武晓冬，赵楠琦，等．对国内针灸临床实践指南制定中共识达成的分析与思考［J］. 中国针灸，2022（3）：337－342.

［3］Zhao L，Chen J，Li Y，et al. The long－term effect of acupuncture for migraine prophylaxis：a randomized clinical trial［J］. JAMA Intern Med，2017，177（4）：508－515.

［4］Xu S. ，et al. Manual acupuncture versus sham acupuncture and usual care for prophylaxis of episodic migraine without aura：multicentre，randomised clinical trial［J］. BMJ，2020，368：697.

［5］Zhao L，Li D，Zheng H，et al. Acupuncture as adjunctive therapy for chronic stable angina：a randomized clinical trial［J］. JAMA Intern Med，2019，179（10）：1388－1397.

［6］Sun Y. ，et al. . Efficacy of Acupuncture for Chronic Prostatitis/Chronic Pelvic Pain Syndrome：A Randomized Trial［J］. Ann Intern Med，2021，174（10）：1357－1366.

［7］Lin L. L. ，et al. Acupuncture of different treatment frequencies in knee osteoarthritis：a pilot randomised controlled trial［J］. Pain，2020，161（11）：p. 2532－2538.

［8］Tu J. F. ，et al. Efficacy of Intensive Acupuncture Versus Sham Acupuncture in Knee Osteoarthritis：A Randomized Controlled Trial［J］. Arthritis Rheumatol，2021，73（3）：448－458.

［9］Mao J. J. ，et al. Effectiveness of Electroacupuncture or Auricular Acupuncture vs Usual Care for Chronic Musculoskeletal Pain Among Cancer Survivors：The PEACE Randomized Clinical Trial［J］. JAMA Oncol，2021，7（5）：720－727.

［10］Hershman D. L. ，et al. Effect of Acupuncture vs Sham Acupuncture or Waitlist Control on Joint Pain Related to Aromatase Inhibitors Among Women With Early－Stage Breast Cancer：A Randomized Clinical Trial［J］. JAMA，2018，320（2）：167－176.

［11］Zhao Y. N. ，et al. Transcutaneous electrical cranial－auricular acupoints stimulation（TECAS）for treatment of the depressive disorder with insomnia as the complaint（DDI）：A case series［J］. Brain Stimul，2022，15（2）：485－487.

［12］Garland S. N. ，et al. Acupuncture Versus Cognitive Behavioral Therapy for Insomnia in Cancer Survivors：A Randomized Clinical Trial［J］. J Natl Cancer Inst，2019，111（12）：1323－1331.

［13］Yang J. W. ，et al. Effect of Acupuncture for Postprandial Distress Syndrome：A Randomized Clinical Trial［J］. Ann Intern Med，2020，172（12）：777－785.

［14］Liu Z，Yan S，Wu J，et al. Acupuncture for chronic severe functional constipation：a randomized trial［J］. Ann Intern Med，2016，165（11）：761－769.

［15］Liu B. ，et al. Electroacupuncture vs Prucalopride for Severe Chronic Constipation：A Multicenter，Randomized，Controlled，Noninferiority Trial［J］. Am J Gastroenterol，2021，116（5）：1024－1035.

［16］Liu Z. , et al. Effect of Electroacupuncture on Urinary Leakage Among Women With Stress Urinary Incontinence: A Randomized Clinical Trial ［J］. JAMA, 2017, 317 (24): 2493 – 2501.

［17］Wu X. K. , et al. Effect of Acupuncture and Clomiphene in Chinese Women With Polycystic Ovary Syndrome: A Randomized Clinical Trial ［J］. JAMA, 2017, 317 (24): 2502 – 2514.

［18］Smith C. A. , et al. Effect of Acupuncture vs Sham Acupuncture on Live Births Among Women Undergoing In Vitro Fertilization: A Randomized Clinical Trial ［J］. JAMA, 2018, 319 (19): 1990 – 1998.

［19］Ee C. , et al. Acupuncture for Menopausal Hot Flashes: A Randomized Trial ［J］. Ann Intern Med, 2016, 164 (3): 146 – 54.

［20］Liu Z. , et al. Acupuncture for symptoms in menopause transition: a randomized controlled trial ［J］. American journal of obstetrics and gynecology, 2018, 219 (4): 373. e1 – 373. e10.

［21］Liu S. , et al. Somatotopic Organization and Intensity Dependence in Driving Distinct NPY-Expressing Sympathetic Pathways by Electroacupuncture ［J］. Neuron, 2020, 108 (3): 436 – 450. e7.

［22］Liu S. , et al. A neuroanatomical basis for electroacupuncture to drive the vagal – adrenal axis ［J］. Nature, 2021, 598 (7882): 641 – 645.

［23］Yang N. N. , et al. Electroacupuncture ameliorates intestinal inflammation by activating α7nAChR – mediated JAK2/STAT3 signaling pathway in postoperative ileus ［J］. Theranostics, 2021, 11 (9): 4078 – 4089.

［24］Wang X. R. , et al. Inhibition of NADPH Oxidase – Dependent Oxidative Stress in the Rostral Ventrolateral Medulla Mediates the Antihypertensive Effects of Acupuncture in Spontaneously Hypertensive Rats ［J］. Hypertension, 2018, 71 (2): 356 – 365.

［25］Huang T. H. , et al. Short – term auricular electrical stimulation rapidly elevated cortical blood flow and promoted the expression of nicotinic acetylcholine receptor α4 in the 2 vessel occlusion rats model ［J］. J Biomed Sci, 2019, 26 (1): 36.

［26］Wang J. Y. , et al. Mechanisms underlying antidepressant effect of transcutaneous auricular vagus nerve stimulation on CUMS model rats based on hippocampal α7nAchR/NF – κB signal pathway ［J］. J Neuroinflammation, 2021, 18 (1): 291.

［27］Chang S. , et al. Acupuncture attenuates alcohol dependence through activation of endorphinergic input to the nucleus accumbens from the arcuate nucleus ［J］. Sci Adv, 2019, 5 (9): eaax1342.

［28］Jin Z. R. , et al. Roles of CatSper channels in the pathogenesis of asthenozoospermia and the therapeutic effects of acupuncture – like treatment on asthenozoospermia ［J］. Theranostics, 2021, 11 （6）: 2822 – 2844.

［29］ Liu B. , et al. Molecular and neural basis of pleasant touch sensation ［J］. Science, 2022, 376 （6592）: 483 – 491.

［30］ Yin L M, Xu Y D, Peng L L, et al. Transgelin – 2 as atherapeutic target for asthmatic pulmonary resistance ［J］. Science Translational Medicine, 2018, 10 （427）: eaam86 – 04.

［31］ Fang J. , et al. Transcutaneous Vagus Nerve Stimulation Modulates Default Mode Network in Major Depressive Disorder ［J］. Biol Psychiatry, 2016, 79 （4）: 266 – 273.

［32］ Yu Y. T. , et al. Transcutaneous auricular vagus nerve stimulation in disorders of consciousness monitored by fMRI: The first case report ［J］. Brain Stimul, 2017, 10 （2）: 328 – 330.

［33］ Li X. J. , et al. The effect of transcutaneous auricular vagus nerve stimulation on treatment – resistant depression monitored by resting – state fMRI and MRS: The first case report ［J］. Brain Stimul, 2019, 12 （2）: 377 – 379.

［34］ Zhao B. , et al. Transcutaneous auricular vagus nerve stimulation in treating post – stroke insomnia monitored by resting – state fMRI: The first case report ［J］. Brain Stimul, 2019, 12 （3）: 824 – 826.

［35］ Maeda Yumi, Kim Hyungjun, Kettner Norman et al. Rewiring the primary somatosensory cortex in carpal tunnel syndrome with acupuncture ［J］. Brain, 2017, 140: 914 – 927.

［36］ Mawla I. , et al. Greater Somatosensory Afference With Acupuncture Increases Primary Somatosensory Connectivity and Alleviates Fibromyalgia Pain via Insular γ – Aminobutyric Acid: A Randomized Neuroimaging Trial ［J］. Arthritis Rheumatol, 2021, 73 （7）: 1318 – 1328.

［37］ 朱兵. 论穴位与穴位特异性 ［J］. 中国针灸, 2021, 41 （9）: 943 – 950.

［38］ 施静, 王健, 王渊, 等. 心绞痛牵涉痛与穴位敏化的关系 ［J］. 针刺研究, 2018, 43 （5）: 277 – 284.

［39］ 崔翔, 章薇, 孙建华, 等. 肠道疾病相关的牵涉痛规律与穴位敏化的关系 ［J］. 中国针灸, 2019, 39 （11）: 1193 – 1198.

［40］ 吴强, 章薇, 施静, 等. 妇科相关疾病牵涉痛与穴位敏化的关系 ［J］. 中医杂志, 2019, 60 （23）: 2001 – 2007.

［41］ 章薇, 赵吉平, 徐斌, 等. 睾丸及附睾炎性病变体表牵涉痛与穴位敏化形成的联系 ［J］. 针灸临床杂志, 2020, 36 （1）: 1 – 4, 95.

［42］ 王渊, 王健, 章薇, 等. 食管、胃十二指肠疾病牵涉痛与穴位敏化的研究 ［J］. 上海针灸杂志, 2020, 39 （4）: 501 – 507.

［43］ 王健, 付勇, 王渊, 等. 肺系疾病和穴位敏化的关系 ［J］. 中华中医药杂志,

2020，35（12）：6029 - 6032.

［44］柳长华. 天回医简整理研究引领中医学术前沿［J］. 天府新论，2021（3）：
2，161.

［45］任玉兰，梁繁荣，李继明，等. 成都老官山汉墓出土医简《十二脉》《别脉》内
容与价值初探［J］. 中华医史杂志，2017，47（1）：37 - 40.

［46］黄龙祥. 老官山汉墓出土针方简解读［J］. 中华医史杂志，2018，48（2）：67 - 84.

［47］黄龙祥. 老官山出土汉简脉书简解读［J］. 中国针灸，2018，38（1）：97 - 108.

［48］顾漫，柳长华. 天回汉墓医简中"通天"的涵义［J］. 中医杂志，2018，59
（13）：1086 - 1091.

［49］顾漫，周琦，柳长华，等. 天回医简《经脉》残篇与《灵枢·经脉》的渊源
［J］. 中国针灸，2019，39（10）：1117 - 1123.

［50］赵京生. 腧穴命名的演变：基于天回医简分析［J］. 中国针灸，2019，39（9）：
1017 - 1020.

［51］赵丹，段逸山，王兴伊. 试析老官山汉墓《刺数》"经脉穴"与《黄帝内经》腧
穴的对应关系［J］. 中国中医基础医学杂志，2019，25（2）：205 - 208.

［52］黄龙祥. 老官山汉墓出土针方简解读［J］. 中华医史杂志，2018，48（02）：67 - 84.

［53］顾漫，周琦，柳长华. 天回汉墓医简中的刺法［J］. 中国针灸，2018，38（10）：
1073 - 1079.

［54］张雷. 老官山汉墓经穴俑应是脉式［J］. 医疗社会史研究，2016，1（2）：244 - 251.

［55］黄龙祥. 老官山出土西汉针灸木人考［J］. 中华医史杂志，2017，47（3）：131 - 144，194.

［56］刘澄中. 论老官山脉穴木人的白脉循行系统——兼评"经穴髹漆人像初探"［J］.
中国针灸，2018，38（2）：198 - 202.

［57］吴冬，孙汉旭，荣培晶，等. 针灸与人工智能学科交叉的现状与策略探讨［J］.
针刺研究，2021，46（6）：541 - 545.

［58］郭义，王江，陈波，等. 论计算针灸学［J］. 世界中医药，2020，15（7）：953 - 960.

［59］尹海燕，王绪，余曙光，等. 针灸材料学：针灸学科新分支［J］. 针刺研究，
2021，46（6）：515 - 517，545.

［60］Lin F.，et al. Transporting Hydrogel via Chinese Acupuncture Needles for Lesion Positio-
ning Therapy［J］. Adv Sci（Weinh），2022：e2200079.

［61］胡光迪，张路，徐百，等. 纳米梅花针导入双氯芬酸二乙胺乳胶剂治疗急性痛风
性关节炎临床研究［J］. 中国中医药信息杂志，2020，27（5）：8 - 11.

［62］陈勇，李柠岑，陈波，等. 针灸网络生物学［J］. 中华中医药杂志，2021，36
（11）：6288 - 6293.

［63］李柠岑，郭义，陈波，等."针刺网络药"——基于针刺网络调节特点的外泌体转化应用策略［J］. 针刺研究，2021，46（6）：464－468.

［64］宋思敏，刘阳阳，郭义，等. 美国外周神经刺激对针灸发展模式的启示［J］. 山东中医杂志，2019，38（8）：721－724.

［65］陈汉平. 科研规划，概念引领"针灸药"——一项变不可能为可能的科学成果［J］. 上海针灸杂志，2018，37（9）：1100－1104.

［66］王晓宇，于清泉，何伟，等. 从"分子药"到"电子药"：SPARC 计划和针刺研究［J］. 针刺研究，2019，44（3）：157－160，175.

［67］马思明，杨娜娜，范浩，等. 美国 SPARC 计划对中医针灸研究的挑战与启发［J］. 中国针灸，2020，40（4）：439－442，444.

［68］Zhang Y. Q. , X. Jing and G. Guyatt. Improving acupuncture research：progress，guidance，and future directions［J］. BMJ，2022，376：o487.

［69］He Y. , et al. Clinical Evidence for Association of Acupuncture and Acupressure With Improved Cancer Pain：A Systematic Review and Meta－Analysis［J］. JAMA Oncol，2020，6（2）：271－278.

［70］Lu L. , et al. Evidence on acupuncture therapies is underused in clinical practice and health policy［J］. BMJ，2022，376：e067475.

［71］Tang，X. , et al. , Characteristics and quality of clinical practice guidelines addressing acupuncture interventions：a systematic survey of 133 guidelines and 433 acupuncture recommendations［J］. BMJ Open，2022，12（2）：e058834.

［72］Zhang Y. Q. , et al. Increasing the usefulness of acupuncture guideline recommendations［J］. BMJ，2022，376：e070533.

［73］Fei Y. T. , et al. Methodological challenges in design and conduct of randomised controlled trials in acupuncture［J］. BMJ，2022，376：e064345.

［74］Zhang Y. Q. , et al. How to design high quality acupuncture trials－a consensus informed by evidence［J］. BMJ，2022，376：e067476.

［75］Li H. , et al. Using economic evaluations to support acupuncture reimbursement decisions：current evidence and gaps［J］. BMJ，2022，376：e067477.

贰 行业发展篇

HB.03 中国正骨历史及发展现状报告

见国繁[①]　程五中[②]

摘　要： 我国历史源远流长，幅员辽阔，地域文化迥异，正骨推拿流派众多，灿若星辰，当代比较有影响力的中医正骨推拿流派超过40家。客观上流派的形成使伤科救治经验得到了更好的总结、继承、创新、发展和推广。虽然不同流派对伤科治疗有自己独特的经验和治法，但是在治疗上各流派都十分注重以手法为主，兼具特色；伤科病辨治上注重整体观念，气血并重，辨证施治；伤科内治方面提倡三期辨治；治疗时筋骨并重，手法用药内外兼顾，治疗体系完备；康复上注重动静结合，医患配合；观念上注重医武融合，重视练功。这些理论和实践经验，极大丰富了伤科流派的学术内涵和治疗体系，也是传统中医药的重要构成部分，同时惠及广大骨伤科患者。但是随着时间的流逝和社会的发展，由于多种原因，很多正骨推拿流派的影响力正逐渐减弱，甚至消亡。总结其原因主要有流派的特色不够鲜明，流派传承的受众少且质量不高。为了使正骨推拿流派更好地传承下去，更好地为广大人民群众服务，笔者认为中医药主管部门应该注重制度创新和加大资金投入，创新师承教育制度以保证流派传承质量；各流派应该多注重多学科融合，开展各派正骨特色推拿手法虚拟现实技术研究，方便后学；将流派优势病种在各地的基层和社区推广运用，惠及更多民众，扩大流派的影响力。

关键词： 正骨推拿；流派；发展现状

我国幅员辽阔，伤科历史源远流长，由于地域文化迥异，产生了众多的伤科流派。正骨是中医骨伤科数千年经验的结晶，是独具特色的诊疗体系和方法。据资料

---

①　见国繁，女，主任医师、硕士生导师，中共党员，北京市平谷区中医院。享受国务院政府特殊津贴，首都名中医，首届北京中医行业榜样，北京市第六批师承工作室指导老师，北京中西医结合特殊贡献专家。中华中医药学会推拿分会副主任委员、北京中医药学会推拿专业委员会主任委员。

②　程五中，男，博士，副主任医师，中共党员，工作单位为首都医科大学附属北京中医医院推拿科。

显示，全国科学技术名词审定委员根据《中医药学名词》，审定"正骨科"为"元代治疗骨折脱臼等疾病的医学专科"，而《中医药学名词》第二版中将正骨手法解释为"治疗骨折、脱位等筋骨损伤的各种手法总称，又称整骨手法"。

一、正骨溯源及历史发展

（一）正骨早期发展

中医治疗筋骨损伤历史源远流长，考证显示自殷商时代文字产生起，就有了正骨的记载。古代人类在与自然的搏斗中，在生存的劳动中，不断积累着伤病的经验，如用树根和藤条固定骨折部位，用鱼刺和甲骨清除异物和排脓，这些原始的治伤医学，都是中医正骨的萌芽。秦汉时期，《黄帝内经》问世，对骨、关节、筋脉等有了深入的理论阐述，为中医正骨的发展提供了理论依据。周代，骨伤科疾病被称为"折疡"，治疗骨伤科疾病的医生被称为"疡医"。晋唐时期，以蔺道人的《仙授理伤续断秘方》和葛洪的《肘后备急方》最具代表性，其中《仙授理伤续断秘方》被称为最早的一部正骨专著。有文献显示，在北宋时民间已经出现了专门的正骨诊所。

（二）正骨科成为独立科室（元朝）

经过 2 000 余年的发展，在 13 世纪，元朝时对中医正骨已非常重视，太医院中改"折疡科"为"正骨兼金镞科"，首次出现"正骨科"并独立起来，且正骨科医生必须经过系统的学习，包括学习《素问》一部、《难经》一部、《神农本草经》一部、《圣济总录》第 134 ~ 第 140 卷和第 144、第 145 卷等，之后进行考试和训练后方可行医。随着正骨的发展，出现了以危亦林等名家为代表的正骨大家，其代表作《世医得效方》关于关节脱位的复位方法和药物的应用都有详细的论述和见解，主张用触摸法进行诊断，强调整复后的固定和功能锻炼，其中关于脊柱屈曲型骨折的原则，至今仍有临床价值。

（三）发展时期（明清）

14 世纪末，明朝设"正骨科"，又名"正体科"，强调骨折治疗必须要重视骨骼结构。方贤在《奇效良方》中论述骨折时首先转录《洗冤集录》有关骨骼学的描述，指出正骨必先明了骨骼结构。到了清代，正骨科又被称为伤科。胡廷光的《伤科汇纂》汇集了清代以前有关正骨科的主要文献，并集理法方药于一册，还有解剖、接骨法、骨折固定及常用器具的图谱。其中记载有夹板超肘关节固定治疗肘部骨折的方法："其夹须用杉木皮一大片，能容肘撑尖处，折转可动，其宽以患处粗细为则……若骨碎……须用正副夹缚。"还有杉树皮夹板超关节固定治疗踝关节骨折的方法，对后世都有深远的影响。在蔺道人、危亦林等著作基础上，吴谦等编著《医宗金鉴》，记载了正骨图谱和器具图谱，把正骨手法归纳为"摸、接、端、提、推、拿、按、摩"八法，强调在"法"字上下功夫，手法复位要"知其体相，识其部位，一旦临证，机触于外，巧生于内"。

（四）系统性完善（清末）

19世纪初，中医正骨被广泛推广，相关中国著作流传到欧洲，日本人二宫彦可将中医正骨经验编成《中国接骨图说》推广到日本。钱秀昌在《伤科补要》中说正骨法是"使已断之骨合拢一处，复归于旧位"。在国内，经过胡廷光、钱秀昌、赵廷海等一代代完善下，中医对各部位的骨折从诊断、整复、外固定、练功等方面都积累了一整套经验。19世纪末，封建主义和殖民主义的摧残日益加剧，中医正骨技术与中医其他专业一样，虽然受到打压和限制，但由于其科学性和实用性，仍然得到了传承和应用。

（五）百家争鸣、快速发展（近、现代）

近代，中医正骨被称为伤科学，亦有称为正骨科学、伤骨科学。20世纪50年代，由于党和政府制定了挽救民族文化遗产的政策，全国各地一些著名的中医正骨医师经验得到总结和继承，出现了刘寿山、杜自明、石筱山、林如高、陈占魁、梁铁民、郭春园等正骨大家。20世纪60年代，中国著名的骨科学家方先之、尚天裕让中西医结合治疗骨伤疾病在全国推广，提出"动静结合、筋骨并重、内外兼治、医患合作"的治疗骨伤疾病的基本原则。

20世纪70年代，在卫生部发布的"……筹建骨伤科研究所……"文件中，首次将南北伤科名称统一为骨伤科，进而得到专业界的普遍认可。80年代，已经普遍将中医伤科学改为骨伤科学。1989年，在国家中医药管理局人教司的领导和支持下，由北京针灸骨伤学院牵头，孙树椿担任主任委员，张安桢、岑泽波等18人任委员的教材编辑委员会，编写了中国第一套中医骨伤科学专业系列教材14本，目前仍为中医学科中唯一的专科系列教材，中医正骨学正是其中一部，代表着正骨学在骨伤科中的重要地位。中医正骨作为骨伤学科最为重要的组成部分之一，其内涵更加丰富，进而涌现了一大批既具有特色又具有悠久传承历史的正骨流派。

改革开放后，随着经济社会的发展，我国成立了中国中医科学院望京医院、洛阳正骨医院等四大骨伤医疗中心，随后相继成立了更多的中医药科研院所、中医骨伤科医院等，同时对学派及其学术思想进行整理，极大地推动了中医骨伤科学，尤其是正骨技术的发展，提高了伤科诊疗水平。

二、当代骨伤流派特色及发展

2012 年 11 月，国家中医药管理局发布《关于公布第一批全国中医学术流派传承工作室建设单位名单的通知》（国中医药人教函〔2012〕228 号），共有 13 家中医骨伤科学术流派被国家中医药管理局确立为首批 64 家全国中医学术流派传承工作室建设单位。评选出的 13 家中医骨伤科流派，即北京清宫正骨流派、吉林天池伤科流派、福建南少林骨伤流派、上海石氏伤科流派、河南平乐郭氏正骨流派、重庆燕青门正骨疗法流派、湖北何氏正骨流派、湖南岳阳张氏正骨流派、湖南孙氏正骨流派、四川何氏骨科流派、甘肃陇中正骨学术流派、辽宁华山正骨流派和宁夏张氏回医正骨疗法流派。简介其中部分流派及学术特点如下。

（一）北京清宫正骨流派

清宫正骨流派源于明末清初，兴盛于清代中后期，历经 400 余载，是满、蒙、汉历代正骨医生学术思想与临床经验的结晶，对近现代中医骨伤科的发展起到了重要的推动作用。清宫正骨流派历史传承有序，学术特色鲜明，是中医骨伤界一个重要的传承学术流派，为国家级第一批非物质文化遗产。

清宫正骨流派对筋骨的认识是将人体筋骨系统分为明硬骨、软骨以及额外骨 3 类。明确指出明硬骨有 204 块，软骨有 64 块，髌骨及牙齿为额外骨。"明硬骨"相当于现代解剖学的骨骼系统；"软骨"包含软骨，一些较粗大的韧带、肌腱等组织。流派认为人体有 485 条筋，并按其所在部位和作用给予命名。另外，认为在脊柱、四肢各大关节及手足部位均有"伸、屈、力、通"4 种筋道，它们各司其职，而又相互协同，起着支持人体和运动人体的作用。

清宫正骨流派对伤科病的治疗提出"七分手法，三分药"的观点，总结出接骨、上髎、治筋二十四法。损伤药物治疗方面，三期分治，治血与理气兼顾。在损伤后期的康复中，配合腾洗药腾洗伤处，以温经活络、活血散瘀、接骨续筋。

清宫正骨流派崇尚武医结合，强调医者和患者的练功，刘寿山先师自幼习武，精研内家八卦拳，总结出一套较为完整且实用的练功术势，应用于筋骨损伤患者的治疗和调养，患者可以按其部位和体质条件选用不同的术势。这些术势在促进损伤肢体的功能恢复中确有较好效果。

清宫正骨流派特色手法与治疗技术总结出的接骨、上髎、治筋二十四法，即"推、拿、续、整、接、掐、把、托，接骨法也；提、端、捺、正、屈、挺、扣、捏，上髎法也；戳、拔、捻、揉、归、合、顺、散，治筋法也。"精辟而系统地总结了手法的具体内容。在治疗骨折时，流派要求稳准敏捷，刚柔相济，切忌粗暴，动作连贯，一气呵成。同时，又十分注重筋骨并重的治疗原则。在治疗关节脱位时，突出一个"摘"字，亦即"欲合先离"之意。刘氏认为关节脱位后，多被关节周围筋肉收缩而固锁在异常位置，只有将关节头"摘出"以"解锁"，才能复位。在诊治筋伤时，清宫正骨流派认为"筋喜柔不喜刚"，不能粗暴地生搬硬拉，手法应由轻渐重，由浅入深，使患者并不感到皮肉疼痛之苦。

（二）吉林天池伤科流派

天池伤科流派为东北地区骨伤流派的代表流派，由于长白山天池为东北地区的代表名胜，因此流派得以命名为"天池伤科"。天池伤科正骨流派遵从"肝主筋，肾主骨，骨赖髓养，髓为血化，骨得血养而能壮，筋得血养而能强"的理论，在其指导下辨证治疗各种骨伤科疾病。其手法经总结归纳分为治骨和治筋两类手法，正骨手法为接、端、提三法；治筋手法为按、摩、推、拿等。对于腰椎间盘突出症的治疗，刘氏提出二步十法治疗方法，即以按、压、揉、推、滚5个轻手法为第一步；以摇、抖、扳、盘、运5个重手法为第二步。天池伤科流源还专门创立了"三扳一牵一针法"来治疗急性腰扭伤。

（三）福建南少林骨伤流派

南少林骨伤流派起源于少林，流传社会迄今为止已有100多年的历史，在清代道光年间，林达年拜南少林寺高僧铁珠为师，练武习医，习得少林正骨整脊秘法，经潜心学习，努力实践，终于成为一代名医。林达年将医术传给孙子林如高，林老先生自幼聪颖好学，在医术上取得很大的成就，将南少林伤科治疗技术发扬光大。后福建省卫生厅先后派张安桢、王和鸣、林子顺等一起学习、整理林如高的医疗经验，并编撰成册，供后人学习。几代传承人历经努力，形成了以"禅、医、武"为理论体系、独具特色的南少林骨伤流派。

林氏正骨第三代主要传承人有林如高；第四代主要传承人有林子顺；第五代主要传承人有林秋、林芬等。福建中医药大学第四代传承人有张安桢、王和鸣、陈新民等。南少林骨伤流派提出辨证治疗骨折，注重手法整复的伤科治疗原则，指出正确的复位、合理的固定、及时恰当的功能锻炼、有效内外用药是保证骨折愈合的前提。林如高在治疗骨折过程中强调指出：不能只着重借助外力整复与固定，而忽视肢体内在的动力；不能只稳妥固定，而忽视功能活动；不能只重视手法，而忽视药物治疗；不能只注意局部，而忽视整体与发挥病员的主观能动性。

（四）河南平乐郭氏正骨流派

河南郭氏正骨起源于清嘉庆初，历经 200 余年，流传至今已有八代，在河南洛阳市、郑州市，陕西西安市，甘肃兰州市，青海西宁市，广东深圳市等地均有郭氏传人和学生从事郭氏正骨事业。中华人民共和国成立后建成的平乐正骨学院先后培养了众多的学员，遍布全国各地。因为学术思想特色鲜明、治疗体系完备、传承有序，被评为国家首批中医骨伤科学术传承流派。

郭氏正骨流派外崇少林伤科，内治尊薛己注重脾胃与肾命的关系，形成了独具特色的整体辨证、筋骨并重、内外兼治、动静互补的学术思想体系。临床上以手法复位、夹板外固定、药物辨证施治和功能锻炼为特色治疗体系。

郭氏流派从整体观出发，认为外伤虽伤人局部，但会通过经络影响全身气血脏腑，治疗时必须从整体出发，调理气血、经络、脏腑，才能收到良好效果。另外，疾病的发生与治疗是一个动态过程，医者应根据患者疾病不同时期的病机，综合分析，明辨伤及经络、气血、脏腑，随证治之。

郭氏认为人体筋与骨一体、相互为用，治疗上应筋骨并重。《灵枢·经脉》云："骨为干，脉为营，筋为刚，肉为墙，皮肤坚而毛发长"。骨骼是支架，靠筋连接才能发挥其支架作用。骨为筋提供着力点，筋则为骨提供动力，才能更好地发挥骨的支撑作用。骨在内，筋在外，外力伤及人体，轻则伤筋，重则过筋伤骨，所以骨伤必兼筋伤，同时筋伤势必影响骨的生理功能。故在治疗上应筋骨并重，明辨孰轻孰重，合而治之才能促进伤病快速痊愈。

治疗上内外兼治，一为外伤与内损兼治。筋骨损伤，势必伤及气血脏腑，轻则局部肿痛，重则筋断骨折，气滞血瘀，气机失调或致脏腑功能失调，甚则内脏损伤。郭氏流派强调伤科治疗，医者应明辨伤情，内外兼治。二为外用手法、敷药与内服药物同用。治疗上强调骨折、脱位的手法复位，理筋治伤，同时配合外敷药物消肿止痛，内服药物调理气血。

康复上动静互补，郭氏流派强调根据患者的具体情况，在避免伤害加重的基础上，尽早进行利于气血通畅的局部和全身活动，制动要限制在最小范围和最短时间内，这样可以加快损伤恢复。

手法与治疗上独具特色，河南郭氏手法在平乐祖传手法的基础上发展归纳为检查手法、复位手法、治筋手法 3 类。检查手法有触摸、按压、对挤、推顶、叩击、扭转、伸屈、二辅八种来诊断伤情、判断骨折愈合情况；郭氏复位手法有拔伸牵引、推挤提按、折顶对位、嵌入缓解、回旋拨搓、摇摆推顶、倒程逆施、旋撬复位八法；郭氏正骨常用治筋手法有四法揉药法、理筋法、活筋法、通经活络法。

外固定特点鲜明，概括为"效""便""短" 3 个字，强调有效固定，固定物应轻便、灵巧，容易操作，便于检查、活动。另外，在不影响有效固定的原则下固定物宁短勿长。

郭氏内治法用药强调随诊辨证施治，注重疏通气血、调理脏腑，依据伤科的初、中、后三期创立了"破、和、补"的三期治疗原则。早期局部瘀肿、疼痛，治以消肿散瘀止痛；中期多瘀血，治以活血散结；后期多筋肉消瘦，关节不利，治以温通利节。接骨用药亦分为三期，早期祛瘀接骨；中期活血接骨；后期补气血，益肝肾接骨。另外，郭氏在临床实践中总结出许多验方验药。

（五）上海石氏伤科流派

石氏伤科流派由石兰亭开创，成熟于石晓山，发展于石筱山、幼山兄弟，现由石仰山、石印玉等继承发扬。历经五代人的积累、总结和长期的医疗实践，成为享誉上海的一大中医骨伤科流派。石氏伤科辨治首重气血，筋骨并重，十分重视顾护正气，明辨虚实，施以补泻。伤科兼邪辨治，首重痰湿。在筋骨损伤的治疗中重视三期论治。骨伤治疗手法有拔、伸、捺、正、拽、搦、端、提、按、揉、摇、抖十二法。外固定使用衬垫、夹缚、牵引等器械。治疗上内外并重，综合施治，疗效显著。石氏伤科常用成药有麒麟散、新伤续断汤、牛蒡子汤、三色敷药、伤筋药水、经验洗方等。石氏伤科流派的优势病有骨质疏松症、颈椎病、筋骨损伤等。因为其独具特色的学术思想、完备的治疗体系、传承有序，被评为国家首批中医骨伤科学术传承流派。

（六）重庆燕青门正骨疗法流派

燕青门正骨疗法为沧州燕青门独家武医所创，为第六代传人赵锦才于 1935 年由沧州带到重庆，并在重庆得以传承。燕青门第七代传人朱正刚将燕青门正骨疗法予以继承和发扬，成为重庆中医骨科绝技之一，其影响遍及西南地区。2011 年因为其独具特色的学术思想、完备的治疗体系、传承有序，被评为国家首批中医骨伤科学术传承流派。

燕青门正骨疗法秉持"德为医之首，术为医之本""上明天理、下明地理、中明人理、深明医理、通晓哲理"的祖训。其中第七代传人朱正刚主张中西医结合、以中医整体观念为指导，将现代医学的检测融入辨证，形成了强调"以气为主，以血为先，调理气血为根本""健脾胃、补肝肾、筋骨并重"、中西医融合的中医骨伤诊疗风格和学术见解。经过几代人的努力归纳，总结出了独具特色的手摸心会、拔伸牵引、旋转屈伸、提按端挤、摇摆触碰、疏筋顺骨、夹挤分骨、成角折顶、回旋复位正骨疗法和针灸、按摩、牵引、点穴、熏洗、外敷、内服的治疗软伤方法。骨折治疗时重视"动静结合"的训练和"导引练功"的自我康复；内服药物上遵循整体辨证施治，根据多年的临床经验，形成一系列专病专药用于骨伤、骨病的治疗。多年来，燕青门正骨疗法在广大患者中得到认可和推崇。

（七）宁夏张氏回医正骨疗法流派

张氏回医正骨疗法流派在伤科治疗上强调整体辨证、手法整复、软硬夹板固定、回药内外兼治、骨筋并重、动静结合、功能锻炼等原则，在治疗各类骨折、筋伤、脱位、骨迟缓、骨不愈合、颈肩腰腿痛、骨关节炎、骨髓炎等疾病中效果显著，因其治疗方法简捷、方便、易操作、无创伤，深受患者信赖和同行认可，在群众中拥有良好的声誉和口碑。因为独特的学术思想，完备的治疗体系，传承有序兼具民族特色，被评为国家首批中医骨伤科学术传承流派。

张氏回医正骨疗法是通过拔拉、复位、合位等传统正骨手法，采用世传"回回接骨"、金疮等自配秘方药剂，并以自制材料（包括小夹板等）外固定的方式，不开刀、不打石膏、不用金属物穿刺牵引治疗骨折、关节脱位等骨伤疾病的正骨方法。它是通过张氏四代人在少数民族地区的骨伤临床医疗实践中不断探索、研究整理出的临床经验和行医感悟而形成的特色疗法，具有鲜明的民族性、民间性和地域性。

张金东是国家级非物质文化遗产代表性项目"张氏回医正骨疗法"省级代表性传承人，国家临床重点专科（中医专业）、国家中医药管理局民族医重点专科回医骨伤科学科带头人，是自治区级第一批老中医药专家张宝玉主任医师学术经验的继承人。

他自幼受父亲言传身教和临床医术熏陶，热衷张氏回医正骨医疗技术的学习实践和传承发展。从事张氏回医正骨工作几十年，基础理论知识扎实，对各类骨折、骨关节脱位、烧烫伤、创伤疮疡、骨髓炎等疾病有着丰富的临床经验。整理总结张宝玉主任医师50余年的临床经验和学术思想，参编《回医荟萃》《回医集萃》《吴忠回医回药文集精选》《张氏回医正骨学》《回医骨伤科文献学》《张氏回医正骨学术思想与理论体系》《宁夏张氏回医正骨疗法流派传承谱系》等专著。

（八）甘肃陇中正骨学术流派

陇中正骨学术流派源于平乐郭氏正骨，始于西北郭氏正骨创始人郭均甫先生，后经李盛华等传承人借鉴现代医学，不断探索、创新与完善，形成了以手法复位、夹板固定、药物辨证论治和功能锻炼为主，独具西北特色的陇中正骨学术思想体系。因为其特色鲜明的学术思想、完备的治疗体系、传承有序，被评为国家首批中医骨伤科学术传承流派。

本流派始终坚持中医"整体思想"和"辨证施治"的理念。坚持衷中参西，广纳博采，克服门户之见，汲取多家之长，通过多年临床实践和继承创新，总结出了一套中西医结合微创治疗技术及手法复位、内外用药、夹板固定早期功能锻炼的成体系伤科治疗方法，丰富了中医药治疗骨伤科疾病的手段和方法，总结出了19种正骨手法，并研制出了效果明显的方药如"熥敷合剂""骨刺膏""消肿止痛合剂""损伤散胶囊""活血定眩胶囊""腰腿痛胶囊""杜仲腰痛丸""痛风圣液"。

（九）辽宁华山正骨流派

华山正骨发祥于辽宁省东沟县（现东港市），始于清代咸丰年间，历经160余年，第三代传人孙华山经过刻苦努力，总结出一整套独特的伤科诊疗技法，形成完整的骨伤流派体系。第四代代表性传人刘海起发起成立了辽宁省孙华山骨伤研究院，为华山正骨的发展壮大做出贡献。

华山正骨崇尚传统气血学说，正骨手法以摸、接、端、提、拔伸等为主，辅以按摩、推拿等治筋法。正骨复位后，一般用纸壳塑形板外缠白布绷带固定伤肢于其功能位，其内先用药膏外敷紧贴皮肤，使纸板干燥后可随伤部自行塑形，以增强局部固定力。药物治疗方面，提倡三期辨证论治，初期以活血化瘀、镇静止痛为先，血不治则瘀不去，瘀不去则骨不能接，瘀去则新骨生；中期接骨续筋，祛风散寒；后期补益肝肾，舒筋活络。自创多种内服外用药。因为独具特色的学术思想、完备的治疗体系、传承有序，被评为国家首批中医骨伤科学术传承流派。

（十）四川何氏骨科流派

四川何氏骨科是四川四大中医骨科流派之一，历史悠久，迄今为止已近400年。四川何氏骨科由何氏先辈蒙古族特呼尔氏创立，于18世纪初随清军到成都并定居。何氏骨科代表传人是第四代何仁甫，第五代何天佐。

何氏骨科起源于蒙古族传统骨伤科。何氏伤科在诊断上主张诊病"须中西合参"，重视"汲取西医仪器检测之长处"，但同时强调须结合临床症状详辨，"不可过度依赖仪器"。诊病时不仅详问损伤之因、细察异常运动，还须双手十指触摸详辨。何氏提出将骨科疾病首先分为"骨伤、骨病"两类，再将骨伤细分为"软伤、硬伤"两类。强调"手法如书法，手到、心到、气到，才能心手合一，运用自如"，手法操作时应做到"气沉丹田，力透肱腕，劲达指端，视之不见，触之如电"，不可用暴力复位，"切忌伤而再伤"。何氏骨科在长期的临床实践中，总结归纳出"推拿十八法"和独特的"正骨五法"等疗骨手法。遣方用药上主张"因病论治、因证论治"，强调一个"活"字。治损伤"当辨筋伤骨伤、气伤血伤。孰轻孰重，药有轻重之别；甚或异病同治，同病异治"，认为"固定之方，不能应万变之疾"。在用药方面，严格遵循祖训，对特殊药物坚持自己栽种、采集、炮制。何氏骨科内外用药及正骨推拿按摩手法独特，以治疗运动损伤、重度骨伤、老年性退行性变及劳损所致的各类骨病著称。骨伤的诊治不仅重视骨折的复位和早期愈合，而且特别重视骨折愈合后功能恢复的综合性治疗，减少后遗症。对骨病善于辨证施治。在推拿按摩手法上，他采用经络推拿、穴位指针按摩等，手法多变，灵活自如，气劲结合，力透肌肤，患者无痛感，配以家传秘方配制的按摩药酒，内服药丸，外敷中药，疗效显著，被誉为"骨科圣手"。第六代传人有何氏家族何俊治、何俊薇、何俊丽、何俊英等7人。流派著作有《特呼尔正骨手法》《无暇斋正骨经验》《仁济医话》《中国艺术形体损伤诊治学》《何天祥正骨经验》《何氏治伤经验汇编》等著述。因为独具特色的学术思想、完备的治疗体系、传承有序，被评为国家首批中医骨伤科学术传承流派。

（十一）湖南孙氏正骨流派

湖南"孙氏正骨术"距今已有百年历史，历经四代发展，第一代孙慎若，第二代孙孝焜，第三代孙广生，第四代廖怀章、孙燕，具有浓厚的湖湘传统特色和地域特色，已列入湖南省非物质文化遗产保护项目。"孙氏正骨术"在学术上倡导"筋骨并医""正骨先理筋""形神并重""期位辨治""整体调治"等原则。临床强调"一保肢体、二恢复形体结构、三恢复功能"，具有"简、便、廉、验"的特色优势。

孙氏正骨手法主要有"拔伸牵引、提凹压突、触顶压按"等11项；"拉蹬拽离、摇晃解锁、旋撬复位"等8项上骱手法；"捋顺法、捏弹法、屈伸展收、拔伸牵引"等9项理筋手法。在外固定方面，强调"势（符合人体形态结构）""韧（韧性）"，并在传统夹板固定的基础上，改进了夹板的设计，发明了用于小腿骨折的托跟夹板，用于肱骨干骨折的支架夹板，用于前臂骨折的系统夹板，用于股骨粗隆骨折的带钩外固定支架；在"∞"字绷带的基础上发明了肩臂带，改进了锁骨骨折的固定方法；对于不稳定性长骨骨折，倡导经皮穿针配合夹板外固定。

（十二）湖南岳阳张氏正骨流派

根据岳阳县志及墓道碑等文字记载，岳阳张氏正骨的创始人可追溯至岳阳张氏家族第十八代张元初，他在家学的基础上，集多家治跌打损伤之法自成一派，并将其医术传于其子张瑞林，历经百余年传至第五代陈辉明。

岳阳张氏正骨的理论基础以气血学说为主，强调损伤病机以气血为先，治疗上要内外相合，筋骨并重，正骨理筋，君臣佐使。治内伤着重调气以活血，从瘀论治。外治以手法整复、药物外敷、夹板固定、练功活动相结合。

张氏手法特点：正骨理筋，君臣佐使，稳而有劲，刚柔相济，接骨前先理筋，复位后再捋顺。具体来说，有拔伸、旋转、推挤、提按、反折、分骨、叩击、捋顺等手法，关键是分清君臣佐使。所谓君臣佐使，大凡骨折移位，不外侧移、成角、旋转、短缩、分离五种。而临床上骨折的 5 种移位不是单独存在，多是几种移位同时存在，在复位时就必须采取复合手法，这就有一个主次和先后配合的问题，也就是君臣佐使的问题。

（十三）湖北何氏正骨流派

襄阳何氏正骨流派起源于清朝末年，由创始人何勤本将医术传给何开贵及何成礼，后由其传承人何成礼将医术传给何继洲、高峰、汪必武和何新建四人，现经传承人安建原对其传承经验进一步系统整理，何开贵为何勤本之子，何成礼为何勤本之孙。2012 年经国家中医药管理局确定为骨伤学术流派之一——何氏正骨流派。经过几代人的努力，总结出独具特点的牵拉、扶正、夹挤和摇晃等伤科手法和手法整复、夹板固定、内外并重、动静结合的完整的伤科治疗体系。

襄阳市中医院根据何氏正骨流派设立的正骨科，为国家重点专科，应用何氏正骨手法复位、柳木小夹板固定、膏药外敷、闭合无痛穿针、小切口微创、外固定支架等方法，在治疗四肢创伤、软伤、骨病、颈腰椎疾患、骨关节退变等疾病方面疗效显著。特别是在 C 型臂 X 光机监控下手法复位，使四肢骨折愈合率达到 100%。

总之，当代正骨技术是伴随着骨伤各流派的兴盛而发展的，呈现出交叉融合、各取所长的态势。各流派建设单位均形成了一套传承体系，凝练了各自的学术思想，且搭建了相互借鉴的平台，达到相互促进、相互融合、共同发展。如平乐郭氏正骨流派通过选拔优秀青年医师拜国内名老中医孙树椿、施杞为师学习，采取多种形式与上海中医药大学、安徽中医药大学等多家中医药高等院校联合培养研究生；广东省中医院，建立了北京清宫正骨流派工作站和上海石氏伤科流派传人石筱山伤科学术研究中心广东分中心；吉林天池伤科流派成立了国医大师刘柏龄、全国骨伤科名老中医孙树椿教授名医工作室等。

以上 13 家是中医正骨的代表，其他还有诸如台州黄岩章氏骨伤、新医正骨、罗氏正骨、四川郑氏正骨、上海魏氏正骨等均形成了一套具有自身特色的理论体系和治疗方法，成为现代中医正骨的重要组成部分。

此外，各骨伤流派注重各层次人才的培养，可谓桃李满天下，很多优秀的流派传承人把中医正骨技术带到世界各地，不仅带动了当地骨伤科医学的发展，更加造福了当地广大人民群众。如南少林流派在美国成立了林如高骨伤研究会；清宫正骨流派弟子在美国、马来西亚等地行医开诊；各骨伤流派多有优秀人才受邀出国讲学、诊疗、交流等。正骨技术正乘着祖国快速发展的东风，迎来全球快速发展的春天！

三、当代中医正骨学术流派传承存在的问题

（一）流派的特色不够鲜明

独特的学术思想是中医学术流派存在的必要条件和根本所在，也是判定为当代中医学术流派的主要标准之一。流派的传承必须以著名医家为核心，秉承其特色鲜明的学术思想，传承有序，形成稳定的传承谱系和人才梯队，才能保证中医学术流派的传承。学术流派的特色不仅体现在学术思想方面，也体现在特色临床诊疗技术和用药方面，流派特色中有深深的地域文化烙印，与地域人文、物产和风土人情密切相关。如陆氏伤科提出损伤从气血论治，三焦分治，动静结合。治病要以武为底，强调练功，通过手法与针药相结合治疗筋伤骨折。陆氏伤科有许多独门正骨上骱手法，如坐法蹬肩肩关节复位法、儿童肘关节半脱位手法等；并发明了不少骨折固定绑扎方法，如髌骨骨折用4条带固定，即"井"字包扎法，或用绑带"十"字包扎法，使断骨不易移动。这些独具特色的治伤学术思想及手法，固定方法、器具，针药并用的体系都显著区别于其他骨伤流派。

目前，部分流派对于本派的学术思想总结不够凝练、过于泛泛，对于本派特色诊疗技术和用药方面继承和发展不足，人才匮乏，以致流派逐渐走向消亡。

（二）流派的传承的受众少且质量不高

任何流派的传承都需要众多忠实的追随者，并且学派的领军人物需将本派的特色治疗体系（理、法、方、药、术）通过师徒相授、学校教育等方式无私传给后学，后来者必须全面继承本学派的学术思想。只有特色治疗体系结合时代特点，不断发展，有所创新，流派才能更好地发展。

从上述各地骨伤流派的现状来看，当前骨伤流派的传承模式整体比较单一，以

家传为主，其次是师承，院校教育尚未广泛应用于骨伤流派的传承。家族传承限定了学术流派的传播范围，虽然保持了特色，但很大程度上限制了学术的影响范围。又因师徒传承范围有限，受学者少，同时对徒弟的资质、悟性有极高要求，所以成才缓慢，这样流派很难传承下去，所以传承模式的单一化导致当代一些骨伤学术流派逐渐消亡。

随着社会的进步，仅仅采用家族传承与师徒传承的方式，已经很难满足流派传承发展的需要。因此，骨伤流派的教育传承模式亟待创新和发展。骨伤学术流派的传承，是通过特定的传承方式（家传和师徒相授）继承该派的学术思想、特色诊疗体系及临床经验，并在此基础上有所发展和创新。旧社会受中国传统文化保守性和内向性的影响，许多流派对学术理论和特色治疗技术、方药秘不外传，只限于家族内部传承，甚至传儿媳不传女儿，外人难以学到其核心秘方秘法。家系传承，好处是医术可以在宗族内代代相传，但如果因为各种原因使其后继乏人，其流派就会随之消亡。在缺少中医学院教育的中医发展历史上，师带徒是培养后继人才的为数不多的有效途径。如在骨伤流派中重庆燕青门正骨流派，本与沧州燕青门独家武医一脉相承，至今已有300多年的历史，传承有序。创派人张先师，第二代孙通，第三代陈善，第四代余桐波，第五代李霖春，第六代赵锦才、李书亭、张学良（即近代东北军少帅）、张继尧等。在我国近代，很多学派是武医不分家的，很多武术名家也是骨伤科大家。第六代传人赵锦才1935年将燕青门正骨疗法由沧州带到重庆，并在重庆广收门徒，其门人朱正刚、李毅立、刘志星、熊延宗都是重庆和西南地区武医界影响较大的名家。第八代嫡传弟子朱怀宇1994年在小米市开设燕青门正骨疗法试验基地，系统传承、整理和发展了燕青门正骨疗法，使其在西南地区发扬光大。但目前有些流派在师承过程中，由于许多现实的问题导致师承质量有些不尽如人意，这里面既有师傅的原因也有徒弟的原因。

医道传承，既有传的问题，又有承的问题。骨伤治疗技术本身就是实践性非常强的技艺，需要继承人有非常高的悟性及坚持不懈的恒心，两者缺一不可才能成功，现有的继承人从客观实际上很难保证有足够多的跟师实践时间。学到技术后还要坚持不懈，勤于练习才能熟练掌握，完成从技术到艺术的升华，只有这样才算得到继承。就像射击选手打中10环很容易，但要是每枪都打10环，最后达到指哪打哪的高超境界很难。当下社会由于知识获得的途径多元化，就业多元化，以及现实生活的无奈，事实上很难获得严格意义上的传承人。现在社会年轻人需要就业解决生计问题，师傅很难有能力解决徒弟的生计问题，现实中很难调和这种矛盾。

有的流派虽然有继承人，但其专注性不够，缺乏自觉学习和刻苦钻研的精神，大多为应付日常诊疗工作；行政主管部门对中医骨伤学术流派的发展在政策上有缺位，使继承人没有足够的动力去继承老师的学术经验，保持流派特色，进而造成当下中医骨伤科继承人才断层。

另外，考虑到骨伤治疗技术的特点，其实践性很强，又很抽象，由于师傅受自身的知识结构限制，很难用徒弟听得懂的语言讲述，往往是只可意会不可言传，这就要求徒弟具有极高的悟性。实践性强调的是功夫，需要坚持不懈练功，从上述骨伤流派起源来看，很多与武术功夫相关，或者医武结合。现在的年轻人很少有人喜欢功夫，也很难坚持不懈练功，所有骨伤流派的传承都会遇到这个问题。

没有优秀人才的加入就很难传承。为了流派更好地传承发展，必须打破现实制度的壁垒，吸纳众多有才智的传承人，创新传承形式，将流派的医术精髓传给继承人。

四、促进当代中医骨伤学术流派传承发展的对策

（一）创新师承教育制度，保证传承质量

从目前各地骨伤流派的实际情况来看，很多知名专家都年事已高，因此对于全国各地这些经验丰富和拥有独到技术专长的伤科名家，开展有计划的继承工作，使其特色的学术思想、诊疗体系、独特技术得到全面系统的整理和继承，已经迫在眉睫。为此，我们提议各级卫健委和各地中医药院校赶快行动起来，制订确实可行的计划，迅速有效地开展各地现有老专家的学术经验继承工作，避免其断代。从几千年来中医药发展历史来看，师承教育具有不可替代的作用，应尽早在中医高等教育中引入和强化导师制教育。如在大学二、三年级挑选部分在校优秀学生，鼓励他们在自愿的基础上提前与导师结对子，以充分发挥教和学双方的主观能动性，导师言传身教，因材施教，学生目标明确，自然学习积极性就会提高，毕业后可考虑对口分配，保证后学者在相当长时间内跟师实践，使之有机会完全掌握该流派的特色治疗体系。充分发挥国家学术流派传承工作室的作用，挑选在医院和研究机构工作的中青年医生，让他们与著名专家名医结对子，保证跟师实践的时间，充分学习和继承老专家的学术思想、临床经验和特色治疗技术，制定切实可行的考核目标，作为晋级加薪的依据。对于后备学科带头人，要作为高层次人才专门培养，确定导师，加强制度保证和加大经费投入，充分发挥他们在传承工作中的主力军作用。

（二）多学科融合促进各派正骨特色推拿手法虚拟现实技术研究

推拿手法强调柔和、有力、持久、渗透，在实际操作过程中很不好掌握，也不好评判。为突破手法"只可意会不可言传"的发展瓶颈，在传承过程中应采取多学

科融合的方法促进推拿技术从经验医学向现代科学技术转变。对于每个单独的手法，结合人体生物力学，采用压力、光学、电生理检测系统获取其力学、运动轨迹和电生理参数，运用数学建模方法建立评价模型，再结合人工智能虚拟现实技术建立该手法的虚拟现实教学模型，对手法进行检验和评价。对于各个流派的特色治疗手法，也可以采用上述方法构建虚拟现实教学模型，在大学和传承工作室的教学工作中推广应用，为中医正骨推拿手法的传承教学开辟一条新思路，十分有利于传承工作的开展。

（三）将流派优势病种在各地的基层和社区推广运用

提拉旋转斜扳法治疗腰椎间盘突出症的规范技术是由全国名老中医林应强教授基于多年临床工作经验总结出来的。这种特殊治疗手法操作简单，疗效显著，费用低廉，患者接受度高。广州中医药大学将此技术在基层社区推广运用后受到好评。这种做法值得其他流派效仿，总结提炼自己优势病种的特色技术，制定出相对规范的操作流程在社区推广运用，扩大特色技术的受众范围，提高流派的影响力。

正骨名称脉络：

"折疡"（周代）→"正骨兼金镞科"（元朝）→"正骨科""正体科"（明朝）→"正骨科""伤科"（清代）→"正骨科学""伤骨科学"（近代）→"骨伤科学"（现代）

参考书目：

《临床骨伤科学》人民卫生出版社，主编：孙树椿、孙之镐，2014.

《中医正骨学》中国中医药出版社，主编：王庆甫，张俐，2010.

《中医骨伤科学》上海科学技术出版社，主编：张安桢，2003.

《现代中医骨伤科流派菁华》中国医药科技出版社，主编：丁继华，1990.

《天池伤科刘柏龄》人民卫生出版社，主编：刘柏龄，2008.

《平乐正骨郭维淮》人民卫生出版社，主编：郭维淮，2008.

《石氏伤科石仰山》人民卫生出版社，主编：石仰山，邱德华，2008.

参考文献

[1] 施杞，石印玉，诸福度，等.《正骨心法要旨》对中医伤科学的贡献 [J]. 上海中医药杂志，1981（6）：40－42.

[2] 肖朝曦. 论中医正骨法 [J]. 骨伤科通讯，1985（4）：33－38.

［3］孙炳烈．中医正骨发展史略［J］．中医正骨，1989（4）：28 - 34．

［4］孔博，薛彬，贾友冀，等．传承中不断发展的中医正骨流派现状简析［J］．中国中医骨伤科杂志，2016，24（11）：70 - 73．

［5］王尚全，孙树椿，陈明，等．清宫正骨流派学术思想初探［J］．中国中医骨伤科杂志，2017，25（9）：68 - 70．

［6］胡泽涛，陈思韵，邱鹂苹，等．西关正骨流派源流及特色探讨［J］．中国民族民间医药，2015，24（15）：41 - 42．

［7］孙慧明，李成华，王振国，等．国家首批中医骨伤科学术流派传承工作室发展现状研究［J］．中华中医药杂志，2020，35（8）：3909 - 3911．

［8］公孙婷，修奇志．朱正刚教授治疗股骨头缺血性坏死临床处置经验［J］．中国中医急症，2011，20（9）：1420 - 1421．

［9］修奇志，公孙婷．朱正刚主任医师治疗膝骨性关节炎经验［J］．中国中医急症，2011，20（4）：579，593．

［10］张宝玉，张金东，张金海，等．张氏回医正骨疗法特色与保护方式［J］．中国民族医药杂志，2014，20（1）：77 - 80．

［11］郭宪章，郭允章．郭均甫先生学术思想初探［J］．甘肃中医，1995（S1）：3 - 4．

［12］康新民，段瑜．郭宪章主任医师正骨经验探析［J］．甘肃中医，2010，23（3）：17 - 19．

［13］四川何氏骨科医院［EB/OL］http：//www. hos - osteology. cn/index. php.

［14］孙达武，孙绍裘．湖南张氏骨伤流派的指导思想［J］．中医药导报，2014，20（8）：7 - 9．

［15］廖怀章，孙燕，刘绪银．湖湘当代名医医案精华（第一辑）·孙广生医案精华［M］．北京：人民卫生出版社，2014．

［16］蒋勇，刘绪银．廖怀章主任医师治疗膝关节退行性关节炎经验［J］．中医临床研究，2011，3（5）：95 - 97．

［17］李丽，周肃陵．襄阳何氏正骨手法 骤施人不觉［N］．健康报，2014 - 03 - 12（5）．

［18］潘建西，李泽佳，宋敏，等．中医骨伤科学术流派的传承现状［J］．西部中医药，2016，29（2）：61 - 64．

［19］黎立．当代中医骨伤科流派研究［D］．济南：山东中医药大学，2009．

［20］范志勇，郭汝松，赵家友，等．从正骨推拿传承现状探讨林应强筋伤学术传承存在问题及创新思路［J］．中国中医基础医学杂志，2017，23（2）：247 - 24．

［21］孙慧明，李成华，王振国，等．国家首批中医骨伤科学术流派传承工作室发展现状研究［J］．中华中医药杂志，2020，35（8）：3909 - 3911．

［22］孙慧明．当代中医学术流派传承研究［D］．济南：山东中医药大学，2015．

HB.04 世界传统武术、太极气功发展报告

刘晓蕾①　刘崇慧②

摘　要：本文通过对国内外文献、书籍的查阅，收集传统武术、太极气功在世界各国的发展历史，分别从各国存在的认知模式、管理政策、习练群体、赛事推广、学科研究、医学领域6个角度分析传统武术、太极气功的发展现状，并根据其不同的发展特点提出针对性建议与路径分析。在信息全球化的大背景下、在中国政府的大力推动下，传统武术、太极气功已经走向世界，并在多个国家设立孔子学院，成立国际武术联合会和国际健身气功联合会，经常组织各种交流活动。但在传统武术、太极气功走向国际的进程中，仍存在传播渠道的封闭性、认知层面的差异性、教育人才的匮乏性等问题。为促进传统武术、太极气功在世界的可持续发展，一是政府与国际接轨，推动传统武术、太极气功国际化；二是加强民间的文化交流；三是促进媒体的融合，做到与时俱进；四是大力培养高端人才，优化发展结构。

关键词：世界；传统武术；太极气功；发展

一、世界传统武术、太极气功发展概况

中国传统武术、太极气功是中国历史文化的积淀，是中华民族的瑰宝，在不同的历史时期，中国武术的意义远超其本身的价值体现。

---

① 刘晓蕾，体育教育与科学博士、古典文献学博士后、北京体育大学副教授，研究方向：民族传统体育，传统养生运动干预非传染性慢性病。

② 刘崇慧，体育教学硕士、北京市八一学校高级教师，研究方向：民族传统体育，体育教育。

（一）传统武术、太极气功的历史沿革

"武术"一词最早见于南朝文学家顾延之创作的《皇太子释奠会作诗》中的"偃闭武术，阐扬文令"，此处武术指的是战争与军事；至明末清初，武术出现了以套路为代表的传统武术套路。民国时期将之称为"国术"，开始编制教材，走进学校体育课程；中华人民共和国成立后将其正式称为"武术"，开始建立组织机构、挖掘整理、举办赛事等，并逐步走向国际。1991年首届世界武术锦标赛在中国北京举行，共有40个会员国和500多名运动员前来参赛。武术作为竞技体育项目，进入奥运会一直是武术人的梦想，在大家的共同努力下，2020年1月国际奥委会执委会会议通过武术列入第四届青年奥林匹克运动会的正式比赛项目，该比赛是武术登上奥运舞台的第一步。

"太极拳"首见于王宗岳的《太极拳论》，以易学的太极、阴阳和中医的经络、五行等理论为基础，并以中国传统哲学的辩证法理念为核心思想。由于中国太极拳门派数量繁多且风格特点各有不同，因此产生了陈氏、杨氏、武氏、吴氏、孙氏等风格不一并在全国推广的五大主要太极拳流派。太极拳是在武术项目中群众基础最为广泛的拳种之一。1949年后，太极拳被中华人民共和国体育运动委员会统一作为全民强身健体的运动方式，同时具有表演、体育比赛等用途，推出了竞赛太极拳、养生太极拳和对抗性的太极推手等丰富的内容形式。2020年12月，"太极拳"项目凭借其文化内涵和锻炼价值被列入世界非物质文化遗产[1]，成为各国人民共同的运动模式。

"气功"一词最早见于中国晋代许逊著作的《净明宗教录》一书，具有练气、修德之意，但并非作为专有名词使用。1931年王竹林先生出版《意气功详解》，首次将气功作为专有名词。1957年刘贵珍先生编创的《气功疗法实践》中，将"吐纳、导引、定功、静功、内功、调息、静坐"等都划归于气功范畴，带领气功走进了大众视野。20世纪80—90年代，气功经历了一段曲折的发展历程，但经过中国政府的论证、规范以及去伪存真，1996年正式推出了"健身气功"。时至今日，健身气功在独特的练习方式、哲学的思维方法及中医的理论体系构建下茁壮成长，已取得了令人瞩目的成绩。2003年，国家体育总局将其确立为中国的第97个体育运动项目，从此迎来了健身气功发展的春天。2012年9月，国际健身气功联合会成立，提高了健身气功在国际上的影响力，从此受到了世界各地人民群众的广泛爱戴。

（二）传统武术、太极气功的发展概述

1982年，原国家体委在召开的第一次全国武术工作会议中提出，要积极稳步地将武术推向世界，但多年来，武术在国际上的发展并不乐观。随着我国综合国力的

不断强大，文化自信成为时代主流，武术承载了我国的百年文化，是中国传统文化打开国门走向世界的重要代表，也是当今武术仁人志士的时代使命与民族担当。1991年10月，第一届世界武术锦标赛在北京举行，共有40个会员国及500余名运动员参赛，这意味着武术已经"走出"国门，"走进"世界。2004年11月21日，全球第一所孔子学院在韩国首尔正式成立，至今，全球已开设孔子学院500多个，是中国文化及武术广泛传播的重要渠道之一。在中国的不懈努力下，2020年1月国际奥委会执委会会议通过武术成为第四届青年奥林匹克运动会的正式比赛项目，这也是武术首次成为奥林匹克系列运动会的正式比赛项目，向我国计划中2050年武术成为奥运会常设项目迈出了历史性的一步。

1978年，中国国务院副总理邓小平同志在接见日本国会议员访华团时，谈及中国太极拳，兴趣盎然地向外国友人介绍了太极拳的优点，并题词"太极拳好"，这一光辉时刻俨然已载入祖国文化的史册。1991年，河北邯郸举办了第一届"永年国际太极拳联谊会"，该大会包括太极拳文化研讨、太极拳套路比赛、太极拳学术报告，此后每两年举办一届，该活动的举办是推动太极拳走向世界的重大举措。2016年，中共中央、国务院印发《"健康中国2030"规划纲要》指出，为推进健康中国建设，提高人民健康水平，要重点扶持太极拳等民族传统类体育项目。

2006年，由中国健身气功协会主办的首届中国国际健身气功交流比赛大会于安徽九华山成功举行，有27个国家和地区的健身气功爱好者齐聚一堂。此次国际比赛不仅促进了健身气功在世界上的影响力，还满足了各国健身气功爱好者一同交流的美好愿望。一个事物的繁荣发展，一定会有像参天大树一样壮大的根基，健身气功的"树根"则是其百年积淀的文化内涵。其中蕴含了哲学思想的天人合一、阴阳学说和五行学说，中医知识的藏象学说、经络学说、精气神学说等，这些文化内涵随着健身气功的广泛传播，引起了其他国家人民的好感。为满足广大健身气功爱好者的需求，2013年创办首届国际健身气功科学论坛，更加充实饱满地向国际健身气功爱好者传播深厚的健身气功文化。《"健康中国2030"规划纲要中》同时也提到了大力推动健身气功的发展，为健身气功在国内外的推广增加了动力与支持。

大力推进中国传统武术、太极气功的国际化传播是弘扬中国文化、提升国家软实力的重要内容。传统武术、太极拳与气功实质上是3种不同的运动形式，各有其独特的练习方式方法与价值所在，在对外传播的过程中，由于受到传播媒介、传播群体及当地不同文化信仰等方面的影响，三者都有着不同的发展趋势，因此也造成了在跨文化交流背景下，传统武术、太极拳与气功的发展程度具有差异性。现阶段，中国作为传统武术、太极气功的主要传播者，应当遵循不同地区的文化差异，从文化共享和情感共鸣等角度进行推广，切实打造中国传统武术、太极气功对外传播的亲和力，为中国传统武术、太极气功国际传播的推进奠定基础。

二、世界传统武术、太极气功各区域发展现况

（一）世界传统武术、太极气功的认知模式

1. 亚洲

（1）中国

武术起源于中国，有着5000多年的历史，是中华民族传统体育项目。中国人对武术的认知主要分为3个方面：简单性认知、复杂性认知、整体性认知。简单性认知是指仅仅听说过武术，但没有深入了解、学习的大部分人群，他们认为武术是一种技击方法，可以作为自我保护的一种手段，认知模式过于单一。复杂性认知是依赖于当今信息化社会的发展，武术的多样性出现在大众视野，使一部分人群对于武术最初的技击性观念出现模糊现象，产生武术是体操、养生、非技击的错误想法。整体性认识则是建立在真正了解武术、学习武术、研究武术的一小部分人群中，将武术看作一个整体，否定武术的分割，是将武术套路、养生、散打、文化整合的一种认知模式。

（2）日本

有关资料记载，早在19世纪末期，日本已经开始有关于武术的相关记录，但均是建立在日本记者、学者以及作家笔下的有所提及，并非主要对象，因此在日本的印象里，中国有一种叫作"武术"抑或"拳法"的技击之术。20世纪60年代末，日本报纸出现偏向性的报道，开始更多关注从健康视角出发的以太极拳为代表的中国武术，其健身价值被中年人、老年人、妇女等人群认可。在日本老龄化严重的国情下，1980年关于太极拳的宣传、练习达到鼎盛时期，越来越多的中国太极拳名家在此时开始走进日本，对太极拳的"实战""文化"等方面内容做了补充，此时，日本对于中国武术的认知开始从对抗类项目转向健身养生类项目。1990年中国武术以"竞技武术"的面貌进入亚运会比赛项目，在日本也正是从1990年起，有关武术的认知开始从"健康"转向"竞技"。2000年后，互联网行业开始兴起，武术也开始从"影视"层面走进日本，从而呈现出了武术多元化的一面，表明武术已经开始深入日本人的生活[2]。

（3）韩国

中国与韩国作为海上邻居，两国之间的距离较近，所以，自古以来两国交往频繁。据韩国历史文献记载，普遍认为武术于韩国高丽时期传入，此时韩国认为武术

可以作为军事技能，具有较强的技击性。1949 年中华人民共和国成立之后，与韩国邻近的山东等地区众多武术家开始前往韩国教授武术。此时影响力最大的拳种是卢水田教授的八卦掌、姜康芳和林品障教授的传统武术螳螂拳以及李德江教授的少林拳，此时韩国称武术为功夫、十八般武艺、国术等。1989 年 1 月 20 日，韩国的"大韩武术协会"成立[3]，此后，韩国开始培养竞技武术运动员，韩国人对武术的认知开始慢慢转向竞技类比赛项目，这与武术在日本的发展方向差距较大。

（4）马来西亚

马来西亚有 600 多万华人。在 18 世纪末 19 世纪初，精通武术的华人在马来西亚凭借一身绝技行走江湖，此时，马来西亚人认为武术是一种可以强种、强身、自卫的手段。19 世纪三四十年代，武术在马来西亚呈现出多种形式，如舞龙、舞狮等，从而逐渐改变了马来西亚人对武术的认知。1988 年马来西亚组建武术队，开始参加武术套路竞赛，意识到武术也是一种竞技体育项目[4]。

（5）其他国家

在亚洲其他国家中，太极拳在泰国备受喜爱，据调查资料显示，泰国人认为太极拳具有健身养生之功效，其太极拳理论与泰国文化有很多相通之处，均体现了"和"的思想观念[5]；武术在新加坡一直被学校所信赖，认为武术不仅可以强身健体，还可以提高学生修养，将其作为学生的课外活动和体育必修课，可见对武术的重视[6]；近年来武术在印度尼西亚发展速度较快，对武术竞技比赛较为重视。

2. 欧洲

（1）英国

2017 年 12 月，由中国国家体育总局和国际武术联合会联合发起的"中英武术精英荟萃联合公演"活动，反映了武术文化的传播、交流与分享[7]。中国武术表演者进行了太极拳、八卦掌、少林拳等拳种的展示，使中国能在国际舞台上集中展示当代中国武术文化的新发展，伦敦还设有少林寺分会和武当武术协会英国分会，以便武术在英国传播和发展。英国对健身气功的认识主要来源大众传播形式的表演和教学。

（2）其他国家

挪威孔子学院是以武术为特色的孔院。在比利时、英国、德国等国有许多气功组织和习练者。19 世纪初，老子学说传入德国后，与道教有关的太极、气功在德国盛行了近半个世纪[8]。

3. 非洲

（1）喀麦隆

喀麦隆共和国位于非洲中西部地区，具有"小非洲"之美誉，自 1971 年中喀建交以来，在喀麦隆的常住中国人口超过 6 万人，从此中国使者将武术带进了非洲。

受李小龙、成龙等武术电影明星的影响，越来越多的非洲人开始喜欢上武术。但由于语言的限制，非洲人认为武术是"Martial Arts"，在柯林斯英汉字典上关于 Martial Arts 的翻译是一种徒手的格斗方式，因此，在非洲人的认知中，武术同跆拳道、截拳道一样都属于格斗[9]。

（2）埃及

阿拉伯民族最早是游牧民族，天生崇尚武勇，部族之间经常会举行摔跤、骑马、射箭等活动。中国武术 20 世纪 80 年代初凭借独特的技击方式和文化内涵走进了埃及。20 世 80 年代中期，在国家之间的频繁交流后，武术在埃及被广泛传播。武术对于埃及人来讲，是一种有益于自己身心全面发展的文化。

4. 大洋洲

武术以健身气功的形式在大洋洲的澳大利亚、新西兰开展得比较广泛。在他们的认知中，健身气功区别于其他武术项目，是属于中国的中医、健身文化。从澳大利亚、新西兰的风土人情可以看出，他们向往自由、舒适的生活方式，因此对个人的生活品质以及身体健康非常重视。他们将中医气功称为"Magic and magically"，是区别于他们对西医治疗方式的一种神奇、不可思议的治疗手段[10]。

5. 北美洲

（1）美国

传统武术、竞技武术、太极拳是武术在美国传播的主要途径，许多武馆和学校通过举办比赛来吸引生源。绝大多数的美国人对武术的认知较为浅显，与中国武术真实的内在含义相差较大，主要还是通过影视媒介来认识武术。随着武术在北美的快速传播，一些城市每年都会举办中国的传统节日并表演武术、太极拳项目。从武术学校的规模和学生结构来看，可以反映出武术、太极拳、气功的发展滞后，在组织名称、教学内容上存在混淆，拳种的认知模糊，其内容形式较为散乱。孔子学院对传播中华武术文化发挥着积极的推动作用，但是由于政治及文化偏见，美国人对孔子学院的认知存在误解，认为国家汉办形式的孔子学院突出了政治色彩，弱化了传播武术文化方面的相关信息[11]。

（2）加拿大

在温哥华的部分社区中有以武术、太极拳为主的课程，武术、太极气功在该地区发展较为缓慢，由于早期传播发展的拳种较为混杂，加之改革开放后传播内容的多种多样，便出现了概念上的混乱。此外，加拿大地区的武术馆校需在当地注册才可参加比赛，而移民至加拿大的武术专业人才主要推广的是太极拳、气功、形意拳、八卦掌等特色拳种。除却这些拳种之外，更有竞技武术的内容，而这些拳种充分体现了武术的传统特色，使更多人参与比赛进而更好地推动武术的发展。

（3）墨西哥

在墨西哥，多数习武者以练习竞技武术为主，其次是传统武术和太极拳等项目。最初人们学习武术不仅为了增进健康，还为了了解和学习新文化，基于对项目的运动兴趣和热爱程度。其发展缓慢的原因在于学校传统武术、太极气功等运动课程模式并未深入开展。

6. 南美洲

（1）巴西

巴西武联与北京体育大学建立了良好的合作关系，巴西武联在推广武术方面十分积极，许多中国运动员、教练员在巴西进行武术指导，通过这种方式，巴西武术的技术水平逐渐提高，国际交流也得到了加强，为太极拳传播作出极大的贡献[12]。1976年，武术家刘百领在巴西建立了百领太极馆和百领东方文化研究所，积极在巴西推广太极拳[13]。圣保罗孔院曾3次获得"全球先进孔子学院"的称号，如今已成为南美洲最大的孔院，在巴西有着巨大的影响力，其中，太极拳、散打项目具有一定的知名度[14]。

（2）秘鲁

在秘鲁，武术主要在民间家庭中传播，秘鲁唐人街及社团有华人习练武术。传播形式多为师徒传承制。20世纪60年代就有严格的民间私人师徒形式授拳，传播范围小，且人数有限。秘鲁开设的第一个华人武馆，首先面向秘鲁人民传授中国武术。1970年秘鲁人建立"中国拳击武术功夫'龙'派武术馆"面向全秘鲁范围招生，自此武术突破了传播人群的限制，传播受众急剧增多，培养出许多秘鲁本地武术人才。现今，已成立几十所武馆，并有7所大学成立武术俱乐部。

综上所述，中国传统武术、太极气功在各区域的传播已有上百年的历史，老一辈的中国人移民至海外，由于受到当地人的排斥和欺压，只能通过习练武术进行防身自卫，并自成一派进行传播和推广，也促使中国的传统项目成为人人皆知的体育运动。由于规则的模糊和传播的滞后，项目发展水平较低，缺乏足够的关注度和宣传力度。在认知层面各区域以技术为主，传播的主要途径为孔子学院学生和武术学校；由于传统武术、太极气功的独特功能属性，在中国传统体育项目里影响力较大，受到了广泛人群的喜爱。

（二）世界传统武术、太极气功的管理政策

1. 亚洲

（1）中国

1994年9月，正式成立中华人民共和国体育运动委员会武术管理中心。1998年

4月，改名为国家体育总局武术运动管理中心，是国家体育总局实施对国内武术工作领导的最高权力机构。在该中心的领导下，出台了《武术裁判员管理办法》《中国武术段位制》等政策法规性文件，为武术的规范化管理提出方针。

（2）日本

在日本政府的大力支持下，1988年12月16日在东京召开了第一届理事会，会议确定了专门委员会组织机构以及运营细则等内容。例如，太极拳在日本福岛县喜多方市的普及策略由3个重要部分组成，一是建设太极拳事业，主要是将太极拳推进至各委员会、派遣专业太极拳老师授课、组织太极拳集体表演等；二是针对老年人专门做出有关太极拳的健康事业，提供一切便利条件；三是组织大型比赛、表演等活动。以上一系列举措，足以证明武术太极拳的价值所在[15]。

（3）韩国

1989年，韩国成立"大韩武术协会"，并加入韩国体育最高组织"大韩体育会"，出现于各大体育赛事。韩国政府为提高国人的精神、道德、情感，开始在大众中大力推广太极拳，相继成立韩中太极协会、韩国捹捋挤按太极拳学校和太极武术学院等培训组织，2008年在韩国政府的大力支持下开展了"世界武术联盟大会武术节"。

（4）马来西亚

早期武术传入马来西亚后属于民间传播形式，在20世纪30年代，马来西亚相继成立"精武会"，其群体不断壮大，于1978年4月4日成立了马来西亚武术总会，成为该国最高级别的武术组织机构。在该组织的领导下，马来西亚的各州、直辖区随后成立了14个分会，人数超过10万。

（5）其他国家

随着太极拳在泰国的不断发展，20世纪80年代初成立了"泰国太极拳健身总会"，2011—2012年改名为"泰国太极拳总会"，并申请了名称专利；2000年后定期出版《武坛》《会讯》期刊；印度尼西亚在政府的政策、资金等支持下，在首都雅加达、棉兰市中武术事业的发展比较超前，有着与中国一样的管理体系，包括运动员的训练、饮食、住房等，给予了武术运动员较高水平的待遇。

2. 欧洲

（1）英国

2016年5月，英国体育委员会发布了《英国体育发展战略：2016—2021年面对一个活跃的国家》；2021年1月发布体育国家战略的主题"Uniting the Movement"，保障全民健身的条件。而且，通过向数字化转型共享科学健身大数据平台"Open Active"，居民可以快速查找和预订运动场地，便捷支付体育消费，使运动更方便、快捷，且每年可避免近 1.1 万人过早死亡，为居民节省医疗费用的同时，创造了社会经济价值[16]。

（2）其他国家

2019 年 7 月，法国国家体育部联合国家卫生部发布《国家体育健康战略（2019—2024）》，说明了法国对户外体育活动的极限运动的风险预警。在建设过程中，注重场馆、体育智库平台等基础设施建设。目前，气功在德国奠定了良好的基础，德国政府将气功列为国家卫生保健计划[17-18]。

3. 非洲

（1）喀麦隆

武术在喀麦隆的传播途径以孔子学院为主，据资料记载，截至 2005 年 12 月，喀麦隆雅温得第二大学孔子学院是全球武术练习者最多的孔院，大家对武术的喜爱处于狂热的状态，其武术氛围非常浓厚[19]。

（2）埃及

1990 年埃及成立埃及武术协会，并加入国际武术联合会。在政府的支持下，中国武术在埃及成立了专门机构与民间私人武馆，专门机构包括埃及国家武术队、开罗中国文化中心、孔子学院等；民间武馆包括埃及国家武术协会、苏伊士运河武术队、埃及各俱乐部等。

4. 大洋洲

1994 年新西兰中医气功协会成立，该协会由热爱中国武术、太极拳、气功和中医疗法的新西兰欧裔人士组成，共同交流中国的中医及养生健身文化。2007 年澳大利亚成立健身气功协会，2018 年举办健身气功论坛，邀请了中国江西中医药大学章文春教师、北京体育大学刘晓蕾副教授等对健身气功在身体健康、疾病缓解方面做出了讨论，在论坛结束后，还进行了健身气功国际段位考试，推动了健身气功在国际上的发展。在政府的大力支持下，2019 年在澳大利亚相继成立了 14 所孔院[20]，极大地满足了学生学习中国文化的需求。

5. 北美洲

（1）美国

自 20 世纪 80 年代以来，美国共发布了 5 次健康公民计划，并且每十年发布一次《健康报告》，通过报告的显示补充新的发展领域。目前，有 22 个优先发展领域，其中体育运动与健康调整占据第 1 位，总体目标是降低冠心病发病率、肥胖率，延长寿命，提高生活质量，进而刺激了体育运动的增长[21]。应对疾病"以预防取代治疗"，美国基于循证决策的制定与执行，来源医学领域，慢慢发展到以促进健康为目的交叉学科领域。

（2）加拿大

1998 年加拿大政府出台了学校《高质量的日常体育活动计划》，鼓励青少年参与体育锻炼，并实行奖励机制，为运动成绩优异的运动员提供奖金资助，使更多学生青少年参与到体育锻炼中。随后，2002 年，加拿大颁布了《加拿大体育政策》的体育政策。2005—2006 年，加拿大体育局为了更好地推广群众体育，实施了体育资助项目和赛事承办资助项目，为加拿大体育政策的实施创造了条件[22]。到 2018 年，加拿大颁布了第一项国家级健康政策，确立了加拿大的国家健康战略目标[23]。

6. 南美洲

（1）巴西

巴西医疗保险统一医疗体系（SUS）作为巴西的免费医疗保险，为全民提供基本医疗服务。1980 年，巴西建立社会的核心政策体系，旨在创建一个具有普适的社会民主福利的国家，并重视儿童、青少年、老人、妇女、丧失劳动能力者的健康、优待政策，提出以娱乐、运动、文化活动和心理支持等多元化形式促进全民健康[24]。

（2）秘鲁

为规范武术在秘鲁的发展，发布了相关的政策，如《秘鲁体育功夫联合会管理办法》《秘鲁全国大学生武术比赛竞赛办法》《秘鲁全国武术比赛竞赛办法》等相关文件，使武术成为秘鲁官方认可的体育形式，进一步推广武术在秘鲁的发展。

综上所述，各区域体育卫生政策发展进程和特征从 20 世纪 80 年代开始，各地政府相继出台了有关健身公民的系列规划，用以改善国人身体卫生水平，并在增强体质、防止慢性病的产生以及减少医药费用方面产生了日益巨大的影响。通过各区政府、权威性的领导机构的支持，体育管理政策使得中国传统武术、太极气功等项目的发展进程加快了速度，武术也受到各地区的关注和重视。

（三）世界传统武术、太极气功的习练群体

1. 亚洲

（1）中国

中国作为武术的发源地，是全球习武者最多的国家。武术经过大力发展，其习练群体发生变化，由早先的师徒传承的习武者，发展为越来越多的群众参与武术习练。按照年龄分，中国习武者大到年迈的老人，小到五尺幼童；按照群体分，中国的各行各业都有习武者的存在。

（2）日本

中国传统武术、太极拳的推广在日本非常受欢迎。以太极拳为代表的中国武术在日本掀起一股热潮，主要习练群体为中老年人；并且日本经常邀请中国名师进行武术指导。1994 年，日本武术太极拳联盟推出段位制，扩大了习练武术的人群，此时主要习练群体中女性爱好者占 7 成，男性较少，占 3 成，与此同时，武术、太极拳开始向年轻群体普及；进入 21 世纪以来，武术正式成为日本国民体育大会的竞技比赛项目，此时日本有大量青少年群体习练武术并参加比赛[15]。

（3）韩国

韩国习武人群以家庭主妇、公司员工、个体经营等 7 个行业为主，男女参与比例差距较小。在年龄分布结构中，主要年龄段为中青年，老年、青少年参与比例较低[25]。

（4）马来西亚

武术在马来西亚政府的主导下，其受众人群比较广泛，不仅将其融入国家的全民健身活动、军事训练、学校课堂中，还鼓励青少年习练武术，培养青少年武术运动员梯队，支持参加国内外各种武术比赛[26]。

（5）其他国家

泰国习练太极拳者以中老年人为主，占比为 86% 左右，有一小部分为青少年，占比为 6%；由于新加坡对武术的重视，贯穿大中小学的课堂，其习练群体以学生居多；印度尼西亚比较重视武术赛事，习练群体以青少年运动员为主。

2. 欧洲

（1）英国

英国共有 29 所孔子学院，武术课程发展较为滞后，成为制约武术传播和发展的因素之一[27]。相较武术，健身气功的习练群体人数非常多，以中老年女性为主，且对健身气功喜爱程度较高，有良好的大众需求环境。英国受众对太极拳的喜爱也占多数，原因为喜欢中国，想了解中国文化。英国民众习练的更多的目的是武术、太极、健身气功所带来的养生、健身、技击的文化内涵，且通过锻炼带来的效果影响着人们的身心和精神的充盈[28]。

（2）其他国家

八极拳目前在法国、比利时和意大利一些学校开设有课程，以游戏为代表的街机格斗游戏中的男主角的原型正是孟村开门八极拳传人吴连枝，他们将其八极拳中的贴山靠、大缠等经典动作融入其中，这款游戏风靡世界，在欧洲也迅速得到传播[29]。

在冰岛、挪威，孔子学院的太极拳课程主要是 24 式、42 式和 56 式陈式。冰岛孔子学院有更多的中老年人练习太极拳；挪威以 20~40 岁为主；喀麦隆以 6~18 岁为主[30]。

貳

行业发展篇

3. 非洲

（1）喀麦隆

喀麦隆以青年人居多，因此热爱中国功夫的主要人群是青年人，据 2012 年数据调查显示，喀麦隆喜欢武术的青年人占全国人口的一半以上，拳种以太极拳、少林拳、长拳为主。

（2）埃及

中国武术在埃及的主要受众人群为青少年、在校学生，达到 42%，但也会有少数社会人士学习。埃及的国家武术队、孔子学院等均是为培养青少年而成立的。社会人士学习太极拳、健身气功的居多，他们认为长时间练习对改变不良习惯有所帮助。

4. 大洋洲

在大洋洲的部分国家，习练武术的人群以中老年人和青年人为主。中老年人学习健身气功居多，用于修身养性，提高健康水平。以学生为主体的青年人学习武术基本功、少林拳、太极拳居多，在学习武术的同时还学习汉语、武德等内容。

5. 北美洲

（1）美国

据不完全统计，全州认证的武术公司共有 38 家，在受众人群中，华裔和亚裔群体比例占据上风，青少年习练人数较多，成年人和中老年人习练人数较少[31]；习武动机主要为强身健体和防身自卫，对武术文化方面基本不了解，反映了习武受众的阻碍和武术的传播。美国习练武术的几类人群主要是以广东、香港和福建，以南拳、咏春拳、护手短刀、齐眉棍法等武术项目为主。①竞技武术竞赛项目有国家规定套路、器械和三节棍、九截鞭、形意拳、八卦掌；②主打少林派的武馆特色，所穿服装与少林寺风格一致；③以社区和公园聚焦的形式进行娱乐和健身[32]。气功和太极拳作为补充和替代医学的手段，有利于促进人体健康。习练气功和太极拳的人群大部分为亚裔群体，另外一部分为白种人，其习练的社会阶层的人群收入水平和素质水平较高，主要集中在美国西部和东北部地区。

（2）加拿大

在加拿大温哥华地区，武术仍处于相对较低的发展水平。武术的民间练习者主要是中国人，练习最多的是太极拳。学校武术的发展主要集中在学生身上，通过演出和孔子学院举办的各项比赛来调动更多人参与武术、太极拳、气功等运动。社会练习人群主要集中在老年人和青少年，老年人更关注自己的健康问题，练习武术和太极气功可以促进身心健康；青少年更多是因为爱好或父母的要求。

（3）墨西哥

习练人群以青少年居多，男性占多数，以期达到自我防卫、放松身心、参加比赛、强身健体的目的。除此之外，武术的技击属性是调动人们习练武术、太极的重要因素之一。

6. 南美洲

（1）巴西

在巴西，华人组织和武馆的数量较多，习练者也较多，武术氛围极为浓厚。圣保罗孔院开设的武术课程可更好地满足热爱武术的人的需求。随着巴西人民对武术的热爱，已有越来越多的人参与到武术、太极拳、气功运动中来，并且积极地通过锻炼促进身体健康。

（2）秘鲁

20 世纪 80 年代，武术在秘鲁呈现全国扩散，已形成良好的发展基础，传播的地域不断扩大，对南美洲的其他国家合作传播武术，秘鲁人对武术有极大的需求，许多秘鲁人来到中国学习武术，回秘后成为专业人员传播武术、太极拳。在秘鲁成立的拉丁美洲陈式太极拳协会，成立之初会员有 100 多人，目前已发展为近千人之多。秘鲁习练项目主要为传统武术、竞技武术和舞龙舞狮，传统武术包括太极拳、健身气功、蔡家拳、洪拳、猴拳等传统拳种；少林棍、朴刀等传统器械套路。竞技武术主要包括长拳、少年规定拳、南拳等拳种。

综上所述，中国传统武术、太极气功作为中国传统体育项目，主要通过教育、影视、华人移民和互联网等途径在北美传播，由于项目的文化性、技击性、健身性吸引着各地区的人群进行传播和发展，习练人数也在逐年增长，并在不少地区开办了武馆和武术学校，同时大学的俱乐部也开设了武术、太极气功等课程。各地区的受众人群对中国传统武术项目产生了极大的兴趣，习练内容更加丰富，说明受众不仅认可武术的技击价值，同时认同武术的文化价值。

（四）世界传统武术、太极气功的赛事推广

1. 亚洲

（1）中国

一项体育项目的发展势必与赛事存在密不可分的关系。随着武术的发展，1984—1989 年，全国武术表演赛改名为全国武术锦标赛。1987 年，第六届全国运动会将武术列为正式比赛项目。1990 年武术进入第十一届亚运会，1993 年进入东亚运动会，被列为正式比赛项目，这也是武术走进亚洲，走向国际的标志性赛事。20 世纪末 21 世纪初是武术赛事发展的蓬勃阶段，不仅国际级、国家级赛事不断举办，而且民间群众赛事也是数以百计地开展着，众多赛事的举办有力地推动了中国武术的传播及发展。

（2）日本

日本武术太极拳联盟成立后，将"全日太极拳·中国武术表演大会"改名为"全日本武术太极拳选手权大会"，至1997年，该比赛的项目由11项增加到63项。20世纪80年代，追求健康成为日本人民的生活宗旨，为此，1988年日本以"生涯体育"为宗旨分别举办了"全国健康福利节""全国体育娱乐节"，1993年、1994年太极拳分别成为以上两大活动的正式比赛项目[33]。时至今日，武术、太极拳的比赛在日本仍然非常受欢迎，不仅局限于日本国内的赛事开展，还经常与中国进行邀请赛的交流学习。

（3）韩国

自竞技武术传入韩国后，韩国开始举办各种武术赛事。第二届亚洲武术锦标赛在1989年举行，同年又举办了第一届韩国全国武术锦标赛，打开了武术在韩国广泛传播的大门。1997年武术作为正式比赛项目被纳入韩国运动会。1996年起，太极拳作为独立武术项目在韩国举办全国性的锦标赛。韩国国家武术队于1989年12月首次参加第二届亚洲武术国际锦标赛，之后还参加了多届世界武术锦标赛、东亚运动会等比赛[3]。

（4）马来西亚

马来西亚于1988年组建国家武术队，并参加了中国杭州国际武术节。之后，在马来西亚武术总会的带领下，在国内举办了"国际擂台邀请赛""精武武术大会演""精武嘉年华"等5次国际赛事，在国际上参加了世界武术锦标赛、亚洲武术锦标赛、亚洲青少年武术锦标赛等多项国际赛事，在参赛中以武会友，促进了武林一家的友好交往[4]。

（5）其他国家

随着太极拳在泰国的蓬勃发展，太极拳总会于2001年开始举办"泰国太极拳交流大赛"，在比赛中选拔优秀运动员参加国际太极拳比赛，除此之外，泰国各地区的太极拳社团还经常举办太极拳交流会、太极拳表演赛等活动；在新加坡学校武术的开展中，赛事举办较少，但会有对学生的武术考核，主要包括完成武术动作的程度、武术理论的考试、学生的自主评价及平时表现等。

2. 欧洲

2018年7月，健身气功协会在意大利举办了健身气功五禽戏培训班。意大利健身气功协会在卡皮市举办了"新年盛典"，通过观看健身气功、太极拳及器械表演，并表彰参加第三届欧洲健身气功运动会的运动员，在武术、太极气功推广过程中塑造了良好形象。

3. 非洲

（1）喀麦隆

2018 年 4 月 6 日，在喀麦隆首都雅温得举行了"喀麦隆首届非洲武术节"，孔子学院师生、社会武馆等习武者踊跃报名参加[34]。2018 年 5 月，喀麦隆雅温得孔子学院举办了武术比赛，相关赛事流程均由学生负责组织，促进武术在非洲系统化、规范化传播。

（2）埃及

2008 年，"迎奥运——中国武术表演"在埃及首都开罗举行，多达百名运动员、爱好者参与表演。在举办的"欢乐春节"大型活动中，有 6000 多人观看武术表演，是武术在埃及的重大宣传活动。此外，埃及国家武术队也会派遣优秀运动员参加国际武术锦标赛等赛事活动。

4. 大洋洲

由于地理环境、文化认同等方面的差异，大洋洲地区举办的武术赛事较少，以自我练习、学习为主。据世界武术锦标赛参赛名单显示，澳大利亚、新西兰会派出优秀的武术运动员参与国际武术赛事。

5. 北美洲

（1）美国

1993 年 8 月 21 日，美国成立了武术联合会（USAWushuKungfuFederation，以下简称美国武联），得到国际武术联合会的认可。美国武联以健全规范制度体系为指导理念，逐步建立职能部门，并且制定每 4 年公开选举理事及会长制度。目前，美国武联设有五个管理部门：现代武术委员会，传统武术委员会，太极内家拳委员会，散手委员会，竞赛委员会。通过相关武术管理人员和积极分子，发挥美国武联作为武术运动管理机构的功能，希望能够在世界性、全国性武术活动组织上取得进展，并为武术运动的发展贡献力量。目前，美国武联举办的主要赛事是每两年一次的美国世界锦标赛选拔赛和美国青少年武术选拔赛。

（2）其他国家

其他国家由于竞赛机制、规则制度不够完备，认知度较低且不够重视，一些武术馆校更多是自发组织举办武术比赛，如加美国际武术锦标赛是加拿大地区规模最大的武术比赛，是民间自发组织的武术赛事，每年都在加拿大温哥华地区举办。

6. 南美洲

（1）巴西

2018 年，中国健身气功协会和巴西武术总会联合举办国际健身气功论坛，包括一系列健身气功科学讲座、技能理论知识培训、国际舞台推广考试。中国健身气功管理中心在南美等国家和地区开展健身气功交流推广活动[35]。圣保罗孔子学院每年都举办许多活动和赛事，其中，最有名的活动就是传统节日，向巴西人民展现中华武术相关的表演，还举办武术锦标赛，促进巴西运动员参与其中。

（2）秘鲁

1986 年，秘鲁、巴西等 9 个国家在阿根廷共同成立了南美武术功夫联合会，1980 年，成立秘鲁中华武术协会；1981 年，成立秘鲁国家功夫委员会；1985 年，组织成立秘鲁官方武术组织——秘鲁功夫体育联合会；武术组织机构的正式成立，规范了武术的发展并加快了武术传播，且通过举办各种比赛引领武术在秘鲁的推广。

综上所述，从各大洲历年武术赛事举办的趋势来看，中国传统武术、太极气功的世界性比赛较少，但很多国家政府、社会均会建立武术、太极拳或气功组织机构，同时该组织机构会通过政府或社会的力量举办国内赛事，以发展、壮大中国武术。国际性赛事包括世界武术锦标赛、世界传统武术锦标赛、世界青少年武术锦标赛等高规格赛事，其中包含了武术、太极拳各项目的参与；世界健身气功交流比赛大会是气功赛事中规模最大、规格最高的全球性赛事活动。中国传统武术、太极气功的全球性赛事为其走出国门做出了突出贡献，今后应更多地举办类似赛事。

（五）世界传统武术、太极气功的学科研究

1. 亚洲

（1）中国

各学科对武术的研究是在 20 世纪各高校武术专业相继成立后逐步发展壮大的。经查阅文献，武术在近 20 年内，53% 的发文量来源于体育类院校，34% 的发文量来源于综合类大学及师范类学校。分析传统武术研究的热点关键词发现，武术发展、武术文化、传承、现状、竞技武术等方面的研究居多。对健身气功近 20 年的研究发现，2003—2010 年的研究文献属于起步阶段，以推广策略、路径探析、现状与可行性为主要研究方向，随着我国科技实力的提升，健身气功的研究过渡到健康机理、生理指标、心理研究、教育教学、产业发展等方向。2011—2018 年，随着人类对健康的认识加深，健身气功的文献研究到了快速发展阶段，逐渐向"治未病"、健康养生靠齐，深度挖掘其养生思想、文化哲学、社会可行性等。

（2）日本

通过浏览 Web of Science、PubMed、中国知网等文献检索网站，发现日本针对武术、太极拳所发表的文章共 60 余篇。以"武术"为主题的研究方向为武术类别、

武术段位制、武术文化等；以"太极拳"为主题的研究方向多为医学领域中的太极拳对癌症的效果研究、太极拳对糖尿病的研究、太极拳对心脑血管系统疾病的研究、太极拳对中老年人平衡能力的研究、太极拳对人体心理学的研究等。

（3）韩国

在韩国的武术领域，"太极拳"一直是被研究的重中之重，从 1999 年开始，关于太极拳的核心期刊成为科研领域的指向标，2000 年以后，硕士学位论文、博士学位论文的研究开始增多。

2. 欧洲

（1）英国

2008 年英国成立伦敦中医孔子学院，重视中医教学的办学模式，致力打造一所国际中医研究、教学与实践中心，另开设有针灸、武术（包括竞技武术、太极拳、健身气功）等课程，实现向学术机构转型的目标。

（2）其他国家

在德国，为了吸引健身气功爱好者，并在当地大规模开展健身气功推广，健身气功被纳入新勃兰登堡应用技术大学本科生专业课程。在法国国有或私营企业中，健身气功属于员工的医疗保障种类。联合国总部、欧盟总部等国际机构有计划地开展健身气功训练，欧洲地区一些大学也开始进行健身气功训练和科学文化研究。

3. 大洋洲

大洋洲中关于武术在学科中的研究主要集中在澳大利亚，经查阅国内外文献，发现澳大利亚对于武术的研究主要分为社会人口学及医学领域。

4. 北美洲

（1）美国

1992 年美国创建《功夫太极》杂志，受到功夫电影影响，"武术""功夫"这一类词汇被大众熟知，"气功"这一概念也是在这时传入美国的。《功夫太极》主要介绍在中国和美国具有影响力的功夫大师，宣传武术文化内涵、武术发展、武术动作分析、技击技术体系、拳种传承和发展等，以及各种赛事与武术新闻事件的报道等。

太极拳和气功的适用性及其哲学内涵已迅速应用于健康研究领域。太极拳和气功的研究已开始应用于临床领域。目前，研究对象多为中老年人。美国补充与替代医学中心表示，太极拳、气功等具有身心锻炼功能的中国传统功法将获得心血管疾病预防基金的率先支持[36]。

（2）其他国家

在国际权威领域期刊中，比较北美洲 3 个国家（美国、加拿大、墨西哥）的体育学研究成果发现相较墨西哥、加拿大，美国的科研技术水平较高，同时也反映了各地区发布不平衡的现象[37]。加拿大为发展体育建设数据平台，强调在各地区搭建全民健身数据实时监测和共享平台，以便了解全民参与体育活动的过程，对健康状况做出及时的回应[16]。信息数据平台的建立有利于体育运动领域的运动员、教练员更科学地指导训练，以及科研人员、医学人员更好地提供健康方式管理和临床康复治疗服务。

5. 南美洲

（1）巴西

巴西关于中国传统武术、太极气功的学科主要集中在传染病、肿瘤科学、微生物学等领域，与人类健康机制相关的领域实力较强，随着该国研发资金的投入，科研实力日益增强，发表论文数量逐年增长[38]。与其他国家相比，巴西拥有优越的生物和自然资源优势，在动植物生物学相关领域拥有强大的实力，其主要国际合作伙伴是 G7 集团的科研机构，并与葡萄牙有着密切的合作[39]。

（2）其他国家

阿根廷自然医学基金会，通过中医学和健身养生术是一所培养预防和康复治疗各种疾病为服务内容的组织机构，人们可从事相关领域的健康、保健工作，还可开办养生诊所等[40-42]。

综上所述，通过对五大洲中中国传统武术、太极气功在世界各学科领域的研究内容与趋势特征进行分析发现，武术在国际上传播的最大竞争优势是其集我国中医学理论为一体的体育锻炼方式，因此，学科研究领域中致力于人类健康机制相关内容的居多，从该领域进行多维度、深层次的分析研究。但在亚洲发展较先进的日本、韩国等国家，也会对中国传统武术、太极气功的发展源流、文化内涵等进行研究。

（六）世界传统武术、太极气功的医学领域

1. 亚洲

（1）中国

随着健康中国、体医融合的逐步开展，武术在中国医学领域占据了其他体育项目无法比拟的一席之地，主要分为预防、治疗、康复 3 部分。在疾病中，常见的有肠道疾病、胃部疾病、糖尿病、肥胖症、高血压、冠心病等，为祖国的医疗事业做出了巨大贡献。

（2）日本

以"太极拳"为主的武术在日本医学领域具有重要的地位，是社会需求与社会

认同的双向推崇。日本武术太极拳联盟的报告显示，长时间习练太极拳能够提高人体平衡力，可预防老年人摔倒。在近年的研究报告中发现，太极拳的练习对慢性疾病患者，尤其是糖尿病、冠心病等患者有良好的作用效果。在日本这种老龄化大国，太极拳除强身健体外，还具备娱乐、表演、修心、教育等大众功能，因此，在习练太极拳的过程中，人们会进行自我认知的肯定及自身价值的提升，通过太极拳文化的传播在社会中寻求个人定位，无形间对太极拳的价值给予认同，从内心去接纳，使自己身心受益。

（3）韩国

通过统计分析期刊、学位论文发现，韩国对太极拳的医学领域研究主要集中在以下几个方面：①太极拳对疾病患者的研究，包括骨病患者、心脑血管疾病患者、帕金森症患者、老年痴呆患者、神经系统疾病患者等；②太极拳对心理的研究，包括焦虑症患者、抑郁症患者、自闭症患者等；③太极拳对健康健身的研究，包括太极拳如何提高平衡能力、太极拳如何提高睡眠质量等。

2. 欧洲

20世纪90年代，英国医学领域在临床实践和临床决策上取得了快速发展，目前在全科医学领域中处于优先地位。英国体育与运动科学协会（BASES）发表的专家声明，癌症患者对运动有良好的耐受性[43]。另外，当前疫情背景下，研究人员开展了线上临床实践，对受试者的所有幸福维度进行实验，结果呈显著性，且对人体身心健康具有积极的作用。

3. 大洋洲

在大洋洲，太极拳、气功已被广泛应用于癌症患者的治疗和恢复中，在英文期刊、会议文章中，太极拳、气功对癌症患者的治疗效果显著，使癌症患者充分受益。中国传统功法对COPD患者肺功能、耐力和生活质量影响的研究显示，五禽戏在改善COPD患者的肺功能和耐力方面更具优势，而易筋经在改善生活质量方面更具优势[44]。太极拳和气功预防脑卒中及脑卒中危险因素的疗效研究显示，太极拳和气功对减少脑卒中风危险因素具有有效性和安全性[45]。

4. 北美洲

（1）美国

美国运动医学学会（ACSM）提出"运动是良医"的指导理念，并应用于临床研究，从多维度、多学科领域证实运动对人体带来的易处，突出了体育锻炼对亚健康人群、慢性疾病等人群的影响及改善作用[46]。太极拳和气功的适用性和哲理性被迅速运用于健康研究领域，有关太极拳、气功的研究开始在临床领域应用，目前大部分研究对象为中老年人[36]。

（2）其他国家

临床研究发现，中国传统武术、太极气功在改善高血压、心脏病、糖尿病等多种慢性流行疾病方面效果显著。目前的研究热点主要集中在，探讨有氧运动和抗阻运动对患者临床和机理的作用，并从多层次、多角度深入分析健康的深层机制。锻炼后通过各项生理、心理指标的数据来反映实际功效的深层机制，如激活骨骼肌蛋白质合成、抑制细胞凋亡、减少炎症因子产生、增加细胞自噬效应等。中国传统武术、太极气功多集中采取定量研究，主要目的在于治疗疾病，尤其是中国传统武术、太极气功所蕴含的健身功效使其对心血管系统[47]、运动系统、神经系统、加强认知能力、提高生活质量、缓解帕金森症状[48]等方面都具有显著效果。

5. 南美洲

（1）巴西

巴西对太极拳、气功等非药物疗法较为重视，国内主要相关领域与该国多发疾病治疗规范合作，促进中医疗法的运动，发挥非药物疗法在疾病中的作用。目前，巴西主要使用针灸、拔罐、中医、食疗、太极和气功来促进人体的整体健康[49]。因此，中医疗法自19世纪初传入巴西，已在许多大学得到广泛应用[50]。

（2）其他国家

秘鲁人对传统中医一直持积极态度，并有一个国家补充医学项目，主要应用于治疗骨关节炎、腰痛、神经症、哮喘、焦虑症、偏头痛和肥胖症等疾病，并根据当地传统开发拉丁美洲医学[51]。阿根廷将太极拳和气功作为康复治疗方法应用于临床实践，并积极参加阿根廷华佗中医学院太极拳和气功国际学术会议进行实证研究访谈[52]。

综上所述，中国传统武术、太极气功是集强身、健体、防身为一体的运动项目，在中国的历史长河中经久不衰，印证了其历史文化底蕴的深厚性。中国传统武术、太极气功以动作完整、简单易学、呼吸自然、抻筋拔骨等特点在世界各国备受关注。随着医学技术的不断发展，世界各国对中国传统武术、太极气功开展了一系列研究，其目的是探究中国传统武术、太极气功对人类身体健康的预防、治疗、康复等作用，对世界医学具有重大作用。

三、世界传统武术、太极气功发展的现实问题及路径探析

（一）世界传统武术、太极气功发展的现实问题

从以上世界传统武术、太极气功发展进程及现状来看，武术、太极拳、气功在

世界各国发展过程中遇到的现实问题主要有以下几个方面：

一是传播渠道的封闭性。在中国政策层面有意识地推进武术国际化进程中，中国传统武术、太极气功的"走出去"渠道主要包括华人华侨的传播、孔子学院的设立及影视的推广3个方向，从无到有地推广中国传统武术、太极气功在国际上取得了显著成就，但各国的习练人数与中国相比还是相去甚远，为此，增加中国传统武术、太极气功国际传播的广度是当下急需解决的问题。

二是认知层面的差异性。中国传统武术、太极气功的内容是走向国际、走进各国发展的有效载体。在局限的传播渠道及传播体上，中国传统武术、太极气功内容的不均衡化发展为武术的传播带来了极大的负面影响，导致国外对武术的认知呈现差异性。

三是教育人才的匮乏性。随着中国综合实力的提升，中国传统武术、太极气功在国际化发展中因财力、物力等所表现出来的资源短缺是可以在短时间内通过调整得到解决的，但人力资源的稀缺却是武术国际化发展中资源可持续发展的关键问题所在。该部分人才不仅需要具备较高的武术技能，还需要具备较高的外语技能和武术文化等理论知识，高端教育人才为稀缺对武术国际化可持续发展带来了严峻的挑战。

（二）世界传统武术、太极气功未来发展路径

一是政府主导，推动武术国际化。国际武术联合会以及各个国家孔子学院的成立为中国传统武术、太极气功走向世界作出巨大贡献。现今，"一带一路"政策的出台不仅能够更好地推动中国文化走向国际社会，还可以带动中国土生土长的武术开启全新的征程。为此，武术应该抓住此次机遇，在保持自我、不过分宣扬、不对外夸张的基础上，将中国武术的魅力以优良的姿态展现给世界人民。

二是民间主体，加强文化交流。人民群众才是一个国家的根基，血脉在人民，力量在人民。加强各国各族人民的文化交流，在交流互动中求同存异，最终才能构成"各美其美、美美与共、天下大同"的和谐世界。中国传统武术、太极气功作为一种运动项目，包含了我国的传统文化以及精神追求，大力推动民间组织、民间武术家走出去，把中国武术人的精神面貌以及思维方式带给大众，才能让各国人民真真实实地感受到武术存在的意义。

三是媒体融合，与时俱进。媒介是现代社会发展的主流，中国传统武术、太极气功作为全人类均可共享的文化成果，应该被全世界认识和享用。目前，海外大部分人对武术的认知还仅仅停留在李小龙、李连杰等电影明星所展现的"功夫"层面，这是我国在推动武术走出去中新媒体传播的短板。因此，我们亟须有效开启全媒体时代的中国武术活动，有效开通互动交流渠道，加强武术在国际上的全媒体网

络建设，提升武术知名度，依托新媒体传播开辟多样化武术，深度提升新时代中国武术国际化传播的整体效益。

四是人才培养，优化发展结构。中国传统武术、太极气功人才的可持续化是推动武术走向国际的有力保障，人才的短缺势必影响武术国际化前进的步伐。培养武术人才主要体现在"有能力""有素养""有境界"3 个方面，有能力主要体现在该人才需要具备"文武"双全的能力，才能够胜任武术国际化的工作；武术走向国际势必会有国外对于武术的负面发声，有素养主要体现在面对困境时保持正确的价值观以及强大的应变能力；武术的国际化不是短时间内能够解决的，而是一场持久战，有境界就体现在对于武术国际化的发展能够无私奉献，愿意为其付出青春与心血。

参考文献

[1] 李莉．太极拳列入人类非物质文化遗产代表作名录［J］．百科知识，2021（4）：63.

[2] 刘畅．从"健康"到"竞技"——中国武术在日本的本土化过程［C］//2016 年第二届全国武术运动大会暨武术科学大会，2016：236－245.

[3] 谢冰斌．我国武术项目传入韩国的过程研究［J］．运动精品，2018，37（12）：48－49.

[4] 李秀．武术在马来西亚的传播及国际化发展研究［J］．西南师范大学学报（自然科学版），2012，37（7）：99－103.

[5] 陈国灯．太极拳在泰国的发展状况调查和传播策略研究［D］．南宁：广西民族大学，2013.

[6] 王丽娜．新加坡中小学武术发展现状调查研究［D］．北京：北京体育大学，2011.

[7] 金艳．中国武术在英国跨文化传播的新动态及影响——基于 2017 年"中英武术荟萃英伦"活动的考察［J］．四川省社会主义学院学报，2019（1）：56－59.

[8] 张晓晖．老子及其道家学说在德国［J］．中国道教，2019（4）：72－76.

[9] 洪金涛，刘畅，陈珊，等．非洲人的武术想象——大灵·德内·罗德里格的武术动机［J］．体育科研，2016，37（1）：93－96，103.

[10] 路军．中医气功在新西兰——天泉气功治疗"痿症"［C］//世界医学气功学会第九届学术交流会议，2016.

[11] 侯宏虹．新形势下在美孔子学院的组织合法性问题研究［J］．四川大学学报（哲学社会科学版），2022（2）：182－192.

[12] 郑小康．从世界太极拳锦标赛看太极拳的全球化发展［D］．成都：成都体育学院，2017.

[13] 程晶．试析巴西华侨华人与中国武术的传播［J］．八桂侨刊，2017（2）：40－48.

[14] 林若兰，刘轶. 巴西孔院开设武术课程的可行性研究——以圣保罗州立大学孔子学院为例 [C] //020 年全国体育非物质文化遗产学术研讨会，2020：129 – 130.

[15] 刘畅，郑卿元. 近代以后中国武术在日本的本土化过程 [J]. 体育科学研究，2021，25（4）：1 – 8.

[16] 钟亚平，吴彰忠. 体育强国视域下的体育数据开放：内涵、价值、镜鉴与路径 [J]. 上海体育学院学报，2022，46（3）：72 – 87.

[17] 孙磊，陆颖，李洁. 传播学视阈下中医导引国际化传播的困境与思考 [J]. 中医药文化，2017，12（6）：63 – 66.

[18] 张杰. 德国医学博士率团来北戴河学练内养功 [J]. 现代养生，2012（13）：18 – 19.

[19] 韩晓明. 冰岛、挪威、喀麦隆三国孔院武术教学现状的比较研究 [D]. 北京：北京体育大学，2016.

[20] 李腾飞. 澳大利亚维多利亚商务孔子学院武术教学研究 [D]. 昆明：云南大学，2020.

[21] 彭国强，舒盛芳. 美国国家健康战略的特征及其对健康中国的启示 [J]. 体育科学，2016，36（9）：10 – 19，27.

[22] 吴铭，杨剑，郭正茂. 发达国家身体活动政策比较：基于美国、加拿大、英国、日本的视角 [J]. 北京体育大学学报，2019，42（5）：77 – 89.

[23] 陈玉忠. 加拿大体育政策的特点及启示 [J]. 上海体育学院学报，2014，38（1）：36 – 40.

[24] 玛塔 – 费雷拉 – 桑托斯·法拉，杨娜. 巴西的社会政策创新：地方政府的作用 [J]. 经济社会体制比较，2009（1）：29 – 37.

[25] 翟帅帅，吴然丰. 中国武术在韩国传播现状及推广策略研究 [J]. 体育科学研究，2016，20（4）：25 – 31.

[26] 唐明欢，李乃琼，尹继林. 中华武术在马来西亚的传播历程、特征、经验 [J]. 四川体育科学，2019，38（1）：23 – 25.

[27] 张垚. 依托孔子学院中华武术国际化传播现状及策略研究 [D]. 成都：成都体育学院，2019.

[28] 赵越. "运动成都"背景下成都市健身气功的推广策略研究 [D]. 成都：成都体育学院，2021.

[29] 史璇，张译丹，李凤梅. 沧州传统武术国际化传播的路径探究 [C] //第十二届全国体育科学大会，2022：328 – 330.

[30] 韩晓明，胡晓飞. 太极拳国际化推广问题及对策——以冰岛、挪威和喀麦隆三国孔子学院为例 [J]. 体育文化导刊，2018（6）：20 – 24.

[31] 孟涛，蔡仲林. 传播境况与因素解析：中国武术在美国传播的动力与阻碍 [J]. 天津体育学院学报，2013，28（4）：297 – 303.

贰 行业发展篇

［32］黎镇鹏，谢炜帆，李奇，等．中国武术文化传播的历史回溯与展望［J］．武术研究，2021，6（12）：24－27.

［33］高娅．当代日本武术太极拳竞赛体制的形成和演变——以太极拳竞赛为主的考察（1980—2002）［J］．体育科学研究，2004（1）：29－32.

［34］夏锦艺．"一带一路"背景下喀麦隆孔子学院武术文化传播进程研究［D］．金华：浙江师范大学，2020.

［35］张素雯．健身气功国际化推广与国家形象构建的研究［D］．苏州：苏州大学，2019.

［36］周琪芳．基于扎根理论对美国太极拳习练者习练经验的研究［D］．北京：北京体育大学，2013.

［37］高奎亭，陈家起，刘红建，等．国际体育管理科学研究（2000—2018）话语分布与进展演化——国际主流期刊的可视化分析［J］．西安体育学院学报，2020，37（5）：513－522.

［38］张洋，马永钢．金砖四国科研现状与展望——基于SCI论文发表情况［J］．科技管理研究，2014，34（14）：86－90.

［39］王晓丽，刘洁，孙洁．金砖国家科技合作论文的文献计量分析［J］．中国科技资源导刊，2018，50（3）：87－93.

［40］刘宏亮．健康中国视域下健身养生术的教学模式及实证研究——以阿根廷华佗中医学院为例［J］．南京体育学院学报（自然科学版），2017，16（3）：91－94，152.

［41］姬国君，杨洋．基于证据的教师评价素养提升路径探析［J］．教育导刊，2022（1）：40－45.

［42］冯巩，刘军林，张小春．基于Citespace的全科医学研究对比分析［J］．中华全科医学，2021，19（2）：308－311.

［43］郭晨，任弘，曹宝山，等．运动处方在癌症患者群体中应用的研究进展［J］．中国全科医学，2020，23（34）：4394－4399.

［44］Li L，Huang H，Song J，et al. Network Meta－Analysis of the Effects of Different Types of Traditional Chinese Exercises on Pulmonary Function，Endurance Capacity and Quality of Life in Patients With COPD［J］．Frontiers in Medicine，2022，9：806025.

［45］Lauche R，Peng W，Ferguson C，et al. Efficacy of Tai Chi and qigong for the prevention of stroke and stroke risk factors：A systematic review with meta－analysis［J］．Medicine，2017，96（45）：e8517.

［46］黄亚茹，梅涛，郭静．医体结合，强化运动促进健康的指导——基于对美国运动促进健康指导服务平台的考察［J］．中国体育科技，2015，51（6）：3－9.

［47］颜芬．中国传统体育养生与西方现代体育健身的比较研究［D］．武汉：武汉体育学院，2020.

［48］徐水婷，胡玉英．帕金森病的中西医康复治疗研究进展［J］．中国康复，2022，37（2）：113－116.

［49］陈鼎．巴西：利用资源优势加大中药研发［N］．中国青年报，2021－11－30.

［50］李皓月，党迎迎，于涛．中医药在巴西的发展现状与分析［J］．国际中医中药杂志，2021，43（5）：429－434.

［51］付非，郑锴．拉丁美洲传统医学在卫生系统中的发展与融合［J］．亚太传统医药，2018，14（9）：1－2.

［52］刘宏亮．阿根廷群众练习太极拳的质性研究［C］//2014年世界体育社会学大会暨中国体育社会科学年会，2014：274－275.

贰　行业发展篇

HB.05 世界自然疗法的现状及未来发展报告

李 博① 赵国桢②

摘 要： 本报告运用文献研究等方法收集了世界自然疗法相关定性定量资料，主要从世界自然疗法的起源、在各大洲的发展现状及应用特点、教育传承等各个角度进行了分析介绍，展望未来自然疗法的效益及价值，并从传统医药的角度对自然疗法医师提出建设性建议，强调在探讨自然医学的客观规律的同时也要吸收现代科学的新知识及理论，做好机制阐释，积极开拓创新。作为补充医学系统的一种，自然疗法是以人体健康为核心，重点强调通过促进人体的"自我修复"过程以建立人体健康状态。自然疗法包括元素平衡疗法、营养疗法、顺势疗法、针灸疗法、芳香疗法等多种种类，近年来在各洲陆续成立了许多重要的代表性机构，这些机构也推动着自然疗法的不断发展，其在各洲发展也各具特色，如亚洲有中国的中医药疗法、日本的温泉疗法等。自然疗法越来越发挥着替补西方医学，甚至作为独立医学的独特效用，其专业教育机构目前在世界范围内已经得到了高度的认可，结合东西方的自然医学，通过研究和教育，促进各国地区的生命、生活、生态、生计、生产全方位发展。自然疗法在多元化诊疗、就业等方面提供了巨大效益，发展自然疗法顺应全球自然医学发展的必然趋势，其支持整体观念和个体治疗。自然疗法医师更应该保持自然稳态、立足疗效，科学探索，做到疗效最优化及安全最大化，做好守正创新，不断开拓进取。

关键词： 自然疗法；发展现状；应用特色；未来展望

① 李博，首都医科大学附属北京中医医院/北京市中医药研究所主任医师，研究方向：循证医学，中医脾胃病。

② 赵国桢，中西医结合临床博士，首都医科大学附属北京中医医院，研究方向：循证医学，中医急诊与危重症。

一、自然疗法的定义及起源

（一）自然疗法的定义

世界卫生组织（World Health Organization，WHO）将补充医学（Complementary Medicine，CM）定义为不属于一个国家传统对抗疗法医疗保健系统的医疗保健实践[1]，自然疗法（Naturopathy）被认为是一种补充医学系统[2]。自然疗法强调预防和促进人体的"自我修复"过程，从而防治疾病，恢复并建立人体健康状态。自然疗法医学以亚里士多德[3]和希波克拉底[4]的生命力主义和圆周主义哲学为基础。指导自然疗法实践的原则植根于这一理念，可总结为以下几点：首先不伤害患者；自然的治愈力量；寻找根本病因；把人当作整体来治疗；医生同时肩负教育患者的责任；预防疾病[4]。正是这种哲学和基本原则指导、评估了自然疗法的诊断及治疗实践[5-6]。

虽然在自然疗法中对这些原则的强调可能有所不同，但每个版本通常都包含相同的基本理念和目标。

一般来说，自然疗法强调预防、治疗和通过使用鼓励自我修复过程的治疗方法和方式来促进最佳健康。自然疗法的哲学方法包括预防疾病、鼓励身体固有的愈合能力、对整个人进行自然治疗、个人对健康的责任以及对患者进行健康促进生活方式的教育。自然疗法将数百年的自然疗法知识与当前对健康和人类系统的理解相结合，因此，自然疗法可以被描述为自然健康疗法的一般实践。

1. 不伤害

任何医疗保健从业者都会赞同"不伤害[7]"这一看似显而易见的声明，归因于希波克拉底的格言，即医生应该"不伤害"他们的患者，在自然疗法中具有特定的共鸣，与大多数医疗保健专业一样，首选对患者伤害最小的调查方法和治疗方式。当患者的疾病需要其他医疗保健方法时，自然疗法从业者会接受培训以识别这种情况并将患者转诊给能够提供所需护理的人。

2. 与自然的治愈力量合作

古希腊的斯多葛学派认为，存在一个充满活力的原则，即逻各斯，它是秩序宇宙的重要力量。如果人类利用他们的理性能力使他们的行为与这个秩序相协调，他们就会蓬勃发展。采用这种斯多葛哲学的自然疗法认识到，使身体产生的相同力量，即在宇宙和人体中都活跃的先天智慧，也可以治愈身体，除非被阻止这样做。

通过利用这种自然的治愈能力，即与患者的自然医学合作，而不是试图在不考虑患者自身内在治愈能力的情况下进行治疗，自然疗法从业者寻求帮助身体、思想和精神为患者带来理想的治愈效果[8]。

3. 寻找、识别和治疗疾病的根本原因

对于每一个问题来说，都有一个原因。自然疗法从业者更感兴趣的是寻找、识别和治疗病因，而不是治疗疾病的症状。他们认为，如果一种疾病的症状被暂时消除或抑制，而根本原因却被忽视了，那么问题只会再次出现，甚至可能在此期间恶化。如果要实现真正的治愈，就必须确定并消除疾病的根本原因。这通常需要对患者的生活方式、饮食和生命力进行彻底检查[9]。

4. 使用个性化治疗来治疗整个人

自然疗法从业者对人类健康有全面的了解。他们认为，当人类的身体、心理、精神和环境维度全面整合时，人类最有可能获得最佳健康。表现出综合健康的人能够更好地实现他们的目标并发挥他们的潜力。他们更有可能在自己内部、与他人以及与他们的环境保持和谐。因为每个人都是不同的，自然疗法从业者必须使用个性化治疗以满足每位患者的独特需求[10]。

5. 教授健康生活和预防保健的原则

自然疗法医学的一个主要目标是教育患者，并强调对健康的自我反应性。自然疗法从业者教授健康生活和预防保健的原则。他们教给患者疾病的相关知识，以便患者能够更好地避免复发。此外，患者应该参与治疗过程，以便他们能够参与自己的康复并学会为自己未来的健康负责。医生和患者之间的这种合作方法已被证明可以增强患者的能力，从而提供进一步的好处。它也更有可能使患者产生积极的态度，因此，被认为可以提高最佳康复的机会[11]。

6. 预防措施

预防疾病和达到患者的最佳健康状况是自然疗法医学的主要目标。这些目标需要通过教育和促进健康的生活方式来实现。自然疗法医生评估危险因素、遗传和疾病易感性，并与患者合作采取适当的干预措施，以预防疾病。

（二）自然疗法的起源

自然疗法的根源可以追溯到几千年前，依托于许多文化的治疗智慧，包括印度文化（阿育吠陀），中国文化（道教），希腊文化（希波克拉底学派），阿拉伯文化等。在这些早期文明中，人们与周围环境和谐相处，对疾病的认识是通过观察自然及其与人类生活的相互作用来实现的[2]。许多支撑自然疗法实践的哲学原则可以追

溯到古希腊的斯多葛主义教义和希波克拉底学派的医学实践。除了这些古老的根源之外，自然疗法实践还从哲学、技术、科学和原则的融合中产生，这些原则是 18 世纪和 19 世纪另类治疗系统的典型代表，尤其是那些与活力有关的系统。这些替代方法往往基于健康促进和支持患者先天愈合过程的医疗制度。

自然疗法最早起源于印度，是一种基于有根据的哲学的无药物治疗医学体系，具有独特的健康和疾病概念以及治疗原则，倡导在身体、心理、道德和精神层面上与自然和谐共处，包括饮食疗法、禁食疗法、水疗法、泥疗法、色彩疗法等。现代自然疗法源于西方国家，纳入了一系列非药物治疗方式，其概念常与"传统医学"和"替代和补充医学"交叉。19 世纪末，约翰·锡尔（John Scheel）创造了"自然疗法"这个词，后来被宾尼迪克·路斯特（Benedict Lust，1872—1945 年）大范围推广传播，路斯特因此被誉为"美国自然疗法之父"。1902 年，他创立了美国自然疗法学校，教授饮食疗法、草药医学、锻炼疗法、水疗法等。这些都促进了现代自然疗法的发展[12]。

（三）自然疗法的种类

自然疗法以人体健康为核心，重点强调维持身体健康和预防疾病，更接近于中医。其种类主要包括以下几种：

1. 元素平衡疗法

元素平衡疗法是指通过补充矿元素，促进人体内微循环，强化代谢，促进体内元素达到自然平衡的状态，从而实现疾病自愈。人体内元素的平衡有两层含义：一是某种元素在人体内的含量既不宜过多，也不宜过少，过多、过少都会生病，含量恰好达到人体的生理平衡需要才最有利于健康；二是按照人体自然需要，摄入人体的各种元素之间要有一个合适的比例，才能充分发挥各种元素在人体内的生理作用，协调工作，有益于健康，比例失调也会生病。人类经过长期进化，人体已经和地壳元素处于平衡状态。但是，由于环境原因和饮食原因，这些元素极易产生不平衡，不是过多，就是过少，甚至缺乏。某些元素过量时会呈现毒性，不足时会造成健康失常、生病甚至缩短寿命。采用元素平衡疗法可以有效地治疗慢性病（心血管疾病、糖尿病、高血压、痛风等）。

2. 营养疗法

营养疗法即让患者按一定的食谱进食或补充某些营养素，从而使饮食成为治疗的手段。营养疗法是自然疗法的基础，自然疗法医师在临床实践中首先采用这一疗法治疗患者。越来越多的研究证明，粗制食品和补充营养素完全可以达到保健和治疗疾病的目的。营养疗法可以有效地治疗痤疮、关节炎、哮喘、动脉粥样硬化、抑郁症、Ⅱ型糖尿病、湿疹、痛风、高血压、经前期紧张综合征以及溃疡性结肠炎等病症。

3. 顺势疗法

顺势疗法是使用可以诱发健康人体产生某种疾病的药物来治疗患有该疾病的患者。这一疗法的基本原则是：大剂量的药物可以诱发疾病，但药物在小剂量时，却可治疗该疾病。顺势疗法所使用的药物可以是植物药、矿物药和化学品。

4. 针灸疗法

针灸疗法源于中医。它通过针刺、灸、按摩、激光、电刺激等方式刺激机体的穴位，从而促进机体的"气"在经络中循环、流动。传统的中医针灸疗法在诊治疾病中尚须在阴阳、五行、针灸经络、辨证论治等中医理论指导下进行。

5. 水疗法

水疗法应用热水、冷水、蒸汽等各种形式的水来保健或防治疾病。水疗法的具体方法有坐浴、灌洗、温泉浴、旋流温水浴、桑拿浴、淋浴、湿布、敷泥、足浴、热敷以及灌肠等。水疗法自古以来就是世界上许多民族传统医学中的治疗方法之一。

6. 物理疗法

物理疗法就是应用物理的方法来治疗疾病。它包括超声波疗法、透热法、崐其它电磁技术疗法、保健体操、按摩、关节活动法等。水疗法也属物理疗法范畴。

7. 心理疗法

对患者的心理咨询和生活方式的调整是自然疗法中不可缺少的组成部分。自然疗法必须具有一定的心理学知识，在问诊中能从患者语言、动作等表现中了解患者的心理状态和其他方面的异常问题，然后采取诸如催眠、心理暗示、咨询指导、家庭治疗等治疗技术，针对患者存在的问题进行有的放矢的治疗。

8. 音乐疗法

音乐疗法历史悠久。早在文艺复兴时期古埃及就有了音乐疗法的记录，在坐骨神经痛患者的患部上放置管乐器演奏，直接对患部进行音乐的"振动"，以缓解疼痛。我国的《黄帝内经》也有"五音疗疾"的记载。现代医学界利用音乐进行减低人的压力和焦虑、增强免疫系统反应以及降低血压与心跳速率的治疗。日本在晚期医疗、外科、齿科等临床上也使用共振音响装置来缓解患者疼痛。

9. 芳香疗法

芳香疗法，就是利用芳香植物的纯净精油来辅助医疗工作的另类疗法。人们从大自然中各种芳香植物的不同部位提炼出具有不同气味和颜色的精油，如桉树的叶、玫瑰的花、佛手柑的果皮等。这些精油由一些很小的分子组成，具有易渗透、高流动性和高挥发性的特点，当它们渗透人的肌肤或挥发入空气中被人体所吸入时，就会对我们的情绪和身体的其他主要功能产生作用，安抚我们的神经，愉悦我们的心境。每一种植物精油都有一个化学结构来决定它的香味、色彩和它与人体系统运作的方式，这也使得每一种植物精油各有一套特殊的功能物质，因此，精油能强化人体的心理和生理机能。

10. 植物药疗法

植物药疗法是应用植物作为药物防病治病，也可以称为草药疗法。植物药疗法逐渐受到人们的重视。现代自然疗法医师在使用植物药治病时，不仅要依据该植物在传统医学中的传统药性，而且还要掌握它的现代药理学作用及作用机理。这样才能使得该疗法更加科学化、现代化。许多自然疗法医师所使用的已不是未加工的植物原生药材，而是从植物中提取出来的有效成分。在北美，草本补充剂（Herbal Supplement）越来越受到人们的欢迎。

11. 更多疗法

根据自然疗法的指导原则，国内外为人们所用的还有色彩疗法，水果疗法，森林疗法，园艺疗法，音乐疗法，五分钟笑疗法，干细胞疗法（Stem Cell Therapy），螯合疗法（Chelation Therapy），量子医学（Quantum Medicine），音乐疗法（Medical Resonance Music Therapy），基础营养生化学（Basic Nutrition Biochemistry），心理辅导学（Health and Growth Oriented Psychotherapy），同类疗法（Homeopathy），花精疗法（Bach Flower Therapy），环境毒物学（Environmental Toxicology），体雕学（Neuro – Beautology），基因检测学，生化检测学，大肠水疗，虹膜检测学，活细胞医学，自由基医学，HRV 心率变异学，水疗学，断食疗法，环境毒物学，温热疗法，功能医学，微量元素医学，西草药学，生机饮食，东方食疗学，长寿饮食，神经反射学，整脊疗法，3D 体颜矫形学，心理学，情绪抒导学，催眠学，身心灵透析学，九型人格学，花精疗法，音乐疗法，思维场疗法，能量医学，同类疗法。磁疗学，干细胞疗法，养生气功，运动医学，芳香疗法等。

二、自然疗法的现状

（一）世界自然疗法的发展现状

1. 在美洲的发展

自然疗法的鼻祖希波克拉底曾说："大自然治病，医生只是助手"。从治病原理基础的描述中，我们得知可以用节食、禁食、草药、水疗、锻炼等方法治病，这些是自然疗法形成和发展的基础。自然疗法最基本的原则是：注重发挥人体的自然抗病能力来恢复健康，这也是自然疗法里的哲学宗旨[13]。在很长一段时间里，土著美洲人都通过口耳相传的方式去传授自然疗法，使得最初的自然疗法得以保存和传承。

补充和替代医学（Complementary and Alternative Medicine，CAM）已经在全世界范围内逐步形成一个新的医学潮流，其中，自然疗法的发展也日新月异。自然疗法属于补充和替代疗法的一部分，包括中医药疗法、捏脊疗法、芳香疗法、饮食疗法等，正以不可阻挡的趋势回归和发展。但是，作为回归自然疗法的一部分，中药却经历了流行和低潮。直到 20 世纪 70 年代，北美才开始部分接受中医，特别是针灸。主要的转折点出现于 1972 年尼克松总统访华时，《纽约时报》报道了中国医生为一位急性阑尾切除手术后伤口疼痛的记者进行针灸治疗，效如桴鼓，从而在美国引起了很大轰动。当时，许多美国人正在寻求某种整体性和自然性的治疗和保健手段。这一报道使针灸乃至中药开始被部分美国人接受。

随着关于自然疗法的讨论热度不断上升，在美洲尤其是美国，成立了许多重要的代表性机构。1920 年，近代著名的自然医学家卢斯特，在纽约创立了美国第一所自然医学院。1991 年，美国国立卫生研究院（National Institutes of Health，NIH）批准为他们的患者开设第一家针灸诊所。美国议会于 1992 年在 NIH 创立了号称世界最尖端的医学研究机构之一的补充和替代医疗办公室（The office of Alternative Medicine，OAM），OAM 设立之后，自然疗法科学研究迅速发展，哈佛大学、哥伦比亚大学、斯坦福大学等 10 个大学相继设立了相关研究中心并开展课程教育。1992—1993 年，国会划拨 200 万美金用于 OAM 的科学研究，到了 1997 年已增长到 1200 万美元。1998 年，OAM 被誉为国家补充和替代医疗中心（National Center for Complementary and Alternative Medicine，NCCAM），NCCAM 的科学研究不仅代表了美国在传统医学方面的最高水平，也影响着西方发达国家对传统医学的定位与科研走向。

近年来，中美双方多次积极交流论证，确定针灸基础与临床研究、复方治疗、个体化诊疗等方法学研究方面为优先合作领域，并将在培育中美科学家之间的科研合作交流、人才培训及专题学术研讨等方面共同予以支持。2001 年，NCCAM 的预算增长到 1.3 亿美元，并指出其在未来的研究中将重点放在"身心医学"和"草药"上[14]。2005 年年底，美国 NCCAM 宣布新成立 4 个与中医有关的替代医学研究中心，与中医有关的资助额为 1728 万美元[15]。同时，美国通过州政府立法建立了最低执业资格，卫生保健服务协会还制定了相关伦理守则。2006 年 4 月 19 日，中国中医科学院等与美国国立卫生研究院 NIH 就共同合作发展中医药学及其相关领域的科学研究达成共识，与美国 NCCAM 签订了合作协议[16,17]。到了 2008 年，根据美国的全国调查，近40%的美国人使用CAM，其中11%为儿童。同年，美国有370万人接受了针灸治疗。这些数据无不提示着自然疗法在美国以及美洲的兴起，自然疗法在大众中也得到了普遍的认可和接受。

此外，其他美洲国家如加拿大，其魁北克省、艾伯塔省、不列颠哥伦比亚省等都有中医针灸立法，中医在加拿大扮演的主要身份是替代医学，也就是主要负责治疗西医没有好办法治疗的疾病[18]。加拿大政府非常重视中医发展，鼓励各省承认中医中药；奖励引进中医药和对中医药有巨大贡献的医生，奖励的最高荣誉为加拿大国家勋章；同时积极建立中医教学、科研和临床机构，做好中医药文化的国际交流。加拿大在中医领域执业范围、教育及文化交流等方面的激励措施值得我们借鉴。

在北美的许可管辖范围内，自然疗法这个术语在很大程度上已经被自然疗法医学所取代，从业者被称为"自然疗法医生"[13]。CAM疗法在美洲普及的同时，也面临着新的挑战。自然疗法医生及其他替代医学从业者有了新的资格认证体系，表明CAM疗法需要获得卫生保健管理、国家专业机构的信任，需要做到保证疗法安全、有效、适宜，才能被更广大的群众所接受。而今，自然疗法也正在朝着这个方向不断发展，在美洲正展现着蓬勃的生机。

2. 在欧洲的发展

在欧洲，自然疗法的医疗保健方法往往是从 Priessnitz、Kneipp、Kuhne 和 Rickli 开发的水疗和自然疗法实践演变而来的[20]。

1992年，法国和德国被发现 CAM 使用率最高，分别有49%和46%的人口使用某种形式的 CAM。波兰、匈牙利、立陶宛、爱沙尼亚和捷克共和国都处于人均 GDP 的较低端。这些国家通过健康保险报销的 CAM 治疗相对较少。在波兰，针灸是报销的，但仅用于治疗慢性疼痛。在匈牙利，有一些程序是报销的，但大部分程序付款必须自付。在卫生支出较高的较富裕国家，如瑞士、挪威、瑞典、丹麦和荷兰，有更多的 CAM 治疗得到报销，并被纳入已建立的卫生保健系统[21]。2007年的一项调查发现，在报告使用 CAM 的患者中，有三分之一的人接受了传统保健医生的治疗。2008年的一项调查发现，大约50%的挪威医院提供某种形式的 CAM，其中主要是针灸[22]。简言之，与人均 GDP 较低的国家相比，医疗保健支出较高的较富裕国家似乎在更大程度上将 CAM 治疗纳入其医疗保健系统。这种整合是否使公众更容易获得 CAM 治疗，仍有待测试。

3. 在大洋洲的发展

大洋洲位于太平洋中部和中南部的赤道南北广大海域，其大部分地区处在南、北回归线之间，属热带和亚热带，除澳大利亚的内陆地区属大陆性气候外，其余地区均属海洋性气候。正是因为这样的气候和环境，早在 4 万年前，澳洲当地的原住民认为人类的诞生应该从阳光洒向大地的时候开始。人从大地诞生，同时大地也守护着人类，所以当地人民用自然中的花草、海洋矿植物等进行养生，并在实践中不断完善，利用大地能量预防治疗疾病。而 Li'Tya 正是源于此，Li'Tya 在澳洲原住民的语言中是"源自大地"的意思，Li' Tya 澳洲原住民大地疗法重视的也是整体的保养观念[23]。该疗程选取当地 300 多个澳洲原始部落的药学养生和健康疗法中的精髓，通过运用大地能量，将澳洲多种原生植物及泥土配合音乐、身心能量测试、烟熏仪式、图腾式按摩等有趣而又有效的传统技法，融合原始能量与人体磁场，具有滋养人体肌肤、抚慰人心的作用。

除了基于澳洲原住民的大地疗法，大洋洲的自然疗法发展现状以澳大利亚为例，基于中医养生保健体系的自然疗法已被澳大利亚政府认可并广泛应用。2012 年 7 月 1 日，澳大利亚确立并实施中医注册法，据不完全统计，澳大利亚全国中医诊所约 9000 所，中医执业医生超过 3000 名[24]。中医养生保健体系与自然疗法在理念上几乎一脉相承，目前澳大利亚地广人稀，医疗资源不足的难题不容乐观。因此，澳大利亚自然疗法所发挥的长处和优势也越来越受到重视。提高澳大利亚公民中医养生保健健康素养，有助于澳大利亚走出现有困境。20 世纪初至今，澳大利亚和新西兰一直在实行自然疗法，且被私人保险所覆盖。目前，澳大利亚已经建立了一个按照政府法规标准的自然疗法独立自治机构。

4. 在亚洲的发展

亚洲共有 48 个国家和地区，自然疗法在亚洲的发展呈现多元化。

东亚指亚洲东部的中国、日本、朝鲜、韩国和蒙古国 5 个国家，东亚的自然疗法起源较早，根植于传统的东方文化，具有浓烈的东方色彩，尤以中国、日本、韩国最具特色。如日本的森田疗法的治疗原则是顺应自然，韩国成立了自然疗法学会。中国的自然疗法蕴含着数千年来中国人民的智慧和不断实践探索，主要体现为中医药的传承与创新，包括中药、针灸、推拿、精神治疗等。从《黄帝内经》中的"故智者之养生也，必顺四时而适寒暑，和喜怒而安居处，节阴阳而调刚柔"到现在的健康养生理念深入人心，中国的自然疗法正凭借其扎实的理论基础和基数庞大的受众而蓬勃发展。

在东南亚，新加坡成立了自然医学学院，东南亚的自然疗法以芳香疗法为主，这与当地的生长植物和居民生活习惯有着密切关系。中医学、印度医学在这一地区比较盛行。

在南亚，自然疗法是印度的传统医学之一，印度政府于 1986 年建立了国家自然疗法研究所。截至 2018 年 1 月 1 日，自然疗法注册人员共有 9125 名，注册从业人员每年增长 9.7%^[25]。目前还没有自然疗法医学教育的管理机构。自然疗法学院有26 所，学生有 1730 名。自然疗法学院数量平均年增长 9.8%，学生数量每年增长15.0%。卡纳塔克邦和泰米尔纳德邦的自然疗法学院最多，安得拉邦自然疗法学院的最高平均入学人数为 100 名。截至 2018 年 1 月 4 日，自然疗法医院有共 25 家，病床有 682 张。自然疗法的药房数量为 101 个，年增长率为 4.3%。

现阶段，西亚、中亚各国政府支持和鼓励传统植物药的收集和研究，如沙特阿拉伯建立了专门的草药法规等。

综上所述，自然疗法在亚洲的发展呈现多元化，而且越来越受亚洲各国的重视。

5. 在非洲的发展

在过去的几十年中，CAM 产品和疗法的使用呈指数级增长^[26]，Fischer^[27] 等表示，CAM 将在解决欧洲因老龄化而导致的慢性病上升方面发挥重要作用。这种向CAM 转变的原因被提出为对医学的生物医学模型，药物的过度处方和西医对患者的非人性化方法的日益失望，以及主流生物医学模型无法成功治疗慢性疾病，南非在使用 CAM 方面也经历了增长。到 1999 年，据估计，使用 CAM 产品的营业额为 12.9亿兰特。到 2014 年，这一数字估计为 80 亿兰特。

CAM 在南非的历史可以追溯到几个世纪以前。早期的荷兰定居者带来了他们的传统药物。到 19 世纪，CAM 从业者的数量很少，但第二次世界大战后，南非的移民人数有所增加，其中便有 CAM 从业者。古老的荷兰药物和顺势疗法已经在该国使用，但新一波移民，特别是来自德国的移民使用顺势疗法，自然疗法和草药来治疗各种疾病。

作为 CAM 的一个系统，自然疗法的历史也反映在南非 CAM 的历史中。Lilley 博士从英国移民到南非，并于 1951 年开始培训第一组顺势疗法者。他在建立 Lindlahr学院方面发挥了重要作用，该学院培训顺势疗法，自然疗法和整骨疗法。他是参与组建南非自然疗法和顺势疗法协会的创始人之一，这也是南非自然疗法师培训的开始。

南非的自然疗法被定义为"基于促进健康和治疗疾病的愈合系统，使用身体固有的生物愈合机制，通过应用无毒方法进行自我修复"（2001 年第 127 号条例）。自然疗法医学被视为基于自然疗法哲学和原则的初级卫生保健系统。这些原则是自然的治疗力量，自然疗法医生作为老师，找到疾病的根本原因，全面治疗患者，促进健康和预防疾病，并鼓励整体健康。作为一个医学系统，它非常适合解决 21 世纪的疾病挑战，因为它通过使用教育来关注预防医学。通过使患者了解其疾病的原因，鼓励改变生活方式。自然治疗是非侵入性的，并且成本低廉。自然疗法师处于有利地位，可以在初级卫生保健层面上参与并为公共卫生保健系统做出贡献。

（二）自然疗法在各洲的应用

1. 在美洲的应用及特色

自然疗法是应用与人类生活有直接关系的物质与方法，如食物、空气、水、阳光、体操、睡眠、休息以及有益于健康的精神因素等，来提高人体自身抗病能力，增强人体自身的免疫系统的各种防病、治病和养生保健能力的科学方法，以取法自然、顺应自然为特点。如今在各种疾病中有着广泛的应用，如癌症恶病质[28]、肠易激综合征、女性不孕症[29]、卵巢早衰[30]、子宫内膜异位症[31]等，发挥着替补西方医学、甚至作为独立医学的独特效用。

在美洲，有许多关于自然疗法的研究，例如 Landis ET[32]等发现，在皮肤病的应用中，包括特应性皮炎和牛皮癣，补充和替代医学发挥着不可替代的作用。Kim EJ[33]等研究发现，在哮喘病的应用中，CAM 的使用以及 CAM 使用与哮喘加重之间的关系因种族、民族群体而异，不同的关系可能产生于如何使用 CAM 来补充或替代传统的哮喘治疗。在癌症治疗方面，美国科学家开发出新型光疗法，专杀癌细胞且不伤害健康组织，开拓了治疗癌症的新思路。除了这些疾病之外，自然疗法也逐渐地渗透到美国人的生活和社会中，例如越来越多的美国人开始练太极、很多美国人开始寻求一些修复身体自然平衡美式正脊疗等。

一项美国 25—75 岁人群使用自然疗法的报告分析[34]显示：草药、冥想、脊椎指压和按摩疗法四种疗法中的每一种的使用率都有了实质性的增长。年龄、精神重要性等都与四种疗法的使用显著相关，数据还显示，年龄和受教育程度与暂停使用脊椎治疗显著相关。另一项美国中老年人使用自然疗法的报告分析[35]显示：31% 的美国中老年人样本在过去的一年里使用过补充健康疗法（Complementary Health Approaches，CHA），其中 15% 的用户仅将 CHA 用于疾病治疗，40% 的用户仅用于健康治疗，45% 的用户将 CHA 用于综合健康和治疗。草药（60%）、捏脊（28%）、按摩（22%）和瑜伽（19%）是最常见的 CHA。与仅接受治疗的患者相比，接受联合治疗的患者 CHA 能带来益处的概率明显更高。Felicilda – Reynaldo RFD[36]发现，与其他种族相比，亚裔美国人（AAs）更有可能使用 CAM，但此前的研究有相互矛盾的结果。对 2012 年全国健康访谈调查数据进行分析，AAs 被分为 4 个亚群：中国人，亚洲印度人，菲律宾人和其他亚洲人。只有 9% 的 AAs 报告使用 CAM 进行治疗，6% 表明 CAM 专门用于慢性疾病。这可能是医学多元化的一种形式，是东西方健康方法的混合。

2. 在欧洲的应用及特色

在欧洲，公众对自然疗法医学的态度是积极的[37]。荷兰和比利时约有60%的公众宣称，他们准备为自然疗法药物支付额外的健康保险费用，而英国有74%的公众支持国民健康服务体系提供自然疗法药物。在有统计数据的国家，20%~50%的人口使用自然疗法。例如，在1981年，6.4%的荷兰人接受了提供自然疗法的治疗师的治疗，到1985年接受自然疗法的人数增长到9.1%，1990年增长到15.7%。在英国，消费者协会成员中在一年中拜访过非传统从业者的比例从1985年的1/7上升到1991年的1/4。顺势疗法是法国最流行的辅助疗法，其使用率从1982年的6%上升到1987年的29%，再到1992年的36%。反射疗法在丹麦特别流行（39%的自然疗法药物使用者），这与法律的规定情况有关。欧洲高等法院裁定，针灸是一种手术形式，因为它穿透皮肤，与针灸有关的反射学则不然。人智医学在使用德语的国家特别受欢迎，荷兰人则热衷于精神治疗，按摩是非常流行的。顺势疗法药物的柜台销售提供了欧盟国家公众对补充药物需求水平的数据。1991年，欧洲顺势疗法药物的柜台销售总市场为14.5亿欧元，但是医生更多地使用顺势疗法而不是草药。在法国，这个世界上最大的顺势疗法市场，超过80%的药物是处方药而不是非处方药。

3. 在大洋洲的应用及特色

大洋洲地处广大海洋区域中，陆地分散并远离其他大陆，地广人稀，植物、矿物等海洋陆地自然资源丰富是其重要特点。此地区原始宗教信仰者分布广泛，尤其崇尚大地带来的能量，擅长运用天然色泥、沙漠盐湖中的盐治疗病痛，而且会依照身心状况搭配使用不同的色泥。目前，在澳洲雪梨四季饭店可以体验这种疗法，例如Kodo身体按摩、Mala Mayi身体泥敷护理等，Mala Mayi在澳洲原住民语言中的意思是"宗族的食物"，最早来自昆士兰最北边的Ngadjon部落。在Mala Mayi身体泥敷护理过程中，美体师先用沙漠盐为顾客去除老化角质，再敷上身体泥，在顾客身体表面形成自然磁场，从而改善顾客代谢不良、水分滞留型肥胖、失眠和现代躁郁症等症状[38]。除了这种基于澳洲原住民的大地疗法，目前大洋洲的自然疗法还包括中医养生保健体系的自然疗法，但中医本身是传统医学的学科，大洋洲公民阅读经典原著较难理解，且普通人群一般不具备专业背景，所以在实际应用中具有一定的难度。自然疗法的运用与当地气候、生活习惯和植被生长情况也有关系，如新西兰光照强烈，而且新西兰人多食用牛、羊肉，还喜欢户外烧烤和煎炸的烹调方式，这些都会导致皮肤问题的发生。新西兰人就从本土生长的麦卢卡树中提取精油来解决这些由当地气候和生活习惯导致的皮肤问题。目前，运用麦卢卡提取的精油在芳香疗法领域治疗一些皮肤病备受好评。

4. 在亚洲的应用及特色

亚洲有着悠久的历史和文化，种族和民族构成非常复杂，全洲大小民族、种族共有约 1000 个。这决定了亚洲的自然疗法多种多样，其中尤以中国、印度、日本等应用较广。东亚的自然疗法是极具东方色彩的，如日本的足反射疗法、温泉疗法。日本根据其独特的地理条件形成独具一格的疗养保健特色，目前已建立 1500 多所疗养院，每年都有近 1 亿人到疗养院进行治疗和康复。再如，中国的中医自然疗法是基于数千年智慧和中国人民防治疾病的经验总结而形成，中医学理论体系也是基于此，虽然两者起源相似，但是侧重点不同，因此，中医自然疗法的基础理论有其相对独立的系统性和特殊性[39]。这区别于其他几洲部分国家基于原住民的宗教信仰而诞生的自然疗法。在南亚，瑜伽修行者通常在条件艰苦的山上、洞穴或茂密的丛林通过观察生活在周围的动植物平时活动、休息和生病历程过程中的动作，了解如何通过各种动作治愈或缓解疾病，进而模仿其中对人有益的动作，如风吹树式、骆驼式、下犬式、猫式等[40]。在东南亚，Spa 疗法极富特色。顾客可以享受到融合大自然、水、养生三者的自然疗法，包括冥想、精油疗法等，使身体放松。而芳香疗法是将天然植物精油通过涂抹、香薰、口服或者按摩等不同途径，发挥其独特的芳香辟邪、化湿活血等作用。亚洲的自然疗法富有活力，为人类健康长寿做出了突出贡献，正如日本国际自然医学会会长森下敬一先生所说，21 世纪必将成为东方医学的世纪，中国将成为世界医学的中心。

5. 在非洲的应用及特色

20 世纪 60 年代，南非出现了补充和替代医学的巨大发展，这与西方世界其他地区的情况相似。自然疗法在南非已有 60 多年的历史[41]，自然疗法的历史与 CAM 更广泛的历史交织在一起。当时，没有法律来规范 CAM 从业人员的课程、教育和培训。随着时间的流逝，各种法规被引入，最终迎来立法的变化和公认的培训计划的建立。自然疗法成为一种受法律监管的职业，然而其完整的历史从未被记录下来。

从 20 世纪 50 年代到 1974 年期间，CAM 从业者在脊椎按摩疗法、顺势疗法、自然疗法和整骨疗法领域迅速增长和培训。私立培训学院蓬勃发展。当时最受推崇的培训设施是约翰内斯堡的林德拉赫学院。该学院提供顺势疗法，自然疗法和骨疗法方面的培训。自然疗法师在林德拉赫学院接受培训，记录表明，到 1957 年，自然疗法师从该学院毕业。到 20 世纪 60 年代，许多质量不一的培训学校在全国各地蓬勃发展。

许多从业人员通过与其他从业人员的"学徒制"接受培训。证据还表明，有许多来自英国的从业者要么过来教书，要么在此定居[42]。在开普敦地区，英国自然疗法师奥利弗·劳伦斯（Oliver Lawrence）博士在家中开设了诊所，在那里，他在下班后和周末教他的学生。他教授的课程与林德拉赫学院相同，其中包括解剖学、生理学、卫生理论和顺势疗法等科目。Stanley Dean 博士是一位草药师，于 20 世纪 60 年代末在开普敦的前滩执业，他教授该课程的草药部分。所有受访者都同意，当时有大量的培训设施在顺势疗法、自然疗法、草药以及整骨疗法方面对学生的培训有着相当程度的重叠；这就解释了为什么早期的从业者在实践中使用了广泛的模式，这也是双重或多重注册培训学院数量如此之多的原因；在资格方面，这些从业人员中的许多人继续建立培训中心，在那里，他们又培训其他从业人员。

随着 1974 年《顺势疗法、自然疗法、整骨疗法和草药师法》（52 号）的出台，所有 CAM 培训设施逐步淘汰和关闭。从业人员获发 6 个月时间向卫生署登记。仍在接受培训的学生也必须注册为学生，并被允许在完成学业后注册。由于该法，数以百计的从业人员没有登记，一方面是因为他们不了解这项立法，另一方面是因为缺乏证明培训的证书，他们的申请没有得到批准。

受访者证实，随着脊医和顺势疗法协会第一任主席的任命，尽管已经做出了认真的努力，以打击实践中未注册的从业者，然而没有注册并没有阻止人们执业。如果向主席报告了任何未注册的从业人员，主席将向警方报告以进行跟进。如果未注册从业者在行为中被抓获，他们就会被逮捕并被指控非法执业。这种惩罚性措施并没有阻止许多从业者在他们的实践中使用委婉语替代"自然疗法"一词，尽管从本质上讲，他们仍然继续作为自然疗法者执业。由于 1995 年第 40 号法的通过而申请登记的申请人人数证明了这一点。如果缺乏认证，这意味着他们无法编写 CRE，并且仍然被排除在注册过程之外。

1982 年第 8160 号《第 63 号（南非）相关卫生服务专业法》规定设立相关卫生服务专业委员会。由于该法的通过，所有在 1974 年登记的从业人员都必须再次登记，但是不允许新的注册；根据立法，1982 年后没有新的自然疗法注册，而随着 1985 年第 9867 号《相关卫生服务专业修正法》的制定，该登记册向脊医和顺势疗法师开放。该法案还赋予新委员会控制和管理联合注册从业者教育的权力。根据 1987 年的会议记录，教育部长于 1987 年批准了脊医和顺势疗法师的培训，并于 1989 年正式开始课程（南非脊医教育 1993 年），同时不允许有其他职业的其他培训机构。

这种情况引起了其他职业从业者的不满，并导致了南非补充健康协会联合会（Confederation of Complementary Health Associations of South Africa，COCHASA）的成立。南非自然疗法协会（The South African Naturopathic Association，SANA）成立于 20 世纪 90 年代初，作为 COCHASA 的成员之一进行游说以开放登记册。1994 年，在第一次南非民主选举之后，对该国的法律进行了重新审查，包括医疗保健法。这为 COCHASA 游说卫生部部长对脊医、顺势疗法和联合服务专业委员会展开调查创造了一个机会。因此，颁布了《脊医，顺势疗法师和专职卫生服务专业修正案 40（南非）》1995 年第 16643 号，允许以前无法注册的从业者申请注册。这导致制定了所谓的"祖父"条款，该条款允许从业人员接受为期 2 年的培训，以将他们的培训提升到理事会可以接受的水平。然后，他们还需要完成一份理事会监管考试（CRE），如果他们通过考试，他们就可以注册。

《脊医，顺势疗法和专职卫生服务专业第二修正案法案 50（南非）》2000 年第 21825 号导致脊医，顺势疗法和专职卫生服务专业临时委员会的成立，该委员会于 1995 年至 2000 年运作。尽管有了这些让步，COCHASA 继续游说开放登记册，这实际上意味着自然疗法师和其他相关诊断专业的培训将成为可能。COCHASA 的成员于 2000 年 11 月向议会卫生事务委员会提交了他们的提案，该委员会随后投票赞成开放登记册。这导致颁布了 2001 年第 127 号条例，该条例规定为阿育吠陀、中医和针灸、自然疗法、整骨疗法、植物疗法和乌那尼蒂布的诊断专业开设登记册。

SANA 成员积极参与南非辅助的医疗业管理局（AHPCSA）以确定实践范围，并通过对已建立的国际培训机构进行比较分析，制定了自然疗法师培训所需的课程。他们还与大专院校积极接触，为自然疗法和其他诊断专业建立培训设施，而南非没有提供这些设施。2002 年，在西开普省的一所高等教育机构开设了一所自然疗法、植物疗法、传统中医和一神论培训的自然医学学校，目前仍然是南非这些诊断专业的唯一培训设施。

记录显示，南非在 1984 年至 1996 年间共注册了 17 名自然疗法师。其中 9 人有顺势疗法和自然疗法的双重注册，2 人有骨科医生和自然疗法的双重登记，5 人只登记为自然疗法。由于缺少关于 CRE 和注册的信息，注册号的差异以及资格年份的差异似乎证实了一些从业人员关于选择性和优惠地偏离法规的指控。1982 年第 63 号法案规定建立南非联合卫生服务专业委员会，该委员会有几个目标，其中最重要的是"协助促进和保护共和国人民的健康"[43] 和"控制任何职业的人员登记，并为有意从业人员的培训制定标准"。现有证据似乎表明，安理会未能实现这些目标。从业人员注册时，其最低限度为接受过医生培训，并被允许合法执业。

1995 年第 40 号法案允许"祖父"条款，该条款规定，以前未注册的从业者在撰写 CRE 之前接受 2 年的培训，以升级他们的培训。一些申请人的资格令人担忧，因为没有明确的迹象表明他们学习过任何自然疗法课程。进入 CRE 没有设定最低标准，人们看到提供这种培训的培训学院如雨后春笋般涌现[43]。这破坏了理事会的目标，即为培训从业人员制定适当的标准，以保护公众的健康。

据一些受访者说，在 2002 年自然疗法培训课程建立之后，SANA 功能逐渐变弱。当自然疗法学生毕业时，他们发现自己没有功能关联来支持和指导他们的职业发展，这对专业的发展产生了不利影响。从北美的情况来看，人们发现，像加拿大自然疗法医生协会这样的组织积极促进和倡导自然疗法的专业化和监管变化（全国自然疗法医生协会）。这种行动主义导致自然疗法学生人数的增加。2009 年，这一倡导导致注册自然疗法师被授予开出某些类别药物的权利，这基本上使他们与全科医生处于同一水平。2016 年，自然疗法毕业生积极参与重新启动 SANA，这可能预示着南非自然疗法历史又一个篇章的开始。

（三）自然疗法的教育发展及传承

1. 自然疗法专业教育机构的发展

自然疗法的教育，目前已经在世界范围内得到了高度的认可，美国、德国、英国、印度等国家都有自然疗法学院，例如英国自然疗法和骨疗法学院、美国国家自然疗法医学院等。美国国立自然医学院设置东方医学硕士学位项目，主要负责学生东方医学领域的全方位理念培养；加拿大的医务工作者认为，应该把 CAM 作为卫生保健系统的组成部分，在该地区开设的 CAM 课程以针灸和顺势疗法为首选；而在德国的医学院校中，自然疗法则是最流行的课程。CAM 除了作为学生的课程外，也被纳入住院医生的培训计划之中，特别是家庭医生培训计划。此外，还有美国自然疗法医学会的成立，它是一个集科研、教育为一体的非营利组织机构，近年在中国四川绵阳还成立了相关合作机构。在全世界各地，还有越来越多的自然疗法专业教育机构正在建立和发展。

自然疗法属于补充和替代医学，除在民间被逐渐接受外，也逐渐被主流医学认可。其被认可的标志之一是 NCCAM 的成立，NCCAM 主要负责 CAM 基础和应用研究，提供相关科学资讯，也在一定程度上促进了自然疗法的教育的发展[44]。CAM 被主流医学所接受的另一重要标志是，西方许多医学院校纷纷开设 CAM 课程，美国目前有 75 所以上的医学院校设立此课程。现代自然疗法教育课程包括基础及临床科学、自然疗法历史、哲学和理论、自然疗法、临床实践等，教学时长较长的课程更加重视基础及临床科学、临床实践的教育[45]。自然疗法在全世界各地教授的内容不尽相同，以成立于 1956 年的美国国家自然医学学院为例，其入学条件是要具有学士学位（任何科目），或者药剂师、营养师或其他医疗背景。在 4 年的训练里，需要修读医学科目如解剖学、生理学、微生物学、生物化学、实验室诊断、X 光线诊断、临床的诊断及技巧、体格检查、妇产科检查及所有在正规医学院需要学习的课程。区别在于，不须深入学习西药及外科手术，但是还需要学习自然医疗的主要工具，例如中西及印度草药、传统中药理论、诊断、针灸、水疗、浣肠水疗、营养、断食、虹膜诊断学、脊柱及四肢的手疗、接生等。在学位授予方面也不尽相同，英国威斯敏斯特大学设置了自然疗法专业，并规定该专业将获得理学学士学位；美国国家自然医学学院可授予 3 种学位，即两种硕士学位和一种博士学位，该大学共有两个学院：自然医药学院，可授予自然医学博士学位；古典中医学院，专门研究博大精深的中医文化，可授予中医理学硕士学位和针灸学硕士学位。该校以丰富的教育经验，不拘一格地为世界培养了无数医学精英。

世界各地医学院开设这些课程的目的是使未来的医生们有机会了解补充和替代医学，以便向病人提供关于补充和替代医学的正确资讯。目前，自然医疗在一般公众之中已变得越来越受欢迎，被评定为当今最有前景的职业，所以竞争也越来越激烈，发展自然疗法成为顺应全球自然医学发展的必然趋势。结合东西方的自然医学，通过研究和教育，能促进各国地区的生命、生活、生态、生计、生产全方位发展。要使自然疗法在世界医学舞台上以更自信的姿态发挥出更大的功效，其教育机构的发展是不可忽视的重要环节，把控好自然疗法教育工作者的专业性、自然疗法课程设置及临床实践的科学性，也是我们在自然疗法发展过程中需要高度关注、着重把握的部分。

2. 自然疗法的传承

自然疗法是一门古老的治疗科学和生活艺术，从印度吠陀时代重视外界自然环境对于人体健康保健的影响到中国商、周时期运用自然疗法来进行养生保健，自然疗法历史源远流长。随着时代变迁，科技水平的提高，自然疗法的理论和技术也在不断地进步和完善。自然疗法经历了起源、发展、衰落、复兴、现代发展 5 个过程，传承也蕴含于此。目前，自然疗法可以分为狭义的和广义的，狭义的为传统的，而广义的自然疗法目前被认为是崭新的医学体系与现代医学的结合。

希波克拉底（Hippocrates）受阿育吠陀医学思想的启发与影响，提出"病人的医生就是病人的本能，医生是帮助本能的"，强调人体具有自我调节与修复的能力[46]。现代自然疗法诞生于西方国家，在世界各地广泛应用，根据不同国家的实际情况而运用不同。早在 18 世纪，自然疗法就已经在欧洲盛行，美国自然疗法学会亦已成立超过 100 年。1854 年，塞巴斯蒂安·奈普神父运用文森特·普里斯尼茨提出的水疗法，治好了很多人。在此之后，牧师约翰·卫斯理根据水疗法发明了电疗法。被誉为"美国自然疗法之父"的宾尼迪克·路斯特创立了美国自然疗法学校，课程包括草药医学、水疗法等。现代自然疗法不断发展，而由于一些特效药的出现，从 20 世纪 30 年代开始逐渐衰落。但是当人们开始注意到饮食起居习惯给健康带来的危害，自然疗法重新回归于大众视野。自然疗法的复兴开始于印度，印度政府于 1986 年建立了国家自然疗法研究所。目前，自然疗法在全世界已遍布 80 多个国家，并根据不同国家实际情况制定自然疗法的法定监管与教育标准。在中国的自然疗法中，中医药的传承尤为典型。《黄帝内经》中介绍的天人合一的养生之道

"法于阴阳，和于术数，食饮有节，起居有常，不妄作劳"直到现在仍是经典的养生保健之道。宋代欧阳修说过："以自然之道，养自然之生。"1998 年，中国杨添洪女士在辽宁抚顺成立了自然健康推广中心，推广和实施了自然医学的理念，使现代自然医学在中国取得了长足的进展。2002 年由联合国世界和平基金会及世界自然医学基金会倡议，提出"21 世纪世界自然医学促进与发展宣言"，这表明 21 世纪现代自然医学会越来越受人们关注并被寄托新的希望。

自然疗法从古老的治疗方法，到现在的不断发展完善，离不开一代又一代人的传承与创新。在传承中，自然疗法为人类健康保驾护航。

三、自然疗法的未来展望

（一）自然疗法带来的效益

1. 提供更多就业岗位

世界自然疗法协会于 2018 年 10 月 23 日发布的报告《全球自然疗法规定》（*Global Naturopathic Regulation*）称自然疗法在全世界已遍布 80 多个国家。全世界范围内，有超过 10 万名自然疗法从业者在执业[46]。自然疗法的从业者根据不同国家的不同情况而数量不同，其中，部分自然疗法从业者是独立执业，即以个人形式执业；超过 75% 的自然疗法医生在私人诊所工作，同时也有在社区健康诊所、医院等就业。如欧洲的自然疗法从业者包括了自然疗法技师、有执照或有自然疗法文凭的自然疗法医生。

不仅自然疗法从业者的数量在增加，与之相对应增加的还有有关自然疗法的教育方面从业者的数量。许多西方国家都很重视自然疗法的教育，如美国国家自然医学学院、尼泊尔健康研究委员会等世界自然疗法研究机构。目前，印度有 12 所自然疗法学院。可见其可以提供更多就业岗位，有利于扩大内需，创造更大的经济效益。自然疗法通过融合理论研究与临床实践，结合现代医学，完善相关法律法规，制定标准化指南，不断实现现代化和产业化。

2. 带动旅游业发展

世界卫生组织调查结果表明，全世界真正健康的人群只占 5%，患病的人群也只占 20%，其他 75% 的人群则处于亚健康状态。亚健康人群年龄多在 20 ~ 45 岁。所以，寻求最佳的、无副作用的、无创伤的治疗办法是人类最迫切的需求[47,48]。健康是保障生活质量的基础，人们迫切希望自己可以少生病，少生大病，但是，长期使用化学药物会出现一些耐药性、甚至导致畸形等副作用，而且部分化学药物价格较高，给人们带来不小的经济负担。随着生活水平的提高，人们的健康意识也随之提高，对无副作用、安全性高的自然疗法开始有了需求。

自然疗法常常是在风景优美、自然资源丰富的地方进行治疗，如空气清新的森林、景色秀丽的著名景观等旅游胜地。自 20 世纪下半叶开始，生活在城市的人们掀起了"到野外去""到森林去""到海滨去""到山区去"的回归自然的热潮[49]，在世界中医药学会联合会自然疗法研究专业委员会上，参会学者认为，回归自然已成为人类的良好愿望。最近几年，世界各地人们迫切希望重返大自然，以疗养院为载体的疗养保健应运而生，很多家庭也会选择这种度假方式。例如长寿人口比例最多的日本，根据独特的地理条件形成独具一格的疗养保健特色，目前已有 1500 多所疗养院，每年都有近 1 亿人到疗养院进行治疗和康复。被称为生命疗养之源、欧洲度假疗养的中心的巴尔茨豪森是德国最著名的长寿村，因其富含多种矿物质和盐分的温泉而闻名。巴尔茨豪森主要提供高端私人健康管理和个性化疗养定制服务。德国国家旅游局局长何佩雅表示，2014 年共有 260 万欧洲人赴德，进行了"自然之旅"，可见自然疗法深受大家喜欢。自然疗法通过形成一条健康、绿色的疗养产业链，进而带动当地旅游业的发展。这集中体现了自然疗法的最高水平和最大效益。

3. 提供多元化诊疗

日常生活中有不少疾病因药物的过量导致副作用、依赖性等，或通过中西医常规治疗之后无法治愈，除了常规治疗以外，近几年一些学者指出，由"白色治疗"（药物治疗）向"绿色治疗"（非药物治疗）转变。2002 年，世界卫生组织在《21世纪世界自然医学促进与发展宣言》中倡导自然医学与现代医学相结合，建立崭新的医学体系。自然疗法为健康治疗提供多元化方法，自然疗法包括的种类有上百种，最常见的有芳香疗法、森林疗法、温泉疗法、针灸疗法、药浴疗法等。自然疗法是非医药疗法，也是传统的、古老的疗法，依托自然中的花草树木、湖泊山川，以人体健康为核心，通过多种自然疗法组合，进而调节人的心理平衡、消除病邪、提高免疫力等，所以自然疗法正在被更多的人了解和熟知。对于健康人群，自然疗法为预防保健提供新思路。对于亚健康人群和患者，自然疗法有助于调节人体阴阳平衡、治疗疾病。自然疗法融合预防保健、防治疾病为一体，为人类社会提供多元化诊疗方案，为人类的健康保驾护航。

4. 小结

自然疗法带来的效益不仅体现在经济上能创造更多的经济效益，如提供更多就业岗位和带动旅游业发展，更加体现在医疗意义层面上，为诊疗提供新思路。在健康问题日益成为当今世界备受关注问题之一的今天，人们不仅仅满足于传统医疗，更期待有一种安全、绿色的疗法可以防治疾病。自然疗法具备的天然优势和诊疗理念贴合当代人的健康需求，将会在运动健身、中医理疗、疗养康复、健康养老、休闲养生、避暑度假、保健食品等诸多健康领域中得到充分应用和长远发展[50]。因此，自然疗法带来的效益巨大，具有广阔的应用前景。

（二）自然疗法的未来价值展望

自然疗法正逐渐在全球范围内为民众所认可，人们回归自然、效法自然的呼声不断高涨，极大地推动了各国自然医学向前发展[45]。作为一种无药物治疗传统医学体系，自然疗法的优势不容小觑[54]。目前，自然疗法拥有很多高质量的研究支撑其理论及临床治疗，正不断实现现代化和产业化，自然疗法与现代医学相结合，或将成为未来医学发展的大趋势。

CAM 在许多西方国家已被患者广泛接受，而且主流医学界人士对其认识也在逐渐加深，这为自然疗法在西方国家的进一步发展营造了一个良好的环境，也为中医药学进一步走向世界奠定了良好的基础[44]。可以预见，人类疾病谱的变化和医学模式的转化，以及以对抗性疗法为主的西方医学在癌症、艾滋病及自身免疫性疾病等顽症面前呈现的不足，使得患者对 CAM 疗法的需求还将进一步增加。自然疗法如今在各种疾病中有着广泛的应用，如癌症恶病质、肠易激综合征、女性不孕症、卵巢早衰、子宫内膜异位症等，发挥着区别于西方医学的独特效用。其不仅在专业的疾病治疗方面应用与日俱增，近年还流行着回归自然的疗法及运动，包括有氧运动、芳香疗法、音乐疗法、心理疗法、足疗、磁疗等；国外如印度的瑜伽功和草药，美国的筋骨按摩术，日本的足反射疗法等，这些国内国外的传统与时尚的各种疗法相映生辉，构成自然疗法丰富多彩的内容，并形成多学科自然疗法综合医疗体系[46]。全世界范围内兴起了返璞归真的潮流，人们也越来越追求人与自然的和谐统一。

不止在民间，主流医学界人士对 CAM 疗法的态度也发生了转变，减少了其进一步发展的阻力，而且部分主流医学力量也将加入补充和替代疗法的研究行列中，使得研究的方法更科学，从而促进补充和替代医学的现代化。当然，传统医学在面临机遇的同时也将面临新的挑战，有执照的自然疗法医生经过充分培训，在这个新的初级保健队伍中发挥积极作用[51]，把控好专业性、可实践性，也是目前自然疗法的重要任务。随着自然疗法的快速成长和发展，一种日益增长的二分法似乎正在产生，即一个群体确定了坚持传统整体原则，而另一个遵循更科学的信念。这些观点在自然疗法医生如何建立实践、做出治疗选择中发挥了重要作用。当然，不同观点的产生也是该行业在发展进步的侧面体现。

那么，作为自然疗法医生，又应该怎样去做呢？正确认识自然疗法并合理运用以防病治病，用科学的手段研究和探讨其方法、作用机理等客观规律是目前的首要任务，自然疗法的根本目标是：疗效最优化，安全最大化。自然疗法支持整体观念，个体治疗。我们应该做到保持自然稳态，立足疗效，科学探索，在未来发展中要突破既往古典医学理论框架的束缚，又要挣脱西方生物医学的限制，吸收现代科学的新知识及理论，研究探讨自然医学的客观规律，阐释治疗疾病的机制，做好守正创新，不断开拓进取。

我们深信，经过世界各地自然医学工作者的勤奋和开拓进取，21 世纪自然医学必将发展到一个崭新的阶段，必将对全人类的健康发挥巨大作用。我们自然医学工作者们理当为自然医学的推广和发展作出应有的贡献，为创造新的辉煌、开拓新的篇章不懈奋斗。

参考文献

［1］World Health Organization. Traditional, complementary and integrative medicine ［EB/OL］. ［2020 - 02 - 20］ https：//www. who. int/traditional - complementary - integrative - medicine/about/en/.

［2］World Health Organization. Benchmarks for training in traditional / complementary and alternative medicine：Benchmarks for training in naturopathy ［M］. World Health Organization, 2010.

［3］Pizzorno JE, Murray MT. Textbook of Natural Medicine, 3rd Edition ［M］. Missouri：Churchill Livingstone Elsevier, 2006.

［4］Hausser T, Lloyd I, Yanez J, et al. WNF white paper：Naturopathic philosophies, principles and theories：World Naturopathic Federation ［EB/OL］. http：//www. worldnaturo pathicfederation. org.

［5］Wardle J, Oberg E B . The Intersecting Paradigms of Naturopathic Medicine and Public Health：Opportunities for Naturopathic Medicine ［J］. Journal of alternative and complementary medicine（New York, N. Y. ）, 2011, 17（11）：1079 - 1084.

［6］Wardle J, Adams J, Lui C W, et al. Current challenges and future directions for naturopathic medicine in Australia：a qualitative examination of perceptions and experiences from grassroots practice ［J］. BMC Complementary and Alternative Medicine, 2013, 13（1）：15.

［7］Pizzorno JE. Naturopathic medicine. In：Micozzi MS, ed. Fundamentals of Complementary and Alternative Medicine ［M］. New York：Churchill Livingstone, 1998：173.

［8］Lindlahr H. Nature cure ［M］. Chicago：Nature Cure Publishing Company，1924.

［9］Trattler R. Better health through natural healing ［M］. New York：McGraw - Hill，1985：5 - 9.

［10］Murray MT，Pizzorno JE. Encyclopedia of natural medicine ［M］. Rocklin：CA，Prima Publishing，1991：6 - 11.

［11］Bennett P. Placebo and healing. In：Pizzorno JE，Murray MT，eds. Textbook of naturopathic medicine ［M］. New York：Churchill Livingstone，1999.

［12］Mirviss L. Natural Remedy ［J］. Archit Rec，2015（6）：124 - 9.

［13］杨乃华. 自然疗法大全 超值白金典藏版 ［M］. 北京：中医古籍出版社. 2016.

［14］田小明. 中医在美国发展的概况 ［J］. 北京大学学报（医学版），2012，44（5）：715 - 719.

［15］朱茜，张翔. 国外补充和替代医学的发展对我国中医药事业发展的借鉴 ［J］. 医学与社会，2009，22（9）：36 - 37 + 43.

［16］张瑞. 美国的卫生保健服务体系建构及其启示 ［J］. 理论探索，2012（6）：95 - 99.

［17］张咏梅，范为宇，李春梅，等. 美国国家卫生研究院（NIH）国家补充与替代医学中心（NCCAM）发展战略计划（2005 - 2009）［J］. 亚太传统医药，2006（5）：45 - 59.

［18］郭原. 中医在加拿大 ［J］. 中医药导报，2015，21（22）：1 - 3，8.

［19］Mirviss L. Natural Remedy ［J］. Archit Rec. 2015；（6）：124 - 9.

［20］Eisenberg D M，Davis R B，Ettner S L，et al. Trends in alternative medicine use in the United States ［J］. Jama，1997，280（18）：370 - 371.

［21］Salomonsen L J，Skovgaard L，Cour S L，et al. Use of complementary and alternative medicine at Norwegian and Danish hospitals ［J］. BMC Complementary and Alternative Medicine，2011：11. 1 - 8.

［22］Fnneb V，Launs L. High Use of Complementary and Alternative Medicine Inside and Outside of the Government - Funded Health Care System in Norway ［J］. Journal of Alternative & Complementary Medicine，2009，15（10）：1061 - 1066.

［23］佚名. 澳洲原住民大地疗法 ［J］. 医学美学美容：美容师，2007，000（7）：36 - 37.

［24］孙吉. 澳大利亚中医养生保健素养展望 ［J］. 亚太传统医药，2016，12（1）：4 - 5.

［25］吴瑞霞，孙铭，王张. 印度的传统医药及其发展现状 ［J］. 中药与临床，2021，12（5）：55 - 59，70.

［26］Ericksen - Pereira W G，Roman N V，Swart R. An overview of the history and development of naturopathy in South Africa ［J］. Health SA Gesondheid，2018：23.

［27］Fischer F H，Lewith G，Witt C M，et al. High prevalence but limited evidence in complementary and alternative medicine：guidelines for future research ［J］. BMC Complementary and Alternative Medicine，2014，14（1）：46－46.

［28］Shankar A，Saini D，Roy S，et al. Role of Complementary and Alternative Medicine in the Management of Cancer Cachexia ［J］. Asia Pac J Oncol Nurs. 2021，8（5）：539－546.

［29］Feng J，Wang J，Zhang Y，et al. The Efficacy of Complementary and Alternative Medicine in the Treatment of Female Infertility ［J］. Evid Based Complement Alternat Med，2021，23：6634309.

［30］Lin J，Wu D，Jia L，et al. The Treatment of Complementary and Alternative Medicine on Premature Ovarian Failure ［J］. Evid Based Complement Alternat Med，2021，15：6677767.

［31］Guo Y，Liu FY，Shen Y，et al. Complementary and Alternative Medicine for Dysmenorrhea Caused by Endometriosis：A Review of Utilization and Mechanism ［J］. Evid Based Complement Alternat Med，2021，2：6663602.

［32］Landis ET，Davis SA，Feldman SR，et al. Complementary and alternative medicine use in dermatology in the United States ［J］. J Altern Complement Med，2014，20（5）：392－8.

［33］Kim EJ，Simonson J，Jacome S，et al. Disparities in complementary alternative medicine use and asthma exacerbation in the United States ［J］. J Asthma，2020，57（8）：866－874.

［34］Scott R，Nahin RL，Weber W. Longitudinal Analysis of Complementary Health Approaches in Adults Aged 25－74 Years from the Midlife in the U. S. Survey Sample ［J］. J Altern Complement Med，2021，27（7）：550－568.

［35］Johnson PJ，Jou J，Rhee TG，et al. Complementary health approaches for health and wellness in midlife and older US adults. Maturitas ［J］. Maturitas，2016，89：36－42.

［36］Felicilda－Reynaldo RFD，Choi SY，Driscoll SD，et al. A National Survey of Complementary and Alternative Medicine Use for Treatment Among Asian－Americans ［J］. J Immigr Minor Health，2020，22（4）：762－770.

［37］Fjær EL，Landet ER，McNamara CL，et al. The use of complementary and alternative medicine（CAM）in Europe ［J］. BMC Complement Med Ther，2020，20（1）：108.

［38］梦嫣. 澳洲原住民大地疗法 ［J］. 医学美学美容（美容师）. 2007（7）：36－37.

［39］焦平，耿少怡，郭立芳，等. 自然疗法的含义与发展 ［J］. 河北中医. 2003，25（12）：951－952.

［40］彭松英. 论芳香疗法和瑜伽的相通性 ［J］. 体育世界（学术版）. 2019，（11）：155－156.

［41］Gower N.，2013，A brief look at the history of homeopathy in South Africa：Homeopa-

thy papers past and present，viewed 25 July 2016，from http：//hpathy. com/homeopa-
thy－south－africa/.

［42］PrinslooJ. P.，（n. d）. History of homeopathic training in South Arica，viewed 21
March2018，from http：//www. biocura. co. za/homeopathy/history_ homeopathic_ ed-
ucation_ in_ south_ africa. html.

［43］Eggertson L. Naturopathic doctors gaining new powers ［J］. Canadian Medical Associa-
tion journal. 2010；182（1）：E29－E30.

［44］张雅鸥，杨梦甦，肖培根. 补充和替代医学的发展现状 ［J］. 世界科学技术－中
医药现代化. 2002，4（4）：24－31.

［45］刘祎，梁秋语，宋欣阳. 自然疗法的历史与发展现状 ［J］. 中华中医药杂志. 2020，
35（8）：4094－4097.

［46］李爱民，张荣健. 试论自然疗法 ［J］. 中国疗养医学. 2013，22（6）：504－505.

［47］张荣健，李爱民，程先睿. 实用保健养生术 ［M］. 香港：华夏文化出版社，
2012：287－292.

［48］张荣健，李爱民. 常见病自然疗法 ［M］. 北京：军事医学科学出版社，2011：1－7.

［49］陈景藻. 疗养与医疗保健 ［J］. 解放军保健医学杂志. 2001，3（2）：70－72.

［50］洪环宇，徐莉. 自然医疗保健作用在健康维护中的应用进展 ［J］. 中国疗养医学.
2017，26（5）：476－480.

［51］Zachary，Clayborne，Dietrich，et al. Natural Medicine ［J］. Journal of Experiential
Education. 2015.

贰

行业发展篇

HB.06 世界传统健康食疗产业发展报告

张　燕[①]　杨　健[②]

摘　要：健康是促进人全面发展的必然条件，大力发展健康产业是顺应时代的既定结果。食物作为人类赖以生存和促进高质量生活的物质基础，经过长期历史沉淀和合理运用，诞生出一门实用产业——食疗，为人类科学膳食提供了重要的方式和途径。衡量一个国家的发展状况不单单看经济水平、教育水平、医疗水平等，还要看人口健康指数。国家对健康产业的重视和居民的实际需求成为食疗产业发展的核心驱动力。本报告从传统健康食疗产业发展的角度，阐述了食疗产业在实行大健康战略中的重要地位和意义；概括了食疗产业的产品研究结果；介绍了食疗产业在全球的发展成效；对全球尤其是中国的食疗市场做出了分析，包括行业数据、市场竞争模式、供需分析等。最后依据上述的产业发展分析结果，提出了一些预测分析和发展建议，以期为食疗行业进一步完善和发展提供一定的理论参考依据。

关键词：食疗；健康产业；药食同源；世界；市场发展

食疗，又称为食物疗法，是指在传统中医和现代营养学理论的指导下，调整饮食，注意食物的宜忌和营养，科学地摄取食物，达到疾病防治、保健养生、健康促进的方法[1]。江中食疗曾提出"最好的药品是用食品配制出来的"这一理念，食疗产品主要是由传统本草的药食同源板块和现代营养保健品构成。不同国家对食疗产品的界定范围有所区别。在国外，大多数国家认为"食疗产品"可以界定为"能够调节机体状态或补充营养的食品，即功能食品"[2-4]，如在美国被称为"营养食品"，在日本被称为"功能性食品"，在德国被称为"改良食品"；而中国对"食疗

① 张燕，中药学博士、中国中医科学院中药资源中心研究员，研究方向：中药资源与栽培。

② 杨健，中药学博士、中国中医科学院中药资源中心副研究员，研究方向：中药资源评价与开发利用。

产品"尚未有明确统一的定义，受《中华人民共和国食品安全法》的规定限制，目前只能将其归为"保健产品"中的一类[5]。事实上，中国具有相当一部分的中医药食疗产品不属于或远超于该范畴，这就导致了仅用一套既定的法规来定义食疗产品是矛盾的。

食疗（功能）产品是食品行业的灵丹妙药，在全球食品市场竞争激烈的情形下，有望带来附加值、产品差异化、增长率和受保护的利基市场。自 1990 年以来，全球对食疗产品的开发给予了高度的重视，据统计[5]：全球第三代功能性食品销售额占食品总销售额的 50% 以上，且欧盟地区以每年 17% 的销售速度增长。基于全球医疗理念已从"治病医疗型"向"防病保健型"发生了转变，可以窥探到，居民将更多地把消费投资倾向于健康、养生板块。食疗作为养生模式的三大巨头（食疗、人工理疗和生态养生）之一，在未来行业的竞争发展中，无疑潜力无穷。因此，总结世界传统健康食疗产业发展现状和问题对实现国家健康战略目标具有重大意义。

食疗产品是食品行业的灵丹妙药，在全球食品市场竞争激烈的情形下，有望带来附加值、产品差异化、增长率和受保护的利基市场。自 1990 年以来，全球对食疗产品的开发给予了高度的重视，据统计[5]：全球第三代功能性食品销售额占食品总销售额的 50% 以上，且欧盟地区以每年 17% 的销售速度增长。基于全球医疗理念已从"治病医疗型"向"防病保健型"发生了转变，可以窥探到，居民将更多地把消费投资倾向于健康、养生板块。食疗作为养生模式的三大巨头（食疗、人工理疗和生态养生）之一，在未来行业的竞争发展中，无疑潜力无穷，总结世界传统健康食疗产业发展报告对实现国家健康战略目标具有重大意义。

一、食疗产业发展概况

食疗产品作为一种"安全有效、无毒副作用、无依赖性、无痛苦的"特殊食品，在各国提升全民健康指数的指导方针上都占据了半壁江山，全球对食疗产品的需求旺盛，且结合各国地理优势和科技交流逐步形成了具有当地特点的食疗方式和饮食习惯。如欧洲属温带海洋气候，气候温和，降水量较大，有利于牧草生长发育，所以奶制品类型的食疗食品在欧洲比较流行，也是性价比最高的蛋白质来源，故含低胆固醇的人造奶油在市场上的销量较高；对于饮料类型的食疗食品来说，添加氨基酸、高咖啡因的饮料也有较好的发展，食疗食品在芬兰、瑞典、荷兰、波兰、西班牙和塞浦路斯等大多数欧洲国家很受欢迎，但在丹麦、意大利和比利时等国家则不然，且欧洲人对食疗食品的消费仍存在巨大差异[6]；而新加坡全年气候偏于湿热，中土缺少阳气温煦，容易形成土薄不伏火的湿热病证，所以新加坡的食疗产品更偏向于保护调养脾、心两脏和清利湿热以拮抗脾土薄弱的体质[7]。

彭博社公布的2019年最健康国家指数显示（该指数通过对169个国家的医疗保健的质量和覆盖程度、环境因素水平等全方面健康因素进行综合评估，具有高度认可性），西班牙蝉联全球最健康国家，日本跃居第四，澳大利亚第七，加拿大第十六，中国第五十二，西班牙、澳大利亚、加拿大和日本分别作为欧洲、大洋洲、北美洲及亚洲健康指数最高的国家，与其地中海饮食和各国食疗养生方式息息相关[1]。

（一）亚洲食疗产业特点

中国食疗作为中华民族优秀的历史产物，是一项既古老又新兴的产业。早在5 000多年前，"药食同源、医食同源"这类理论就已提出，并经历宋、金、元得以全面发展，《素问·脏气法时论》记载的"毒药攻邪，五谷为养，五果为助，五畜为益，五菜为充，气味合而服之，以补益精气"成为中国食疗的开端[8]。古代多以药膳、药酒作为食疗的主要表现形式，结合机体的状态、季节的更替等因素选择恰当的食物和烹饪方法以纠正人体阴阳平衡，留下了诸如《饮膳正要》《食疗本草》等经典食疗著作。

虽然中国食疗起源较早，但发展速度一直处于不温不火的状态，直到20世纪80年代改革开放初期，食疗才引起重视。中国的食疗发展经历了无序起步期（1980—1997）—整顿成长期（1998—2012）—规范发展期（2013—至今）3个阶段，自改革开放以来，中国开始尝试将中医药文化结合到营养保健品上，借助"药食两用"的中药材为发展突破口，逐步形成了以人参、地黄、玉竹等为代表的115种药食两用中药为基本原料的产业链，采用各种新兴技术将药用植物有食疗价值的特殊部位开发成了一批传统滋补品、膳食补充剂和药膳产品等。当前，中国传统食疗产品主要有两类：一类是经典古法制备的传统中医药食疗食品，如手工红糖；另一类则是古代经方与现代食品相辅而成的新型中医药食疗产品，如东阿阿胶、江中猴菇系列等，两类产品打开了中国在世界的中医药传统健康市场，并将产品流传到日本、法国、俄罗斯等国家。

日本是功能性食品研究和生产最早的国家，从20世纪80年代初以"豆奶制品为原料，增强人体营养为目标"发展到以"益生菌类为主体，证实功能性食品科学性为宗旨"这一阶段，成长至今，更是在深入研究功能性产品的作用因子和机制的领域上再放光芒。经过40多年的发展，日本的传统食疗产品（功能性食品）数量已达上千种。"善于吸收各国养生文化和食品审批严格"是日本成为亚洲健康指数最高的国家的原因之一，譬如，日本的药膳食疗可认为是在中医药学和中医养生食疗的基础上发展起来的，通过深入研究药物或食物有效成分、功能因子和工艺优化，结合市场需求发展了一大批新剂型、多功能、强效力的食疗产品，尤其在肠胃功能、免疫能力等方面的研发一直处于世界前列。

日本作为最早的、政府认可健康功能性食品的国家，在对保健食品的审批制度上格外严格[9]，发展至今，日本保健功能食品共有特定保健用食品、功能性标示食品和营养功能食品 3 个类别，且采用"不同类别不同审批模式，企业承担主体责任"的规章，审批过程严格、费用高，以此来确保产品安全有效、有章可循。日本在功能性食品类型的研发创新上一直处于领先地位，这也使得日本的功能性标示食品产业规模在近几年处于较高的水平，2020 年突破了 3000 多亿日元，日本的健康产业发展方式值得各国借鉴。

（二）欧洲食疗产业特点

欧洲作为健康指数最高的大洲，在上榜的前 10 个国家中就占据了 7 个，以西班牙为首的国家以地中海饮食为主。地中海饮食源自 1940—1950 年环地中海地区和希腊、意大利南部、西班牙等南欧各国的传统饮食形态，主要以水果、豆类、全谷类、乳制品和极少量红肉作为日常饮食来源[10]。据科学研究发现，真正促进地中海人民健康指数的食物为橄榄油和坚果，橄榄油中富含的油酸、角鲨烯等抗氧化物质和维生素 A、D、E、K 对调节人体血糖、免疫活性细胞等具有四两拨千斤的作用；而坚果中富含的优良植物蛋白、植物甾醇等活性物质则为预防心血管疾病、肿瘤、关节炎等疾病给予了帮助。地中海居民以多吃鱼类水果、少吃红肉，餐饮辅以红酒和坚果，用罗勒等香草香料代替盐调味，橄榄油作为食用油的传统健康膳食结构值得各国借鉴，国际针对其饮食方式做出了科学认证：地中海饮食中所含的 ω-3 多不饱和脂肪酸等成分对降低机体心血管疾病、提高记忆能力和预防癌症等方面作用显著。

（三）大洋洲食疗产业特点

澳大利亚成为大洋洲健康指数最高的代表国家，与它是"移民国家"的身份息息相关。大量欧洲移民的涌入催化澳大利亚成为一个饮食文化多样化的国家，在满足了市场上几乎所有食物原料的基础上，还能保证食物自产自销和品质优良。澳大利亚对食品或保健品来源的控制有着惊人的严苛程度，这与国家将保健品列为药品的监管制度有关。澳大利亚在食疗产品生产上有着独一无二的食品理念，即保证原产地纯净无污染和有机原材料，使用有机食品这项举措不仅有助于预防细胞变异、调节机体免疫力以促进公民健康，更是直接或间接地决定了国内外对澳大利亚食物或食疗产品的高度信任，健康食疗产业受到国际高度认可。

（四）美洲食疗产业特点

加拿大作为美洲的主要代表国家之一，健康指数超过同洲的美国和墨西哥，这与加拿大人对谷物和食品加工技术以及乳制品、农场种植等提出更高品质要求有着密切的联系。加拿大出产的多种食疗食品，如高叶黄素小麦、大麦葡聚糖等，它们无论是在质量、口感还是在营养上都处于国际领先水平。除较为传统的膳食补充剂产品外，加拿大人还善于从海产品、植物、动物等途径提取生物活性物质。加拿大人习惯将功能性食品作为每日营养补充的一部分，这也使得加拿大在健康食疗上可以一直处于良性发展的境地。加拿大食疗市场深受国际赞赏，与其本身具有丰富的农田、清洁天然的水域和国家将天然保健品与食品交由不同政府机构管理以确保质量安全等原因有关。

（五）非洲食疗产业特点

非洲地处热带，气候复杂，由于受天然资源和各国发展的限制，非洲整体食疗产业处于较落后的状态。南非作为非洲经济最发达的国家之一，在非洲食疗行业的发展中具有一定的推动作用。南非的食疗行业近年出现蓬勃发展的趋势，食疗产品以维生素、氨基酸、草药、矿物质和酶等原料为主，膳食补充剂以年增长率13.5%的速度增长，据统计，接近一半的人口会采取食疗食品作为营养补充。南非拥有丰富的生物多样性资源，在发展药食同源上提供了极为丰富的物质基础，但由于南非以及非洲其他国家对草药或其他动植物资源没有法律管制，导致食品市场也同样受到了波及，食疗行业发展因此受限。

二、健康食疗产品研究

（一）产品分类

随着近年来人们对大健康的关注度不断提高，全球食疗产业发展推向了新高潮，各国结合本国的技术发展优势，依据食品成分和作用机理的多元化将食疗产业进一步扩大研究（表6-1）。全球的功能性食品按科技水平可分为3类：第一代产品主要是根据产品主要成分来推测其功能，缺乏科学验证和评价；第二代产品则经过动物和人体实验证明其功能的科学性和真实性；第三代产品是在第二代产品的基础上，明确了产品的功效成分、量效关系、功能因子结构等，目前，全球以第二代和第三代产品作为主要研究对象和需求导向。中国结合中医药文化优势，整合中医养生思想和中药药性理论，发展了一批以"猴菇米稀、开胃八珍膏、红豆芡实薏仁粉"等为代表的第二、第三代养生传统食疗食品，涵盖传统滋补品、免疫增强剂、疾病预防品等多个门类，其中，免疫类产品在中国保健食品细分产品市场占比最高（图6-1）。截至2020年12月31日，共有715款保健食品获得新产品注册批件，同比增长209.06%，行业发展速度可见一斑。

表6-1　食疗产品按原料及功能分类

成分类别	具体成分	功能分类
多糖类（含透明质酸）	透明质酸、膳食纤维等	膳食补充剂
功能性甜味剂（料）	单糖、低聚糖等	
功能性油脂（脂肪酸）类	多不饱和脂肪酸、磷脂等	
自由基清除类	超氧化物歧化酶等	传统滋补产品
维生素类	维生素 A、C、E 等	
肽与蛋白质类	免疫球蛋白等	体重管理产品
活性菌类	聚乳酸菌、双歧杆菌等	运动营养品
微量元素类	锌、硒等	
其他类	皂苷、植物甾醇等	

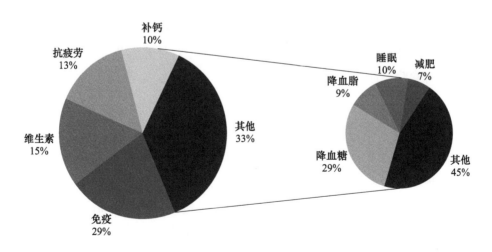

图6-1　2021年中国保健食品细分产品市场占比

数据来源：中商情报网

（二）产品需求

自20世纪90年代以来，全球经济水平和生活方式发生了巨大的变化，全球居民的健康消费水平逐年上涨。相关数据显示，全球第三代功能性食品销售总金额达到2000亿美元，其中欧美国家在健康方面的消费占总支出的25%以上，食疗产品需求量十分可观。反观中国，人均健康消费仅31元，为日本的1/12。但在人口老龄化加剧和大健康中国战略提出的背景下，中国的食疗产品市场正在稳步发展，现代营养保健食品销售额更是跃居全球第二，未来中国的健康市场必然存在着供需两旺的态势。通过整理全球功能性食品或食疗产品销售情况，可以了解到，目前中国的食疗产品主要以西洋参、冬虫夏草、当归、枸杞、阿胶、大豆异黄酮、原花青素等为基础原料，研发了一批具有"抗疲劳、增强免疫、降低血糖血脂、补充维生素"等作用的食疗产品，并诞生了以"汤臣倍健、江中食疗、新诺威"为代表的4000多家食疗企业。

由于欧美、日本、德国等国家和地区发展更早，国外的产品种类以及科技含量显然更高，国外在维生素、矿物质类、膳食添加剂和一些主打低热低脂等功能性产品上的需求更为明显，据美国营养商业杂志（NBJ）报道，2020年全球膳食补充剂的市场规模超过1500亿美元，同比增长9.7%[11]。毋庸置疑的是，全球对养生保健茶、中草药等产品一直持有肯定的态度。另外，随着产品的高科技化和多元功能针对化研究，食疗产品面向的群体不再局限于传统意义上的"亚健康者"，根据调研显示，"60后""70后"的居民更担心骨质关节、心血管和胆固醇等方面的问题，而"80后""90后""00后"等处在事业上升期或学业深造期阶段，对身体养生的关注点更侧重于皮肤状态、发际线焦虑、肥胖症、肠胃菌群紊乱和睡眠质量差等方面，至于10后，则处于身高和智力的生长发育期，对补充维生素、钙类、免疫力、促生长激素等食疗产品更为青睐[1]。

（三）产品形态

随着各种加工技术水平的提高和产业化规模的扩大，食疗产品的形态也在更新迭代，并实现了传统和现代技术的有效结合。目前，市场上较为常见的食疗养生分类有粥、羹、茶、酒、汁、饮、膏、糕点、糖果、罐头、药膳、精汁等，共涉及胶囊、片剂、软胶囊、粉剂、口服液、颗粒、饮料、酒剂、茶剂、丸剂、胶剂、膏剂和糖果等13个剂型。在全球范围内，片剂、胶囊和凝胶3种形态占据主要市场，粉剂则为印度青睐的剂型，但近几年消费者的需求出现了重大转变，同美国一样，《2017—2022中国健康养生行业市场发展现状及投资前景预测报告》数据显示，

18—35 岁的年轻人群销售总额占据健康养生市场总额的 83.7%，直接引领产品形态在原有剂型的基础上向零食化、轻量化方向进一步发展，其中最受欢迎的为"养生软糖"，与传统的片剂、胶囊相比，这种偏向于"生活态"的食疗产品更具有"安全有效、方便携带、易于储存"等特点。同时，为更增进大众对食疗产品的接受程度，目前，中国在原有的食疗产品基础上添加了 20 余种口味，更能满足人们的实际需求，这种模式下的产品形态将是未来几年行业发展的主要方向，并建议将现代科学技术中药运用于提取物，结合中药药性理论，作为未来制备产品口味工艺的主要方式之一，以达到药效相辅相成的目的。

三、市场分析

（一）市场规模分析

全球食疗产品规模正在缓慢增长，2019 年市场总额达到 2667.4 亿美元，10 年复合年均增长率为 3.6%。产品主要消费区域分布在北美洲、欧洲和亚洲（见图 6 - 2 （a）），欧美地区保健品产业链在 20 世纪 70 年代就达到了高速成长的起始期，发展较早且市场稳定。从市场份额来看，中国的保健品市场份额仅次于美国，需要注意的是，中国目前人均可支配收入仅处于美国 20 世纪 70 年代水平，美国的保健产品发展轨迹侧面反映出中国及其他发展中国家的食疗产业前景广阔。

根据 Euromonitor International 发布的 World Market for Consumer Health 报告[12]，全球膳食补充剂和维生素销售额占比达到了 74.56%，体重管理和运动营养分别为 11.33% 和 14.11%，受新冠病毒肺炎疫情的强烈冲击，体重管理等产品出现了首次大幅度下降，人们对提高机体免疫力的意识猛增，膳食补充剂复合年增长率为 3%，且亚太地区成为膳食补充剂和维生素增长的重要区域。可以大胆预测，新冠病毒肺炎疫情结束后，膳食补充类产品规模会缓慢下降至正常比例。

据 2001 年 NBJ 报道结果得出（图 6 - 2 （b）），草药的诉求占比仅为 8%。但近年来草药和传统膳食补充剂的市场规模在全球出现了一定的增长，也不再局限于东南亚地区，这种传统的食疗原料和习俗已扩大到北美地区，在欧洲也占有一定的市场规模，但目前这两类产品的市场主要还是依赖亚太地区，由于中草药如灵芝、人参等本身具有巨大的天然增强免疫力等应用价值的优势，未来全球的草药和传统膳食补充剂的市场会继续扩大。

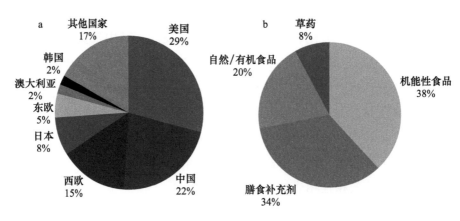

（a）2019 年全球保健品市场格局 　　（b）2001 年全球健康诉求食品市场细分

图 6-2　NBJ 报道结果

数据来源：中企协数据库

（二）市场竞争战略关系

波特竞争战略理论认为，任何企业都要考虑来自 5 个方面的竞争作用力：新进入者威胁、替代者威胁、买方议价能力、卖方砍价能力和现有竞争者（表 6-2）。根据表 6-2 概括分析，全球食疗行业主要受到中小型企业数量多、规模小、创新性弱几方面的冲击，在议价和砍价方面威胁较大，同大型企业相比，容易面临"卡脖子"现象。企业根据 5 种竞争力的应用能力高低，产生成本优势和相对差异化的基本结果。两种基本的竞争结果与企业相应的活动相融合，可导出 3 种一般性竞争战略：总成本领先战略、差异化战略和专一化战略。

"总成本领先战略"要求企业必须建立起高效、规模化的生产设施，严格控制成本，降低总成本对于中小型食疗企业提高砍价能力和降低消费者的议价威胁尤为重要；"差异化战略"则要求企业树立一些独特的品牌形象或产品差异化，这与控制总成本存在冲突，因此，大型企业、外资企业在此层面上有着得天独厚的优势，对行业建设创新型产品和服务发挥至关重要的作用；"专一化战略"则以较高的效率为某一狭窄的战略对象服务，从而实现了以低成本和差异化超越对手。目前，全球食疗产业存在严重的创新性不足的问题，主打专科产品的企业才能站稳脚跟，如以肠胃保护为主要战线的江中食疗。企业的发展必须与自身竞争优势相结合，提出战略核心思路。

表 6-2　食疗产业竞争作用力分析

竞争作用力	主要内容	行业实际情况	解决方案
新进入者威胁	同类或相似产品企业进入市场争夺"大蛋糕"	全球对食疗产品的管控严格，行业壁垒较高，该竞争力较低	提高行业壁垒；设立政策门槛

续表

竞争作用力	主要内容	行业实际情况	解决方案
替代者威胁	以新的产业链代替食疗产品的功能作用	食疗产业较为特殊,属于养生三大板块之一,暂无可完全替代的威胁	开发产品新功能;降低利润;提高产品质量
买方议价能力	消费者利用供大于求的特性要求降低产品价格	食疗行业中小企业较多,容易构成议价威胁	提高中低端产品质量;产品分流增加潜在客户
卖方砍价能力	企业提高原料价格或降低成本以影响行业的盈利状况	大型企业有套期保值策略,中小企业原料数量需求少,议价能力弱	抓住产品核心要素竞争力;打造企业品牌效应
现有竞争者	国内外各种大中小型食疗企业形成竞争圈	大型企业品牌效应强,容易把握主流,中小型创新力差,竞争力弱	中小型食疗企业提高创造品牌知名度和大力发展创新

贰
行业发展篇

(三) 市场营销方式

食疗产品的销售渠道主要由线下渠道、直销渠道和电商渠道构成[1],每种销售渠道的选择与产品自身的功能特点密切相关,一般来说,具有重复消费性、使用频次较高的产品适合直销模式,如维 C 糖;具有较高知名度的品牌产品则适合电商模式,如猴菇米稀。近年来,尤其是新冠病毒肺炎疫情期间,保健品行业受到国家政策严管和电子商务迅速发展的冲击,产品的主流销售模式已由传统线下销售逐步转变。按目前市场形势分析,以药店、百货市场为销售通道代表的线下渠道呈现增速变缓的趋势,这与国家医保控制费用政策密切相关;受到具有购买能力的主要消费群体对线上销售的产品仍持有怀疑态度的影响,以直面消费者销售的直销渠道虽在保健品市场仍占半壁江山,但也出现了缓慢下降的趋势;直销企业和适合直销的产品备案数量大幅度下降,国家对直销规范化监管进一步加强,限制了直销牌照发放;而以各类电商平台为主的线上销售模式则凭借流量大、固定投资少等优势呈现出稳定持续增长的趋势,许多海外品牌必须依靠电商平台完成产品交流,因此,电商模式和直销模式或将持续作为保健品销售行业的中坚力量(中国销售渠道占比见图 6-2),而销售的产品基本集中在维生素和膳食补充剂上,约占所有保健品份额的 90%,故出现了较为严重的产品创新性不足的问题。随着流量带货的势头愈演愈烈,之后的营销方式仍会以电商渠道作为交易主要平台,但用户对产品的可选择性会进一步提升,这就要求平台做好消费体验升级和市场需求大数据分析等方面的工作。在此基础上,切实做到文化营销、数据库营销、关系营销、兴奋点营销等营销手段的挖掘。

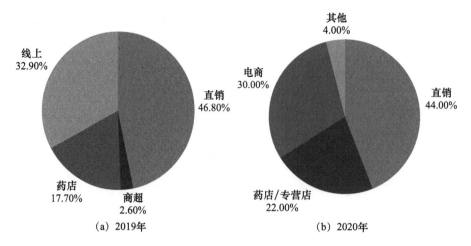

图 6-3 2019 年 2021 年中国保健品行业销售渠道占比情况

数据来源：欧睿、NBJ 前瞻产业研究院整理

四、发展趋势、存在问题及发展建议

（一）世界健康食疗产业未来发展趋势

1. 新兴技术涌现，工艺水准提高

科学技术提升是行业经久不衰的首要基础。这里的科学技术泛指加工技术、生产技术、炮制技术、精密仪器研发技术等其他技术，这些技术都应为提高产品质量和增加现有原料的可利用程度所服务。产品的质量不应狭义地认为是有效成分含量高，更重要的是抓住"质量源于设计"这一宗旨，在产品设计时，需要结合考虑市场需求、产品成果转化过程、工艺条件、原料特性等其他影响因素。而提高现有原料利用率则体现在"变废为宝"，通过多学科交叉合作开发更多的食物价值，譬如具有药食两用作用的三七，利用发酵技术可将三七药渣制备成适合调节肠胃功能的益生菌产品。近年来，各国大健康产业领域人员都将产品研发的矛头指向了"如何提高原料多成分利用率和开发新物源"，传统的中草药具有巨大的潜在应用价值，在控制或预防糖尿病、心血管等疾病的过程中，必然存在许多未知的有效成分，未来食疗产品研发的发展之路与科技进步、原料补充等息息相关。

2. 消费人群发生转变，产品更细化

由于社会人口增加，带来了就业、学业竞争度的高速增长，许多疾病渐渐由长期生活压力产生，一些疾病发病率不断表现年轻化的迹象，这也暗示了治未病的重

要性，养生成为年轻人的热潮，保健食品消费人群向"90""00"甚至"10后"不断靠近。全球大部分的年轻人几乎都有过睡眠质量差、焦虑、免疫力低、记忆力衰退、脱发等亚健康问题，全球食疗产品的设计也从以往简单的调节肠胃、提高免疫力慢慢地扩展到更具针对性的解决或预防生活问题，目前市场针对这些症状推出了相应的食疗产品，具有一定的治疗效果。然而，大多数产品没有做到进一步细分，更多的是通用型产品，老少妇幼皆宜，这其实与中国整体观念和辨证论治的养生观念存在出入，同类产品的研发应该细化到性别、年龄段和季节等方面，并结合考虑各种阶段消费人群的体质、适应度、喜爱度、购买力等来设计食疗产品的剂型、口味、剂量等，在整体观念基础上的剂型多样化、产品多元化是紧跟市场发展的正确道路。

3. 饮食文化多交叉，膳食结构合理化

从日本功能性产品发展的成功案例来看，善于吸收外国优秀文化并结合本国优势发展是迈向全民健康的捷径。科技进步使各国食疗产业之间产生无障碍交流，地中海合理膳食结构、日本疗养方式、中国药食同源基础、冰岛日耳曼色彩等食疗文化之间相互交叉是世界食疗产业得以有效创新的物质基础。目前，仅有少数国家将外国文化理论转化为产业成果，未来食疗产业的发展可以预测为各国朝着产学研结合转化的方向进行，产品更具国际色彩，膳食结构趋近多元化、合理化。

(二) 存在问题

1. 相关法律法规有待完善

行业的发展离不开合理的相关政策支持或约束。以中国保健品市场为例，国家虽然出台了一系列政策以最大限度避免由于市场混乱造成的利益纠纷以及尽可能地促进国家健康产业发展，但仍有一些细节之处有待进一步完善。如现有食品功用声称标签管理规范，中国允许将保健功能声称贴于保健食品标签上，但功能声称必须在文件规定的27种范围以内[13]，这意味着中医药食疗产品功能声称不在此范围内，这显然与中医药药食同源产品本应具有的权利事实相违背。针对该制度的不完善之处，建议可以将美国《合格健康说明》"备案 + 列表（清单）"管理模式作为参考。

2. 公民缺乏对食疗科学的认识

食疗行业发展的主要受众人群是公民，但限制行业健康发展的往往也是公民本身。食疗产品虽以无副作用、无耐受性为功能特点，但其食物与药物都具有偏性，只是偏性大小的问题。无法辨证饮食、无科学食用剂量、对偏性一知半解或过分寄

希望于食疗都是对食疗科学认识不足的表现，如酸性食物具有软化血管、预防动脉粥样硬化等功能，但过量酸会导致钙流失；脾胃虚寒的人冲藕粉会加剧腹泻症状等，公民知识匮乏容易造成适得其反、对食疗产品失去信心、传播错误理论等不良后果，这对产业发展和公民健康都是不利的，因此，加大科学指导和培养食疗相关人才很有必要。

3. 其他不足

当前，全球传统健康食疗产业的发展还存在食品基础研究较浅、低水平重复、过度包装、夸大食品价值、食品源头质量有待提高等不足之处，尤其以食物有效成分提取液纯度低、药食两用为基础原料的中药材商品等级规格不明确、基原鉴定不清楚等问题常见。诸如此类的问题很有可能直接导致产品出现质量不过关、疗效不足、缺乏创新等后果，未来食疗产业的完善方面应重点包含这几方面。

（三）发展建议

随着食疗在各种疾病的防治和生活作息规律中扮演着积极的作用，全球传统食疗产业迎来了新的机遇和挑战，尤其以"药食同源"为代表的食疗产业将拥有更庞大的市场规模。因此，建立合理的食疗管理体系、市场调研方法以及完善新一步的发展战略对未来食疗产业健康发展尤为重要。

1. 建立食疗管理体系

建立食疗管理体系要以构建规范的食疗管理目录、建立科学的食疗评价规范和搭建食疗智能化平台为主要内容。首先，目前全球在收录食疗产品的来源、临床应用、适用人群、制备方法等方面还不能做到像药品一样体系化，建议各国将建立并补充食疗管理目录作为行业一大任务，以最大限度发挥食疗作用；其次，食品和药品在作用时效和起效时长等方面有一定的不同，目前全球多以药物临床研究规范作为食疗的临床研究的参照，这一举动不太符合食疗产品的基本特性，因此，重新建立符合食疗产品的评价规范很有必要；最后，当前全球的智能化产业已达到了很高的水平，可以建立智能科学与食疗的交叉产业以构建一套智能化平台，指导公民辨证饮食，规范使用食疗产品，进而填补公民对食疗科学知识的空白。

2. 深入市场调查研究

市场调查研究是否深入可靠是决定一个国家对行业能否运筹帷幄的基础。市场调查研究主要包括国际食疗市场需求、国内食疗市场需求以及全球食疗市场规模预测分析这几个方面。抓住国内国际市场消费趋势可重点从消费人群年龄构成比例、产品需求度、国内产品空白区、同行竞争报告、甚至国际政策规划等模块进行。深入研究各国产业发展趋势和优劣情况，结合自身产业特点做出合理化调整。企业需挖掘并分析近5年食疗产业相关数据，及早制定预测分析报告，加大国内外研究成果结合转化的力度以适应市场的瞬息万变。

3. 健康战略制定多元化

国家健康战略的制定主要用于指导国家在健康层面的建设与发展，以日本全民全社会参与健康行动为代表的健康战略为各个国家的战略制定提供了一定的思路，此外，新加坡以"健全的医保体系引导个人主动控费"作为战略方案；英国则将国民健康服务体系贯通在一切为居民的健康服务的宗旨中，强调政府自主性[14]。这些国家的健康战略各有千秋但又具有高度相似性，即健康不能只依靠药物或食物来"堵"，更要仰仗树立健康行为和思想来"疏"。国家健康战略的发展处于动态变化当中，学习其他国家合理的战略方案对各国应对所面临的战略新形势具有一定的启示。

4. 大力发展药膳食疗产业

中国药膳食疗发展已有千百年历史，并在日本、韩国等国家得到了广泛的流传和高度评价，相比快速发展背景下的保健食品等显然更禁得起历史的推敲和实现了大量临床的验证。因此，大力并科学发展中医药膳食疗很有必要，具体表现在对以药食同源为原料的药膳分类管理；对非食品资源的中药可以在研究其毒理学的基础上有步骤的放开政策，加大药食同源原料的探索。合理掌握药膳食疗的科学性也同等重要，建议采用"中医医师指导下的药膳食疗"模式，辨证论治，确保达到精准增强体质的目标上不走医药或保健品的认证之路。扩大中医服务范畴，正确认识药膳食疗是推动中国乃至全球食疗发展的重要一环，应引起行业重视。

参考文献

[1] 赵婉莹. 中国古代食疗发展研究 [D]. 咸阳：西北农林科技大学，2008.

[2] 张伯礼，林瑞超，李宏亮，等. 中国食疗产业发展报告 [R]. 北京：社会科学文献出版社，2021.

[3] 王慧，尹译，朱炯，等. 美国保健食品监管及标准现状 [J]. 食品安全质量检测学报，2019，10（1）：19-24.

[4] 魏涛，陈文，秦菲，等. 欧盟对功能食品的管理 [J]. 食品工业科技，2009，30（9）：292-295，362.

[5] 刘汉江，蒋卓勤，杨德胜. 保健食品的现状和监管探讨 [J]. 中药材，2006（4）：404-407.

［6］万晓文，岳秋颖，李丛，等．中医药食疗产品定义、范畴在我国适用的探讨［J］.江西中医药大学学报，2019，31（3）：91－94.

［7］张伯礼，林瑞超，等．中国食疗产业发展报告［R］.北京：社会科学文献出版社，2021.

［8］Ozen A E.Consumption of functional foods in Europe：a systematic review［J］.Nutricion hospitalaria：organo oficial de la Sociedad Espanola de Nutricion Parenteral y Enteral，2014，29（3）：470－478.

［9］周微宏．从"古中医圆运动"谈新加坡的养生食疗特点［C］.//2012·中国香港世界中联第三届药膳食疗国际学术大会暨世界中联药膳食疗研究专业委员会第三届学术年会论文集，2012：202－203.

［10］史欣德．论"以味选方"［J］.上海中医药杂志，2017，51（6）：74－76.

［11］田明，张孜仪，赵静波，等．日本保健功能食品的管理及对我国的启示［J］.中国食品卫生杂志，2019，31（3）：240－245.

［12］金慰群．地中海饮食缘何屡摘桂冠［J］.保健医苑，2022（3）：60－63.

［13］Nutrition Business Journal.Supplement business report［R］.（2021－05－21）［2022－05－10］.https：//store.newhope.com/products/2021－supplement－business－report.

［14］Euromonitor International.October 2020.World Market For Consumer Health.

［15］万晓文，李丛，朱卫丰，等．中医药食疗产品功用声称标签管理问题刍议——借鉴美国功能食品标签管理的制度创新［J］.江西中医药大学学报，2017，29（6）：7－11.

［16］王仔鸽，吴华章，宋杨．国外健康战略发展经验及对中国的启示［J］.医学食疗与健康，2021，19（5）：203－205.

貳
行业发展篇

—— 叁 ——

区域发展篇

HB.07 东亚传统医药发展报告

张维纯①   徐 俊②

摘 要：本报告运用文献研究方法收集东亚各国传统医药的资料和数据，对传统医药的起源、历史、理论、发展现状、医事医药制度、高等教育、科研及传统医药运用等进行总结。受国情和历史进程的影响，东亚各国传统医学的医事医药制度不断更迭，多数在近代受到西医冲击，但现在都已认识到传统医学的重要性，不断完善医事医药制度，总体上东亚传统医药向好发展。

关键词：东亚；传统医学；医学发展；中医

一、东亚传统医药的起源及发展

世界卫生组织对传统医学定义为：在维护健康及预防、诊断、改善或治疗身心疾病方面所使用的，根据不同文化所特有的，无论可解释与否的理论、信仰和经验为基础的知识、技能和实践的总和[1]。东亚包括中国、日本、韩国、朝鲜及蒙古国。日、韩、朝与中国毗邻，受中国文化影响，同属儒文化圈，其传统医学的发展与中国中医学的发展密不可分，都基于中医学的基础理论，并结合本国传统经验疗法，形成了各自的传统医学[2]。蒙古国与中国接壤，历史上中国元朝的统一促进了中蒙医药文化的交流，明代中期蒙医吸收了中医的"阴阳五行"学说。

（一）中国传统医药的起源及发展

1. 中医的起源

一般而言，中国的传统医药由中医学、民族医学和民间草医草药 3 部分组成。

---

① 张维纯，管理学硕士、湖北中医药大学管理学院副教授，研究方向：医药经济管理、中医药管理。

② 徐俊，日语学士、中国中医科学院中医药信息研究所副研究员，研究方向：中医药情报。

本报告以中医学为主要话语目标。春秋以前，人类医药活动带有迷信色彩，医药成果成为巫医的法术灵验的证明。随着人类社会的发展，自然哲学从巫术中脱离出来，从神道观向天道观转变，尤其是在先秦哲学基础上建立的道气学说，被中医学所吸收并作为中医理论中的一个重要内容。同时，中医学开始用生态环境的变化、饮食不调、情欲不节等因素来观察和认识疾病，采用食疗、药物、针灸等方法来治疗疾病，摆脱巫术的束缚。春秋时期，随着无神论等唯物主义思想和"阴阳五行学说"的兴起，人们开始用崭新的、唯物的科学观念来认识并解释世界自然事物的属性。中医学受其影响以阴阳五行作为基础理论的架构已初步具备，《周易》《左传》《尚书》等均记载，阴阳五行已被当时的医家用于解释人体和中医理论[3]。

2. 中医的理论基础及发展

中医的基础理论包括哲学基础理论（精气、阴阳、五行、思维方式）、中医对人体生理的认识理论（精气血津液神、藏象、经络、体质）、中医学对疾病及其防治的认识理论（病因、发病、病机、防治原则）等。中医学理论体系是以精气学说和阴阳五行学说为思维模式，以整体观念为主导，以脏腑经络和精气血津液的生理病理为基础，以辨证论治为诊疗特点的医学理论体系。中医学的理论体系遵循"天人合一"的系统整体观，是包括理、法、方、药在内的中医学基本概念、原理和方法的科学知识体系。

（1）理论的形成

中医学理论体系形成于战国时期（公元前 770 至公元前 221 年）至秦汉时期（公元前 221 至公元 220 年），医学专著有《黄帝内经》《难经》《伤寒杂病论》《神农本草经》。《黄帝内经》包括《素问》和《灵枢》两部分，共 18 卷 162 篇，是集众多医学家的医学理论和临床经验编纂而成，构建了中医学理论的基本框架，是中医学理论体系形成的基础源泉。《难经》常与《黄帝内经》并提，传说为秦越人扁鹊所著，同为后世指导临床实践的重要理论性著作。《伤寒杂病论》为张机（字仲景）所著，后经晋代王叔和整理，分《伤寒论》和《金匮要略》两部分，是中医学第一部辨证论治的专著。《神农本草经》成书于东汉，是集秦汉时期众多医学家搜集、整理、总结药物学经验成果的精华，为中药学"四气五味"的药性理论和"七情和合"的药物配伍理论奠定了基础，全书载药 365 种，是中国现存最早的中药学专著。

（2）理论的发展

中医学在汉代以后进入了全面发展时期。魏晋、隋唐时期（公元 220 至 907 年），第一部脉学专著《脉经》（晋·王叔和）问世，第一部针灸学专著《针灸甲乙经》（晋·皇甫谧）问世，第一部病因病机证候学《诸病源候论》（隋·巢元方）

问世，最早的医学百科全书《备急千金要方》与《千金翼方》（唐·孙思邈）问世。宋金元时期（公元960至1368年）中医学迅速发展，流派纷呈，建树颇多，中药学、方剂学、针灸学、临床各科学等迅速发展，医学著作大量刊行，国家开始组织编纂中医药学著作，并开始研究处方、成药、经络腧穴的规范化。南宋陈言著《三因极一病证方论》（简称《三因方》），以病因及病证相结合的方法，系统阐述了三因理论。金元时期的刘完素、张从正、李杲、朱震亨被称为"金元四大家"。刘完素力倡火热论，认为六气化热化火是外感病的主要病机，而内伤病中"五志过极皆能生火"，故在治疗中多用寒凉药，被称为"寒凉派"，著有《素问玄机原病式》。张从正力倡攻邪论，主张"病由邪生"，邪去则正安，多用汗、吐、下三法，故被称为"攻邪派"，代表作为《儒门事亲》。李杲力倡脾胃论，主张"百病皆由脾胃衰而生"，善用温补步脾胃之法，被称为"补土派"，著有《脾胃论》。朱震亨力倡相火论，主张"阳常有余，阴常不足"，善用"滋阴降火"，被称为"滋阴派"，著有《格致余论》。

（3）明清时代的理论深化

明清时期，中医学理论得到综合汇通和深化发展，明代张介宾、赵献可提出"阳非有余""真阴不足"的见解，创新对命门概念及其功能的认识。温病是感受温邪所引起的一类外感急性热病的总称，温病理论源自《黄帝内经》，到明清臻于成熟，明代的吴有性和清代的叶桂、薛雪、吴瑭等对温病理论和实践的创新做出了卓越的贡献。吴有性主张温疫病的病因为"戾气"而非六淫病邪，著有《温疫论》。叶桂首创温病的"卫气营血"辨证理论，著有《温热论》。薛雪创新温病学说的湿热病因理论，著有《湿热病篇》。吴瑭创立温热病的三焦辨证理论，著有《温病条辨》。明清时期在整理已有的医药学成就和临证经验基础上，编纂了门类繁多的医学全书、类书、丛书籍经典医籍的注释等。明代李时珍著《本草纲目》，载中药1897种，分为16部60类，是驰名中外的中药学巨著。徐春甫著《古今医统大全》，辑录270余部医籍，为著名中医学全书。王肯堂著《证治准绳》，以临床内、外、妇、儿等各科疾病方证为主，为著名中医学临床医学丛书。清代政府组织分类编排《古今图书集成医部全录》，为著名中医学类百科书。吴谦等著《医宗金鉴》，具备临床各科理法方药歌诀，是太医院教科书。王清任著《医林改错》改正了古医籍中在人体解剖方面的某些错误。

近代中医学理论的发展呈现出新旧并存的趋势：一是继续整理和汇总前人的学术成果，20世纪30年代曹炳章主编《中国医学大成》；二是以唐宗海、朱沛文、恽铁樵、张锡纯为代表的中西汇通学派，从理论到临床汇通中西医的观点，唐宗海著《中西汇通医经精义》、张锡纯著《医学衷中参西录》即是代表作。

现代中医学在继承发扬中医药优势特色的基础上，充分利用现代科学技术、东西方医学优势互补和相互融合、多学科交叉相互渗透，创建中医学新理论、新技术、新方法认识生命和疾病现象已成热点。

（二）汉方医学的起源及发展

1. 汉方医学的起源

汉方医学，是中国医药学传入日本后，受其文化熏陶，逐渐形成的具有日本特色的传统医学，区别于日本本土的"和医学"以及西方传入的"兰医学"。一般认为，中医学是公元 5 世纪通过朝鲜半岛传入日本，即日本医学史著作中所提的"韩医方"。"韩医方"的传入，使日本居民开始体认疾病与四季变化、居处饮食和情绪变化等内外因素是息息相关的，并非以往认为的巫术或宗教因素导致。中国医学与日本的直接交流，一般认为始于公元 552 年，梁元帝赠给日本《针经》一套以及公元 562 年，吴人知聪携《明堂图》及相关医药及针灸书籍 164 卷到日本。公元 600 年飞鸟时代日本遣隋使来到中国求取佛经知识，学习中国的文化礼制，但刚好有药师等对医药有兴趣者随行，之后也将相关中医知识传回日本。同时，也有以鉴真和尚为代表的中国僧侣从中国至日本交流，兼传医药知识。鉴真东渡对日本医学的发展起到了推动和促进作用，被奉为医药始祖，其中现存日本最早的医书《医心方》便收录了鉴真当时传入的医方。此后，隋唐、宋代医学及医药著作大量传入日本成为日本医学的主流，日本开始了长时间在临床上中医的辨证及用药方式、医事制度方面向中国的学习和模仿，为日本汉方医学的独立发展与形成体系奠定了坚实的基础。

2. 汉方医学的流派

（1）后世派

日本医家在全面接受和模仿运用中国医学的基础上于 16 世纪末致力于医学思想创新，促进中国医学"日本化"。日本汉医"后世派"代表人物为曲直濑道三（1507—1594 年）及其养子曲直濑玄朔（1549—1631 年），近现代后世派的代表医家有森道伯、矢数道明等。后世派的学术特点是在学术思想上以《黄帝内经》为基础，以李杲、朱丹溪等金元医家的学说为主导，博采各家之长；在医书编纂方面积极促进中国医学日本化；在临床诊疗中注重辨证论治，提出简明扼要的临证诊疗原则和方法。

（2）古方派

室町时代明应年间（1492—1500 年）坂净运赴中国学习张仲景学术思想，回国时带回《伤寒杂病论》。其后，日本关东地区的永田德本（1513—1603 年）因倡导张仲景医说而被称为"古方派的先驱"。江户时代，名古屋玄医对《伤寒论》和

《金匮要略》的研究颇有成效。后出现的另一位具有创新思想的医家是后藤艮山。后藤艮山（1659—1733 年）否认出自《黄帝内经》的阴阳学说和藏象理论的价值，摒弃病因病机学说，提出"气滞"是导致所有疾病的原因，提倡"一气留滞论"。其弟子香川修庵独尊《伤寒论》，认为《黄帝内经》《难经》均杂有邪说，宋元以下诸说也不可取，古方派医学开始兴起。

江户时代古方派的代表人物吉益东洞（1702—1773 年）既尊张仲景，又读《黄帝内经》《难经》等著作；认为张仲景随证投药，不拘病因，最可推崇；力倡"实证亲试"和"万病一毒论"，在诊断上注重腹诊，在治疗上善用经方。其子吉益南涯（1750—1813 年）倡导"气血水说"；认为毒本无形，必乘有形之物方为其证，乘气为气证，乘血为血证，乘水为水证，试图补充和完善"万病一毒论"，发扬古方派医学。此外，还有山胁东洋、中西深斋、村井琴山、岑少翁、中神琴溪、永富独啸庵等医家。古方派在学术思想上排斥《黄帝内经》，崇尚《伤寒论》，否定后世派，注重实证亲试；在临床诊疗中倡导一元论的病因学说，力主方证相对，腹诊至上，善用经方。日本近现代的古方派著名医家，有汤本求真、大塚敬节等。

（3）折衷派

江户时代中期，主张在临床诊疗和学术研究中博采众家之长、不执一家之说的医家逐渐增多，后世尊称这些医家为"折衷派"。折衷派的先导者为望月三英（1696—1769 年），代表人物有和田东郭、福井枫亭等，著名的折衷派医家有山胁东门、龟井南冥、有持桂里、浅田宗伯等。折衷派的学术特点是在临床诊疗中不拘流派之见，注重从疗效遣方用药；在学术研究方面涉猎广泛。

（三）韩医的起源及发展

韩国的传统医学称为东医学。1986 年，韩国通过卫生法，将传统医学东医学改称"韩医"。其传统医学与中国传统医学同出一脉，韩医的发展渗透出中韩医药的交流，属东亚传统医学体系，或是中国传统医学的一个分支。中国医药学传入时间为韩国的三国时代（313—668 年）。公元 561 年，中国的吴国人知聪将中国最早的医学书如《内外典》《药典》《明堂图》等 164 卷传到韩国，从而把中医药介绍到了韩国。此后，大量的中医书籍传到韩国，对韩医学的形成和发展起到了重要作用。韩国在统一新罗时代（668—918 年）创设了最初的医学教育机构，并设置两位博士给学生教授《本草经》《甲乙经》《素问经》《针经》《脉经》《明堂经》《难经》等医书，这些成为韩医学发展教育的基础。中国宋朝的《太平圣惠方》在高丽时代（918—1392 年）传至韩国，被作为基本的医方书使用，韩医学理论也是以我国宋朝的医学思想为基础。到李朝时代（1392—1910 年），韩医学进一步发展，具备了作为独立的民族医学体系的条件，出版了许多成为今天韩医学基础的书籍。如对韩医学有极大影响的医书《医方类聚》，即引用中国唐、宋、元及明朝初期等医书种类达 152 种、365 卷之多。

（四）蒙医的起源及发展

蒙医药的产生已有长达 2000 多年的历史。自古以来，蒙古先民长期生活在广阔的蒙古高原，深受逐水草而居的游牧生活影响，为了自身的生存，他们在与干旱、严寒、潮湿、风雪等严酷自然条件的斗争中，积累了许多适合环境、生产方式、生活习惯以及地理气候特点的医药知识和治疗方法，诸如正骨与外伤治疗、拔罐与烫灸疗法、正脑术、食疗以及遍布蒙古草原各地的早期民间用药等。《黄帝内经》记载："北方者，天地所闭藏之域也，其地高陵居，风寒冰冽，其民乐野处而乳食，脏寒生满病，其治宜灸焫，故灸焫者，亦从北方来。"这是关于我国北方疾病情况的最早记录，也是和蒙医药内容有关联的最早的文献记载。蒙医药的产生，最早是一个本能的、自发的医药实践过程。萌芽阶段的蒙医药知识主要处于口口相传的阶段，也正是这些口口相传的知识为蒙医药学的形成奠定了基础。其实，处于萌芽阶段的蒙医药知识是生活在蒙古高原上的各民族共同创造的。蒙医药的形成与蒙古族生活方式有关。人们在高原的游牧生活中不断积累了应对各类疾病的有效诊疗方法和医疗保健知识。13 世纪初至 16 世纪中叶，元朝的统一促进了中蒙医药文化交流，形成了传统蒙医学。明代中期，蒙医药吸收了中医学的阴阳五行学说、藏医学的"三根理论"和印度医学"七素理论"，形成近代蒙医理论体系。

二、东亚传统医药的发展现状

（一）中国的传统医药发展现状

根据《全国中药材生产统计报告（2020 年）》数据，2020 年，329 种中药材全国种植总面积约 8339.46 万亩，乔木和灌木类约占 58%，草本和藤本类约占 42%。191 种临床常用中药材的种植面积约 5773.98 万亩，占 69.24%，其中，草本类占比较大。77 种药食同源类中药材的种植面积约 5486.31 万亩，占 65.79%，其中，乔木类占比较大。不是药食同源但为临床常用中药材的种植面积约占 28.77%，既不是药食同源又不是临床常用中药材的种植面积约占 5.44%。

2020 年医疗卫生机构中中医类医疗卫生机构（包括中医类医院、中医类门诊部、中医类诊所，及隶属于卫生部门的中医类研究机构）达到 72355 个，2019 年为 65809 个，增加了 6546 个，增幅为 9.9%，占全国医疗卫生机构总数的 7.1%，高于 2019 年的 6.5%。2020 年全国中医类医院总计 5482 个，2019 年为 5232 个，增加了 250 个。其中，公立中医医院 2332 个，民营中医医院 2094 个，比 2019 年分别增长 0.9%、9.6%；公立中西医结合医院 162 个，民营中西医结合医院 570 个，与 2019 年相比分别增长 6.6%、4.2%；公立民族医医院 248 个、民营民族医医院 76 个，与 2019 年相比，分别增长 1.6%、11.8%。2020 年全国中医类门诊部总计 3539 个，比 2019 年的 3267 个增加了 272 个，增幅为 8.3%。中医类诊所总计 63291 个，比 2019 年的 57268 个增加了 6023 个，增幅为 10.5%。近年来，中医类诊所发展迅速，增速较快，2015—2020 年，中医类诊所环比增幅分别为 6.5%、6.0%、9.0%、11.8%、8.5%、10.5%。

2020 年全国中医类床位数为 1432900 张，比 2019 年的 1328752 张增加了 104148 张，增幅达 7.8%。2020 年中医类床位总数占全国总床位数的 15.7%，高于 2019 年的 15.1%。2020 年全国每万人口中医类床位数达 10.1 张，比 2019 年的 9.5 张，增加了 0.6 张。2020 年全国每万人口中医类医院床位数达 8.1 张，全国中医类医院实有床位达 1148135 张，相较于 2019 年的 1091630 张增加了 56505 张，增幅为 5.2%。目前，中医类医院实有床位占全国医院实有床位数的比例达到 16.1%，比上年增长 0.2 个百分点。2020 年综合医院中医类临床科室床位数达 133628 张，比 2019 年的 115551 张增加了 18077 张，增幅为 15.6%。

2020 年全国卫生机构中中医类医疗卫生机构人员数为 1513024 人，比 2019 年的 1421203 人增加了 91821 人，增幅达 6.5%。2020 年全国卫生机构中，中医药人员总数为 828871 人，比 2019 年的 767239 人，增加了 61623 人，增幅为 8.0%。目前，全国中医药人员数占全国卫生技术人员数比例为 7.8%，比 2019 年增长 0.2 个百分点；全国中医药人员占全国医药人员的比例达 17.2%，略高于 2019 年的 16.9%。在中医药人员构成中，中医类别执业医师 578091 人、中医类别执业助理医师 104679 人、中药师（士）131163 人、见习中医师 14938 人，与 2019 年相比，中医类别执业医师、中医类别执业助理医师和中药师（士）分别增加了 44471 人、13516 人、4009 人，增幅分别为 8.3%、14.8%、3.2%；见习中医师减少了 364 人，降幅为 2.4%。2020 年全国每万人口中医类别执业（助理）医师数达 4.8 人，比上年增加 0.3 人。全国中医类医院人员数达 1321390 人，相较于 2019 年的 1250689 人，增加了 70701 人。中医类医院人员数占全国医院人员数的比例为 16.3%，比 2019 年的 16.1% 增长 0.2 个百分点。2020 年综合医院中医执业（助理）医师达 123263 人，比 2019 年增加了 8823 人，增幅为 7.7%；中药师（士）31118 人，比 2019 年的 31519 人减少了 401 人，降幅为 1.3%。

（二）日本的传统医药发展现状

据统计，2018 年日本汉方制剂类产值为 192747 百万日元，约占药品总产值的 2.79%[4]。日本汉方制剂生产主要集中在 18 家企业，津村制药一家独大，其他企业如 Kurashie、钟纺、三共、小太郎、大杉、帝国、本草等规模相对较小。津村制药从 1976 年开始，在 11 年里共申请了 129 个汉方药制剂品种，并获得了生产和销售许可权。排名第二 Kurashie 公司汉方药的品种约为津村的一半，共 57 个品种，但其市场占有率却不到一成。日本津村制药 2015 年度报告显示，其市场份额达到 84.5%，垄断市场格局无人能撼动。虽然目前在日本的汉方药制剂共有 900 多种，但是主要集中在"七汤二散一丸"10 种制剂（补中益气汤、大建中汤、柴苓汤、六君子汤、芍药甘草汤、加味逍遥散、麦门冬汤、牛车肾气丸、葛根汤、五苓散），占据了日本汉方药生产总额的 75.79% 和医疗用汉方药生产总额的 95.88%[5]。日本领土面积小且资源匮乏，所以其使用的生药资源 75% 须从邻国进口。

（三）韩国的传统医药发展现状

至 2015 年，韩国有韩医医疗机构 13895 所，包括韩医医院 260 所、韩医诊所 13613 所、针灸施术所 22 所，较 2006 年增加了 3459 所，年增长率为 3.2%。其中，韩医医院、韩医诊所分别较 2006 年增加了 118 所、3319 所，年均增长率分别为 7.0%、3.2%。韩医师、按摩师、韩药师人数分别为 23178 人、9277 人、2193 人，较 2006 年新增 7260 人、2473 人、1264 人，年均增长率分别为 4.3%、3.5%、10.0%。韩国执业韩医师人数为 23245 人，较 2006 年增加了 7396 人，年均增长率为 4.3%，主要分布于韩医诊所（64.8%）、综合医院（13.7%）、保健所（1.3%）、保健分所（2.9%），万人口执业韩医师人数为 4.6 人。韩国共有韩医专科医师 2611 人，来自内科 964 人、妇科 216 人、儿科 95 人、神经精神科 159 人、针灸科 533 人、耳鼻咽喉皮肤科 150 人、康复科 355 人、四象体质医学科 139 人。2006—2015 年，各科人数年均增长率分别为 8.2%、8.0%、10.1%、11.9%、9.0%、9.4%、12.3% 和 9.6%。2015 年韩医医疗机构床位数为 703978 张，万人口韩医床位数为 3.8 张，与 2006 年相比年均增长率为 9.3%，2015 年韩医医院及韩医诊所床位数分别为 16287 和 3073 张，与 2006 年相比年均增长率分别为 7.7%、27.5%。

2015 年，韩医医疗机构门诊医保报销申请件数 10 226.1 万件，占全国总量的比重为 7.6%。其中，韩医医院申请报销件数为 313.9 万件，占全国总量的比重为 0.2%；韩医诊所申请件数 9 912.1 万件，占全国总量的比重为 7.4%。2006—2015

年，韩医医疗机构、韩医医院、韩医诊所报销申请件数年均增长速度分别为 12.3%、13.8%、12.2%。2015 年韩医医疗机构住院医保报销申请件数为 35.1 万件，占全国总量的 2.5%。其中，韩医医院住院医保报销申请件数为 33.1 万件，占全国总量的 2.4%；韩医诊所申请件数为 2.0 万件，占全国总量的 0.4%。2006—2015 年，韩医医疗机构、韩医医院、韩医诊所报销申请件数年均增长速度分别为 20.5%、20.0%、33.5%[6]。

三、东亚传统医药的教育、科研、文化

（一）中国中医药教育、科研、文化

根据《新时代中医药高等教育发展战略研究》的数据，2020 年中国高等中医药院校共有 44 所，与 2019 年高等中医药院校数量持平；设置中医药专业的高等西医药院校 150 所，比 2019 年增加了 17 所；设置中医药专业的高等非医药院校 250 所，比 2019 年增加了 23 所。2020 年中国高等中医药院校毕业生 211303 人、招生 261920 人、在校学生 834777 人、预计毕业生 248514 人。与 2019 年相比分别增加了 10517 人、13162 人、57955 人、32276 人，增幅分别为 5.2%、5.3%、7.5%、14.9%。2020 年全国高等中医药院校招收外国留学生总数为 1164 人，在校留学生 8187 人，当年毕（结）业生 1702 人，授予学位 819 人。分别比 2019 年减少 1051 人、590 人、641 人、110 人，降幅分别为 47.4%、6.7%、27.4%、11.8%。2020 年中国高等中医药院校教职工总数达 53746 人，其中专任教师 32567 人，较 2019 年增加了 1416 人，增幅为 4.5%。专任教师中高学历者所占比例增加明显，2020 年专任教师中博士学历、硕士学历分别较 2019 年增长 11.2%、4.2%；本科、专科及以下分别减少 0.6%、40.0%。2020 年全国高等中医药院校研究生指导教师共计 18371 人。其中，博士研究生指导教师 918 人，比 2019 年减少 23 人，降幅为 2.4%；硕士研究生指导教师 15295 人，博士、硕士研究生指导教师 2158 人，比 2019 年分别增加了 1327 人、291 人，增幅分别为 9.5%、15.6%。2020 年全国中等中医药学校共 39 所，比 2019 年增加了 1 所；设置中医药专业的中等西医药学校 135 所，比 2019 年增加 11 所；设置中医药专业的中等非医药院校 204 所，比 2019 年增加 15 所。2020 年全国中等中医药学校毕业生 32060 人、招生 31793 人、在校学生 92368 人、预计毕业生 29499 人。与 2019 年相比，毕业生数和预计毕业生数均有所减少，降幅分别为 11.7% 和 3.1%；招生数和在校学生数均有所增加，增幅分别为 4.8% 和 2.0%。2020 年全国中等中医药学校教职工共计 4411 人，其中专任教师 3201 人，分别比 2019 年增加 577 人、

叁 区域发展篇

525 人，增幅分别为 15.0%、19.6%。

2020 年全国中医药科研机构重点发展学科数共计 188 个，其中，中医学 69 个、中西医结合医学 5 个、中药学 77 个、中医学与中药学其他学科 10 个。与 2019 年相比，全国中医药科研机构重点发展学科数增加了 13 个，其中，中医学增加了 9 个、中西医结合医学减少了 3 个、中药学增加了 8 个、中医学与中药学其他学科增加了 2 个。

2020 年中国中医药科研机构共 96 个，其中，科学研究与技术开发机构 72 个，科学技术信息和文献机构 2 个，县属研究与开发机构 7 个，其他事业单位 11 个，其他单位 4 个。机构总数比 2019 年增加 1 个。2020 年全国中医药科研机构从业人员共计 23132 人，与 2019 年相比减少了 758 人。按机构类别统计，科学研究与技术开发机构从业人员 21274 人；科学技术信息和文献机构从业人员 148 人；县属研究与开发机构从业人员 456 人；其他事业单位从业人员 2053 人；其他单位从业人员 31 人。2020 年全国中医药科研机构在研课题共 4056 个，比 2019 年的 3978 个增加了 78 个，增幅为 2.0%。发表科技论文 7222 篇，其中，国外发表 1448 篇，出版科技著作 417 种。比 2019 年全国中医药科研机构发表的 6612 篇科技论文增加了 610 篇，增幅为 9.2%。2020 年全国中医药科研机构专利申请受理数 522 件、专利授权数 631 件、专利所有权转让及许可数 21 件、专利所有权转让与许可收入 1339 万元。与 2019 年相比，全国中医药科研机构专利申请受理数增加了 63 件，专利授权数增加了 291 件，专利所有权转让及许可数减少了 26 件，专利所有权转让与许可收入增加了 263.6 万元。2020 年全国中医药科研机构参加对外科技服务活动工作量共 1698 人年，与 2019 年 1832 人年相比，全国中医药科研机构参加对外科技服务活动工作量减少了 134 人年。

2020 年全国中医药健康文化知识普及水平保持高位，普及率达 94.2%，较 2019 年增长了 1.7%；阅读率达 92.6%，较 2019 年增长了 2.5%；信任率达 92.9%，较 2019 年增长了 1.9%；行动率达 62.2%，较 2019 年增长了 4.0%。2020 年中国公民中医药文化素养水平达到了 20.7%，较 2019 年增长了 5.1%。

1997 年之前，香港地区医疗体系以大西医为主体，香港特区政府对中医药行业未有规划管理，中医药教育及培训多散在民间业内，如中医师公会及中医学校内进行，以职业培训为主，没有进入香港高等教育体系。部分大学的校外教学机构为中医药进入高等院校做了大量的前期铺垫工作，如香港大学专业进修学院、香港浸会大学持续教育学院等。香港回归后，香港中医药管理委员会成立，香港特区政府提出建立中医药港的理念，在香港特区政府及赛马会等机构的资助下，香港浸会大学率先成立中医药学院，并得到国家中医药管理局和国内多所中医药大学的支持。之后香港大学、香港中文大学中医药学院相继成立并招生，同时得到广州、上海、北

叁 区域发展篇

京、南京、河南、湖南、江西等中医药大学的鼎力支持。3 所大学每年共培养中医学生 75 人，香港地区注册中医师回归之初只有 3000 余人，现注册中医师已经超过7000 人。研究生教育分为兼读制和全日制，兼读制教学形式多样，以全日制以研究型为主[7]。

我国台湾地区中医药高等教育机构主要有 4 所：长庚大学、台湾中国医药大学、义守大学和慈济大学。台湾中国医药大学是台湾地区最早开始中医人才培养的私立高校，1958 年成立，拥有中医学系、学士后中医学系、针灸研究所、中西医结合研究所、中国医学研究所、中国药学暨中药资源学系、药学系、中国药学研究所等与中医药有关的机构。中医药学科设置比较齐全，学校氛围接近传统的中医药学教育。长庚大学前身为长庚医学院，以培育优秀的医学人才为目标，自 1998 年开始设立中医学系。义守大学原名高雄工学院，1997 年改名为义守大学，设有医学院，于2010 年开始设立学士后中医学系。慈济大学 2012 年成立学士后中医学系。台湾地区中医高等教育受西医学思想的影响，仿照国外西医学的学制设置，学制设置一般为本科 7~8 年，强调"中西医双修"或"中西医并重"，培养中西医双学位医疗人才。台湾中国医药大学的学士后中医学系学制为 5 年，4 年学校教育，1 年临床实习。长庚大学中医学系的教学理念是规划完整的中医与西医课程，提供优良学习与研究环境，以训练中医药、科技知识及现代医学素养兼具的医师，并通过延聘大陆资深中医教授莅校讲学的方式，补充中医教育师资不足。义守大学学士后中医学系教学理念是以培育中医基层全科医疗人才、培养中医临床医学各科专业人才、培养科学实证医工及生物科技研发人才为教育目标。学生在校前 3 年为理论学习时期，第 4 年为西医见习，第 5 年为中医实习，毕业授予医学士学位[8]。

澳门回归祖国前，中医药从业人员主要源于师传身授，专业水平参差不齐，民众对高素质中医药服务的需求得不到满足。澳门回归后，澳门科技大学于 2000 年建校伊始就成立了中医药学院，并逐步建立了覆盖中医、中药、中西医结合完整的中医药高等教育体系，结束了澳门无中医药高等教育的历史。2000 年，澳门科技大学成立中医药学院，至 2012 年，建立了涵盖中医学和中药学的学士—硕士—博士学位课程，以及中西医结合硕士和博士学位课程。中医学和中药学本科学士课程分别为五年全日制和四年全日制，总学分分别为 180 分和 150 分（每学分 15 学时），与内地同类课程的学制一致。

（二）日本的传统医学教育、科研和文化

由中国传入日本的汉方医学，在明治维新（1868 年）之前，一直占据着日本医学的主导地位，其后由于政府下令废止传统医学，确立以德国医学为日本唯一的医

学教育，汉方医学被排除于日本医学教育之外，只能作为校外医学在民间流传。100多年来，汉方医学在日本没有正规的学校式教育，长期以来以师承教育和民间团体教育为主要形式。

为了解决汉方医学的存续问题，2001年文部科学省规定，所有医学生毕业前都要学习汉方基础知识。到2004年日本全国80所拥有医学专业的大学全部设置了汉方医学科目，此前，只有一些药科大学有汉方讲座。自明治政府取缔汉方医学教育1个多世纪以后，汉方医学终于正式回归高等学府的课堂。虽然迄今国家医师资格考试中仍未出现汉方医学科目，日本仍无纯粹的汉方医师，但这已经是很大的进步[9]。

从1988年开始，日本科技厅开展"关于科学阐明东洋医学的调查"的规划，加大对中药研究的投入力度。日本政府每年要划拨近1.72万亿日元研究经费，利用高科技手段加强对中医基础理论的研究，使得中药研究由过去自发、无计划、无政府支持进行转向有组织、有支持、有计划的政府行为。日本医师对汉方药的认可度也较高，使用汉方药的医师已占日本医师总数的72%，而其中有70%的医师用药时间达10年之久[10]。

日本民众对汉方药十分推崇，也保留着春节饮用屠苏酒等民俗。1987年创立的日本中医药研究会，是由1100家日本药局、药店的经营者构成的全国性组织，并下设有34个跨地区的分会。

（三）韩国的传统医学教育

1947年12月31日，以朴镐丰为代表的朝鲜民族医师们创办杏林学院，这是庆熙韩医科大学的前身。1948年3月24日，成立了东洋大学馆，至1950年5月培养出第一批毕业生20名。1953年3月5日，东洋大学馆升格为"首尔漢医科大学"，为4年制大学；1963年2月28日，该校在仁川市设立了药草实习基地，招收漢药学专业学生。1963年12月16日被认可并允许漢医科大学6年制（2年预科＋4年本科课程）教育制度；1964年1月21日，首尔漢医科大学又改名为"东洋医科大学"，招收6年制医学本科生，当年招收漢医学及漢药学专业学生160名。1965年9月3日，学校法人合并，成为"东洋医科大学"庆熙大学校医科大学的漢医科。1966年2月，庆熙大学研究生院正式成立漢医学硕士学位课程。1973年9月25日，召开了第3次世界针灸学术大会。1974年3月1日，研究生院认可了漢医学博士学位课程。1976年10月27日，组织召开了国际东洋医学学术大会。1976年12月31日，医科大学内漢医科专业正式升格为庆熙大学校漢医科大学。可以说，韩国的韩医学教育历史就是韩国庆熙大学校韩医科大学的历史。

　　为强调与中医的不同，1986 年 5 月 10 日之前称为"漢医学"的相关内容统一改为"韩医学"，如漢药、漢医、漢医科大学等统一更名为韩药、韩医、韩医科大学等。目前，韩国有 11 所私立大学校内设有韩医科大学，分别是（括弧内是成立年份）：庆熙韩医科大学（1948）、圆光大学（1972）、东国大学（1978）、大田大学（1980）、大邱韩医科大学（1980）、东义大学（1987）、又石大学（1987）、尚志大学（1987）、庆圆大学（1990）、东信大学（1991）、世明大学（1992）。

　　2008 年 3 月，韩国釜山大学正式成立了韩医科专门大学院，是目前韩国唯一的国立教育机构设立的研究生院，形式为学制 4 年的硕士教育课程，可得到韩医师考试资格。学院的入学资格为取得相应学士学位者、通过韩医学教育入门考试（KEET）且成绩优秀者。学院每年招生 50 名，形成国立与私立并存的韩医学教育模式。为保证韩医师的培养质量，教育行政部门将韩国韩医科大学的招生名额定在 750 名左右。

　　1994 年 3 月，韩国韩医学研究所（KIOM）在汉城（今首尔）成立，这是政府首家也是唯一一家国家级现代化、科学化的研究机构，设有基础研究部、韩医学发展研究部、韩医学开发研究部。

　　韩医学高等教育模式与中国高等中医药教育模式相似，采用三段式教育（公共课—专业基础—临床课及实习）；教学上采用以"教材—教师—学生"为中心的三中心教学模式，但尚无师带徒的传承教育模式。韩医学科专业学士学位阶段课程学制皆为 6 年，分为预科 2 年，本科 4 年两个阶段。采用学分制与学年制相结合的管理方法，用学分计算学习成绩，用学年计算学习经历。读满相应的学年，才有资格参加相应课程的考试。学生通过 6 年学习取得韩医学学士资格后可参加韩医师资格考试。研究生学位教育硕士学制 2 年，博士学制 3 年[11]。

　　根据《韩国韩医药年鉴》，2011—2015 年，韩国政府用于韩医药领域的科研投资总额约为 4703 亿韩元，年均增长率为 8.2%，占保健医疗领域预算的 6%～7%[12]。

（四）蒙古国的传统医学教育

　　1990 年 11 月 11 日，蒙古医科大学设置蒙古传统医学系，1993 年，24 名学生毕业，这标志着蒙古传统医学教育新的开始。1999 年，第一所私立的蒙古传统医学院成立。现在，蒙古国有 7 所高校和研究机构设有传统医学的教育和研究，其中 4 所机构拥有硕士、博士学位授予权，各机构分别拥有硕士授予权，机构联合授予博士学位。4 所院校联合成立一个 15 人学术委员会，相关课程的学习、开题及研究工作分别在各自的学院开展，学位论文答辩与学位授予由联合学术委员会举行。蒙古国传统医学教育本科为 6 年制，硕士 2 年制，博士 4 年制。

四、东亚传统医药的医事药事制度

（一）中国的中医药制度

中医成为"国粹"，已有几千年的历史。鸦片战争前，中医在中国医学界独占鳌头，一枝独秀。西医东渐后，中医一统天下的格局被打破。最初，双方各行其是，互不妨碍，西医数量甚少，且其中文、中医水平亦不足与中医论战。五四新文化运动以后，中西医之间的冲突与争论步入白热化，中国传统医学受到了前所未有的抨击，出现"科玄之争"。20世纪初，西方近代医院制度被移植到中国，近代公共卫生事业也随之启动，西医取代了太医进入政府医疗行政管理系统，中国社会出现了中、西医并存的格局。西医的教会医院以其先进的制度体系、技术水平以及医师的人文关怀，赢得了中国人的普遍认同。1929年，南京国民政府中央卫生委员会提出《废止旧医以扫除医事卫生之障碍案》，中西医之争达到了空前高潮。中医也第一次面临被正式废止的危险。中医界进行了诸多的抗争，直至1936年1月21日国民政府公布《中医条例》，中医才获得了法律承认的合法地位[13]。

中华人民共和国成立后，基于对基本国情的客观分析和对中医药认识的深化，中国确立了"团结中西医"的政策方针，对中医药发展给予了进一步的重视和扶持。1956年3月7日，卫生部发布《关于改进中医工作的报告》，特别强调"要大力号召和组织西医学习中医"，"西学中"运动开始。1955年中国中医研究院成立，同时各省、市自治区也成立中医研究院。1956年卫生部同高等教育部在中国成立多所中医院校。1982年通过的《中华人民共和国宪法》首次写入发展中医药条文，以国家根本大法的形式明确了中医药的法律地位。1986年成立国家中医管理局，1988年国务院机构改革，国家中医管理局改为国家中医药管理局。1991年颁布的《国民经济和社会发展十年规划和第八个五年计划纲要》将"中西医并重"作为国家卫生工作的五大方针之一，明确了中医药在人才培养、科学研究、临床应用方面，与西医获得了同等发展地位。2003年4月，中国颁布了第一部专门的中医药法规《中华人民共和国中医药条例》，规范和保障了中医药事业的健康发展。2009年，国务院出台了纲领性文件《关于扶持和促进中医药事业发展的若干意见》，对中医药发展的重要性和紧迫性、主要任务、政策措施以及保障措施等作了详细的说明和部署。2016年2月22日，国务院印发《中医药发展战略规划纲要（2016—2030年)》，将中医药发展上升为国家战略。2017年7月1日，《中华人民共和国中医药法》颁布实施。2019年10月全国中医药大会和《关于促进中医药传承创新发展的意见》相继召开和出台，旨在解决中医药发展存在的基础薄弱、传承不足等问题。2021 年 1 月 22 日，国务院出台《关于加快中医药特色发展的若干政策措施》，提出 28 条举措发展中医药产业[14]。

我国台湾地区和中国大陆的中医药行业同宗同源、一脉相承。台湾地区在"行政院"专门设立了"卫生署"，负责制定中医医疗机构的行医标准，审查中医药行业执业人员资质，出台中医执业人员标准，对中医执业人员进行规范化管理。制定中医人才培养方案并扩大中医行业的人才储备。此外，还专门设立台湾中医药委员会推动中医的现代化、国际化和中西医的融合，推动中医走向世界。设立"卫生署药政处"，加强中药生产、采购和使用各环节的监管，出台中药生产规范、采购规范和使用规范，使中药始终处于监管之下。

1997 年之前，西医在香港占据主导地位，但中医药亦相当普及，有多年的使用历史。许多市民都会向中医师求诊及选用中药。自 20 世纪 80 年代开始，社会对中医药的发展越发关注。为回应社会的期望，香港政府于 1989 年 8 月成立了中医药工作小组，负责监督香港中医的执业情况，以及中医药在香港的使用，并就推广中医药的正确使用和确保中医药的专业水平提供意见。工作小组于 1994 年 10 月向政府提交了一份报告书。1995 年 4 月成立了香港中医药发展筹备委员会（下称"筹委会"）。筹委会负责就如何促进、发展和规管香港中医药向政府提供建议。筹委会成立 4 年期间，曾对香港中医进行了一项统计调查，分析了香港中医药的使用和监管情况，并就如何规管和发展中医药提供建议。筹委会分别于 1997 年 3 月和 1999 年 3 月向政府提交了报告书。《香港基本法》第 138 条规定："香港特别行政区政府自行制定发展中西医药和促进医疗卫生服务的政策。社会团体和私人可依法提供各种医疗卫生服务。"1997 年香港回归之后，香港地区中医药事业逐步走上正轨。1999 年 7 月 14 日香港特区立法会通过《中医药条例》（香港法例第 549 章）。《中医药条例》的内容包括香港中医药管理委员会及其辖下中医组、中药组和 10 个小组的组成及职能；中医规管制度的中医注册、考试和纪律；以及中药规管制度的中药商领牌、中药商监管和中成药注册。此外，《中医药条例》还包括 31 种烈性/毒性中药材和附表 2 的 574 种中药材。中医方面，香港中医药管委会迄今已完成中医注册过渡性安排的工作，并制定及实施了各项中医规管措施，包括中医注册、考核、持续进修，以及纪律事宜。中药方面，在有关中药规管的附属法例于 2003 年 1 月获通过后，管委会已于 2003 年 4 月及 12 月分别开始接受中药商领牌和中成药注册申请，以规管中药的销售和制造。在有关制度实施后，中成药必须经安全、功效和品质审核，方可获得注册，而中药材的配发、贮存和标示也受到规管。中药商领牌及中成药注册制度于 2003 年开始实施后，中药商必须领牌的法例条文及中药的进出口管制于 2008 年 1 月正式生效。中成药必须注册的法例条文及申请中成药进行临床证验或进行药物测试的法例条文于 2010 年 12 月开始实施。另外，有关中成药必须附有法例条文订明的标签及说明书的法例条文，亦已于 2011 年 12 月生效。

（二）日本汉方医学的医事药事制度

自公元 5 世纪中叶到 16 世纪末，中国医药学在日本得到了广泛的传播。1543 年 8 月葡萄牙人进入日本后，带来了以外科医术为主的"南蛮医学"。江户时代初期，荷兰医学开始在日本得到传播和发展，后期，荷兰医学从基础到临床的各个学科已粗具规模。1653 年 6 月日本结束锁国体制后，美英系统的医学开始传入日本，到江户时代末年已风靡日本全国，尽管人数不如汉医多，但其发展迅速且气势日益强盛，西医与汉医队伍在明治维新前夜进入白热化对立状态。同时，由于汉医队伍内部"汉兰折衷"和"实证亲试"的思想兴起，关注和热衷于荷兰医学的汉医日渐增多，如古方派医家山胁东洋、永富独啸庵等，倡导"不明人体构造便无法确立实际治疗方针"的实证思想。1868 年日本明治维新，开始了全面学习西方的社会变革，"灭汉兴洋"的医事制度变革拉开序幕。1986 年，明治新政府正式发布"西洋医术许可令"，取缔开办 100 多年的汉医教育和研究机构——江户医学馆，又迫使各地的汉医学校、医学馆（所）停办或改教西医课程。1869 年 9 月，政府任用刚从西欧留学归国的西医任典药寮医师和宫内御医，同时解除 10 名汉医的宫内御医职务。1869 年 2 月，政府命西医相良知安、岩佐纯进行医事调查，此二人建议将德国医学作为日本医学的模式。1975 年 2 月，内务省卫生局要求东京、京都、大阪三府申请开业的医师实行"西医六科"考试，汉医界为此抗争并提出"汉医考试六科"，但因政府取缔汉医决心已定而毫无效果。1879 年 2 月，内务省卫生局发布修订后的"医师考试规则"，规定日本公立大学和欧美大学毕业生可免试领取行医执照，此举无疑是要从根本上杜绝汉医的后继来源。1879 年 1 月至 1884 年末，汉医界先后创建了爱知博爱社、东京温知社等汉医救亡社团，再次提出"汉方七科"作为汉医考试科目，引发了激烈的消灭与反消灭的斗争。1883 年 10 月，政府突然发布太政官布告"医师执照规则"和"医术开业考试规则"，做出从法律上彻底取缔汉医的决策。依据规则，必须经过 3 年以上系统的西方医学教育方能参加医师考试，这就从法律上将汉医置于了必然灭绝之地，汉医救亡斗争进入低谷。1887 年 1 月，温知社解散，1888 年政府解除宫内所有汉医。1890 年 4 月，帝国和汉医总会在东京成立，旨在联合全国汉医及业外支持者团结请愿，争取恢复汉医合法地位。浅井国干被选为大会议长，会后发展各地分会，总人数达到 3000 余人。帝国和汉医总会于 1892 年通过盐田奥造等 12 名议员提出"修改医师执照规则""存续皇汉医学"的提案，但在 1895 年 2 月众议院投票中以 27 票之差被否决，汉医学术全面衰落，刊物停刊，社团倒闭，汉医弃业或改西医。经过 30 余年的衰落时期，昭和初期从西医院校毕业后自愿攻读和研究汉方医药的年青一代，开展汉医救亡活动和学术研讨活动，创办汉医团体和汉医刊物，继续争取汉医合法地位[15]。1930 年，西医大塚敬节开始学习汉方医学，并在 1972 年担任著名的北里研究所开设的东洋医学研究所所长，同年获得日本医师会最高功勋奖。1974 年，东洋医学综合研究所开设汉方针灸治疗中心。矢数道明于 1950 年与同人创立日本东洋医学会及会刊《日本东洋医学杂志》，1991 年，日本东洋医学会成为日本医学会的分会成员。1976 年，厚生省将汉方制剂纳入保险，从开始的 43 种到 1981 年增加至 613 种[16]。1996 年 3 月日媒报道，有 10 例患者因服用小柴胡汤致间质性肺炎死亡，此为著名的"小柴胡汤事件"，日本汉方制剂生产进入低潮，津村制药公司几近破产[17]。

日本于 1974 年确认《一般汉方制剂承认基准》，包括 210 个汉方，至今增至 263 个。1976 年 4 月，日本开始实施《药品生产质量管理规范》（GMP），1987 年，日本汉方制药协会制定了《医疗用汉方清膏制剂的生产管理和品质管理基准》（汉方 GMP）。2012 年，日本制药团体联合会制定《生药及汉方药制剂制造与品质管理相关基准》（新汉方 GMP）。日本药用植物的种植主要遵循其厚生省 2003 年 9 月以世界卫生组织《药用植物栽培和质量控制指南》为依据起草的《药用植物种植和采集的生产质量管理规范》（GAP）。2014 年，日本汉方制药协会公布了《药用植物的栽培、采集、加工指南》，对药用植物的栽培、采集、加工、加工后的处理等全过程的品质管理做出了更高水平的指导规范。日本对汉方药的严格质量管理，使其在世界的市场份额达到了 80% 以上。

（三）韩国传统医药的医事药事制度

1951 年 9 月 25 日，韩国国会通过了《国民医疗法》，对韩医师的相关资格、许可、职责等方面做出了规定，从法律上认可了韩医师的合法性、韩医院的可存性。1952 年 1 月 15 日，政府颁布了《韩医师的国家考试令》，认可韩国可以正式培养韩医师。1962 年 3 月 20 日，《医疗法》规定了韩医师资格，获得韩医学士学位者，必须通过韩医师资格考试才可成为韩医师。"韩医师资格考试"由国家考试院每年定期组织一次考试，被韩国人称为"国考"。2000 年，保健福利事业部制定了《关于韩医师的专科医生的规定》，规定取得韩医师资格后，要在保健福利部指定的医院进行至少一年的一般综合实习、3 年专科实习后，再参加福利部长官级的专科医生资格考试。专科包括内科、妇科、儿科、眼耳鼻喉皮肤科、康复科、神经精神科、四象体质医学科和针灸科。1984 年 12 月 1 日，韩国部分地区试行推广《韩方医疗保险》，将相关针灸及一些韩方制剂组成的处方纳入保险范围。1987 年 2 月 1 日，实施《韩方医疗保险》。1996 年 3 月 15 日，全国 32 家韩医院试点《韩药材保险》，并于 1999 年 4 月 15 日在韩国韩医疗机构全面实施。1996 年，韩国通过总统令《韩方政策官室》，成立了韩医药政府专属组织，并在 2008 年 2 月 27 日编入保健医疗政策部门。2000 年 12 月 26 日，随着兵役法改正法律案的公布，韩医师拥有了成为韩军医的资格。2003 年发布了第一个韩医药领域法律《韩国韩医药发展法案》，规定了韩医药人才培养及应用、韩医药培养、发展的目标和方向以及韩医药南北交流促进等方面的内容[18]。1995 年，韩国颁布并实施了专门针对韩药材的法规《韩药材供应与分配条例》，将韩药材视为韩药产品进行监管[19]。

参考文献

[1] WHO. 传统医学：定义 [EB/OL].（2019 – 02 – 14）[2020 – 12 – 07]. https://www.who.int/topics/traditional_medicine/definitions/zh/.

[2] 傅进军，陈华德. 韩国传统医学的特色分析 [J]. 中医教育，2001，05：58 – 59.

[3] 岳旭东. 关于中医学形成与发展的历史分期 [J]. 光明中医，2012，2702：207 – 210.

[4] 孙昱. 日本汉方制剂的品种情况及管理模式分析 [J]. 中国临床药理学杂志，2020，3608：1041 – 1048.

[5] 丁腾，李耿，张红，等. 日本汉方药产业发展现状分析及思考 [J]. 中国现代中药，2018，2007：785 – 790.

[6] 胡艳敏，徐俊，李宗友，等. 韩医医疗资源与服务发展现状 [J]. 国际中医中药杂志，2019（1）：1 – 4.

[7] 苏晶. 香港中医经典教学回顾与展望 [C]//中华中医药学会第十六次内经学术研讨会论文集，2016：471 – 473.

[8] 刘扬，汪静娜，钱俊文，等. 浙台两地中医药高级人才培养之比较与思考 [J]. 当代教育实践与教学研究，2020，03：59 – 60.

[9] 陈海燕. 汉方医学在日本的发展 [J]. 重庆科技学院学报（社会科学版），2014（6）：131 – 134，156.

[10] 董立延. 日本汉方药发展概况与我国中药业发展策略 [J]. 自然辩证法研究，2007，07：91 – 94.

[11] 赵进喜，肖永华，朱立，等. 浅谈韩医教育及韩医医院 [J]. 国际中医中药杂志，2015，37（1）：8 – 11.

[12] 朱龙. 传播学社会语境视阈下的韩医药学"正体性"构建 [J]. 当代韩国，2018（4）：54 – 63.

［13］郝先中．近代中医废存之争研究［D］．上海：华东师范大学，2005.

［14］程纯．中国共产党振兴发展中医药的实践及启示［J］．南京中医药大学学报（社会科学版），2021，22（2）：79－86.

［15］潘桂娟．日本汉方医学的起源与兴衰［J］．中华中医药杂志，2005（12）：712－715.

［16］杨晶鑫．近世日本汉方医学变迁研究［D］．吉林：吉林大学，2008.

［17］陈海燕．汉方医学在日本的发展［J］．重庆科技学院学报（社会科学版），2014（6）：131－134，156.

［18］玄明实，周桂桐．韩国韩医学教育发展概况［J］．国际中医中药杂志，2016，38（4）：300－302.

［19］胡艳敏，徐俊，李宗友，等．韩医医疗资源与服务发展现状［J］．国际中医中药杂志，2019（1）：1－4.

叁　区域发展篇

HB.08 东南亚传统医药发展报告

李　萍①　徐媛媛②

摘　要：东南亚地区传统医药体系丰富，各个国家根据不同国情和历史的演变，拥有具有本土特色的传统医药体系和不同的发展状况。本报告通过文献检索、查阅书籍等方法概述东南亚传统医药，对东南亚各国传统医药的发展史、传统医疗手段、法律法规、药用植物资源等方面进行阐述。

关键词：东南亚；发展史；传统医药；药用植物

世界卫生组织（2002 年）指出，传统医学是指结合植物、动物和矿物药物、精神疗法和手工技术用于治疗的保健方法、知识和信仰，单独或联合应用于治疗，诊断和预防疾病或维持健康的保健方法。传统医学也被称为替代医学、补充医学、天然医学、草药医学、植物医学、非传统医学、土著医学、民间医学和民族医学[1]。世界卫生组织《2014—2023 年传统医学战略》指出，传统医学在世界上几乎每个国家都可找到，不同体系的传统医学产生的文化背景与理论信仰不同，但其共同点是均建立在经验医学基础之上。人们对它的服务需求正在不断增长。质量可靠、安全有效的传统医学有助于实现确保人人获得卫生保健的目标。

从古至今，人们都习惯从大自然中获取植物来治疗疾病，增强健康。几千年来，自然一直是医学的来源，而传统医学中使用的大量现代药物都是从自然资源中分离出来的。在世界范围内，药用植物在 20 世纪后半叶已经成为治疗疾病的主流。这是由于人们普遍认可传统和本土疗法的重要性，以及将天然来源的衍生物整合到制药产品中。此外，药用植物的重要性也有所增加，因为人们需要负担得起医疗保健费用，而且人们相信自然疗法比现代药物更可靠、更有效。在大多数发展中国

---

①　李萍，博士，北京市中医药研究所研究员，研究方向：中西医结合临床与基础。
②　徐媛媛，学士，北京市中医药研究所研究实习员，研究方向：中药制剂。

家，使用传统药用植物是保持良好健康的基础[2]。

一、东南亚传统医药发展概况

东南亚地区包含越南、老挝、柬埔寨、泰国、缅甸、马来西亚、新加坡、印度尼西亚、文莱、菲律宾、东帝汶 11 个国家。

尽管现代药物现在越来越多地出现在不同水平的卫生保健中，但传统医学一直很受欢迎，因为它在过去已经被几代人使用。东南亚地区各国家拥有各种传统医学体系，如阿育吠陀（Ayurveda）、悉达（Siddha）、乌纳尼（Unani）、顺势疗法、瑜伽、自然疗法、藏医、Jamu 医学（Jamu medicine）、泰国医学（Thai medicine）和民间土著医疗等。据估计，70% ~ 80%的人口使用传统/补充医学和替代医学。东南亚地区大多数国家为保护传统医药发展建立了立法机构、部门、研究机构和学校等[1]。

东南亚地区绝大部分是热带雨林气候和热带季风气候，植被资源丰富，所以东南亚大多数国家药用植物资源丰富。人们常常用植物来治疗疾病，尤其农村地区的人们采用草药疗法来治疗疾病。

二、东南亚各国家传统医药发展史

（一）越南

越南的传统医药发展经历了 5 个阶段。第一阶段，鸿庞氏阶段（公元前 2879—公元前 258 年），越南人会使用蒌叶、槟榔、紫梗等药物来治疗疾病，证明越南人开始认识药物。第二阶段，中国管辖阶段（公元前 111—公元 938 年），中越两国医生互相交流，使越南传统医学深受中医影响。第三阶段，各独立朝代时期（938—1905），越南已经开始用传统医药给官员看病，各朝代医者编写著作，记录传统医药。第四阶段，法国殖民制度阶段（公元 1884—1945 年），不断引进西方医学，进而打压越南传统医药，使传统医学发展受阻，只能流传在民间。第五阶段，成立越南民主共和国后（公元 1945 年后），越南传统医学在为抗法、抗美战争的胜利作出贡献的同时，自身也在实践中得到了迅速发展。时至今日，越南传统医学研究院将中医理论基础作为学员的必修课，很多学术论文也引用中医的经典著作。近年来，越南传统医学界开始强调越南传统医学的独立性，但其基本内容还是中医及印度医学[3-6]。

（二）泰国

泰国的传统医药发展经历了 4 个时期。分别为古代孟帝国时期（公元 1182—1186 年）、素可泰时期（公元 1238—1377 年）、阿瑜陀耶时期（公元 1350—1767 年）、曼谷王朝或克里王朝时期（1782 年后）。孟帝国时期暹罗医药就有文字记录，其泰国传统医药的历史，发展至今已有 1200 余年[7]。经"素可泰""阿瑜陀耶"和曼谷王朝（又称克里王朝）的发展，形成了集中医药理论体系、佛教"玛哈步他"（即风、火、水、土）哲学思想和阿育吠陀医药学体系，信仰超自然主义理论（即巫术）、中国道家的神秘术和占星术（又称星象学）为一体的医学体系。19 世纪初，暹医学发展成为暹罗国（1939 年 6 月改名为"泰国"）国家健康卫生体系的一部分。泰国传统医学体系根深蒂固，在泰国文化中发挥了关键作用[8]。直到 20 世纪初，它一直是泰国人民的保健手段。但后续由于现代医生的数量增加，导致传统医药被取代，所幸泰国政府意识到传统医药的重要性，泰国国家卫生系统就将传统医学纳入国家卫生保健制度，促进初级卫生保健中草药的使用，提高传统医药对泰国人口健康的保障作用。为了保护与促进传统医药发展，泰国政府卫生部门制订了"泰国传统医药十年计划"，该计划旨在促进泰国传统医药的发展，加大对传统医药的保护与开发力度[9]。

（三）缅甸

缅甸的传统医药发展历史悠久，最早可追溯到蒲甘王朝（1044—1287），并在阿瓦王朝（1364—1555）和贡榜王朝（1752—1885）时期得到高度发展。19 世纪在英国殖民时期引入西方医学，传统医药受到了冲击。在缅甸独立后，政府的长期保守和限制开放的情况下，传统医学发展再次受到阻碍。由于传统医药治疗费用低廉，所以引起当地民众的重视。独立战争后，传统医药在历届政府的重视下得到了一定程度的恢复和发展[9-10]。

（四）柬埔寨

柬埔寨历经扶南、真腊至吴哥时期（公元 9—15 世纪）而达鼎盛，主体民族为高棉族。在吴哥王朝时期，从阿育吠陀和中国传统医学等外国的医疗系统中借鉴了理论和实践经验，并且结合当地的信仰，逐渐发展出了独特的古代高棉医疗系统。高棉传统医学主要使用植物、动物和矿物，其中植物的需求量最大[11]。

（五）老挝

老挝传统医学可以追溯到 4500 年前，虽然该地区的传统医学起源尚不清楚，但很明显，佛教和中印两国的影响帮助其形成了早期的传统药典和实践。从那以后的几个世纪里，医学传统在几个世纪以来一直在不同种族之间进行口头传播，也以书面文件的方式进行传播，这些书面文件包括桑皮纸书和棕榈叶手稿，通常存放在佛教寺庙[12]。1976 年以后，老挝政府开始建立传统医药保护制度并创建传统医学研究中心，之后逐渐确定了老挝传统医药的地位[13]。

三、东南亚各国家传统医药发展概述

（一）越南

越南古代传统医学是当地人使用各种各样的草药，经过不同的方法加工成合适的形式，以预防和治疗疾病的一门医学。千百年来，越南传统医学发展成了适合越南国情的丰富理论体系。越南传统医学继承了前辈的经验，以东方医学的哲学特色以及中医药学为基础，并结合本民族的特点发展成东医。越南人称中药为北药，中国和越南的医学相对于西方医学地理方位为东方，故有东医、西医之分。越南传统医药以植物疗法为基础，包括草药、针灸、按摩等。此外还以巫术、宗教等方式进行治疗[5,14-15]。

越南传统医学和东方医学都是越南国家保健系统的组成部分，在促进越南人民的健康方面发挥着重要作用，在农村和偏远山区，越南传统医药更为普遍。越南政府为发展传统医药很早就对传统医药进行立法管理。1980 年年初，越南社会主义宪法就对传统医药进行保护。1993 年，越南社会共和国主席也公布法令，使传统医学与现代医学各方面得到结合发展。2000 年以来，越南政府先后颁布或制定了《医学检查与传统医药治疗领域合作及外资投资指南》《批准传统医药发展的国家政策》《建立越南传统医药研究所》《促进传统医药在军队的发展》《批准越南传统医药研究院培养传统医学硕士》《药品注册管理法》，对传统医药在越南的发展进行了立法管理[16]。根据越南卫生部的数据，越南 2009 年全国共有 58 家传统医学专科医院，在越南综合医院中，89.5% 设有传统医学病房，79.3% 的社区医院采用了传统医药治疗手段。2010 年，越南颁布了一项旨在推动越南传统医学现代化并在医疗保健上发挥更大作用的十年计划[13]。

叁　区域发展篇

（二）泰国

泰国传统医学是一种综合的、自然的保健医学，起源于佛教信仰，注重对自然的观察和尊重，是泰国人智慧的结晶。同时泰国传统医学借鉴了印度和中国的传统医学体系医学。它包含一种整体的哲学，主要是基于植物，包括使用草药桑拿浴，草药药浴，草药蒸汽浴和热压缩；传统按摩；按摩和反射疗法[17]。泰国传统医学一般分两种传统：皇家传统（公共传统知识领域）和农村及"山区部落"传统（"民间"知识领域）。泰国皇家传统医学体系被描述为一个系统化的衍生体系，其知识和经验是通过长期积累而形成的，并被很好地记录了下来，通常是以持久的草药、著作和羊皮纸的形式。这个系统的缩影是皇家医学院。泰国民间传统医学体系在当地社区内施行，代代相传，且通常是以口头相传为主，也会因所涉族群或社区社会文化制度的不同而有很大差异[18]。

泰国传统医学认为人体由4个元素组成，即土、水、风和火。当身体的4个元素达到平衡时为健康。相反，这4个要素中的任何一个有缺陷、过剩或残疾，那么这些元素间就会变得不平衡[19-20]。泰国传统医学还认为元素变化，季节性变化，年龄差异，发生变化，时间变化，行为变化是疾病的主要来源[21]。

泰国政府在认识到传统医药在初级卫生保健中治疗常见病、多发病方面有取代某些进口药的优势后，在泰国国民经济发展计划及第四届卫生研究会议上，将传统医药列为初级卫生保健的卫生资源之一。随后宣布允许在国有医疗服务中心使用传统药物。1993年，泰国政府颁布了传统医学国家政策和方案，并成立了泰国传统医学研究院。1999年出台的《传统泰医药知识保护与促进法》是世界上第一部以保护传统医药知识产权为内容的法律。2002年，成立了泰国传统及替代医学发展部门，同时颁布了补充和替代医学国家政策，在泰国传统和替代医学发展部下设立了补充和替代医学司。在泰国第十个卫生发展规划（2008—2011）中，泰国卫生部表明将促进民间医疗技术，如泰医学、泰药学、泰医推拿、药用植物及其他民间医疗技术的发展[22-23]。除此之外还有《保护与促进传统泰医药智力成果法案》《传统医药知识保护和促进法》《保护和促进泰国传统医药情报法》等法律法规来保护和发展泰国传统医药。

1957年，泰国建立了第一所传统医学学院。1997年，泰国卫生部的国家研究所建立了泰国传统医学培训中心，有药学、泰国传统治疗、泰国传统按摩、反射疗法等培训课程。对于没有机会参加正规教育的人，泰国设立传统医学课程初级和中级的非正规教育中心提供培训学习。

目前泰国经过注册的传统医学院只有1所，泰国现在仍有许多传统医药学院是未经注册的[17,24]。

泰式按摩

2019 年 12 月 12 日，泰式按摩被列入联合国教科文组织非物质文化遗产名单。泰式按摩发源于古印度的西部，创始人是古印度王的御医施瓦格·考玛帕，至今仍被泰国人民奉为医之父。泰式古法按摩是泰国古代医学文化的代表，是传统泰医学的重要组成部分。这种按摩有一套独特的经脉、穴位按压与伸展的理论，可以帮助人放松筋骨，促进人体血液循环与系统的新陈代谢，让精神和心灵恢复平衡。因此，泰式按摩也被称为"被动瑜伽"，按摩师利用两手、两臂、两脚及全身重量，来滚压、伸展、拉抻体验者的身体，刺激肌肉和结缔组织等部位，放松韧带，活利关节[25]。泰式按摩通常分为两种，分别是皇家按摩和非官方按摩[26]。其中皇家传统按摩占据着主导地位，是被公众认可度比较高的泰式按摩疗法，同时也分为南方与北方两种派系。通过手、肘、膝、足等部位来操作[25]。在泰式按摩理论中，森线（泰能源经络）是至关重要的泰国推拿理论。泰式按摩都是从人体的肚脐开始，以身体的窍或末端结束。泰国传统治疗师认为人体有 72000 条经络，而遍布在全身的所有能量通道中，其中有 10 条能量通道起着中流砥柱的作用，也被称为"十主经脉"，并且这些通道上面有着非常重要的针压穴位，按摩这些能量通道和穴位能缓解疼痛，治疗一系列疾病[27-29]。

（三）缅甸

缅甸的农村地区自古以来就使用传统药物。缅甸传统医学体系是以佛教哲学和理论为基础的阿育吠陀。根据缅甸的文化背景发展成具有自己特色的传统医药[9]。第二次世界大战之前，几个国家委员会建议缅甸政府承认传统医学，但没有采取任何行动。直到第二次世界大战，对抗疗法在传统医学之上得到推广。但在第二次世界大战期间，对抗疗法药物稀缺，使得传统医学重获地位[17,21]。

缅甸联邦于 1993 年颁布了关于传统医学/补充替代医学的国家政策。缅甸于 1953 年通过了《缅甸土著医学法案》，并于 1955 年、1962 年和 1987 年对其进行了修订，更名为《传统医学委员会法》，以确保传统医学从业者遵守既定的行为和纪律规则。1989 年，在卫生部设立了传统医学部，并于 1997 年与研究司一起扩大。它既是国家办事处，又是专家委员会。缅甸于 1996 年颁布了《传统药物药品法》，以确保传统药物的质量、安全性和有效性。这是一项单独的法律，专门用于管理传统药物和草药。草药的监管状态是用于非处方药和作为一个单独类别的草药。根据法律，草药可以与医疗和健康声明一起出售。《缅甸药用植物专著》于 2000 年出版[23]，随后缅甸政府通过建设传统医药管理部门，改善传统医药医院设施，加强传统医药教育，建设传统医药博物馆，修订传统医药保护法，来大力支持传统医药的发展[9]。

缅甸的传统医学有4类，分别是德沙那医学、贝西加医学、内卡塔医学和维加达拉医学。德沙那医学的理论基础是佛教教义和自然现象，如热和寒。贝西加医学源自印度草药医学。内卡塔医学的理论基础则是黄道十二宫、星辰、生辰八字。维加达拉医学注重打坐和炼丹术。缅甸传统医学使用草药、占卜、宗教医师疗法，使用的药物来自植物的根、块茎、鳞茎以及动物产品等。

缅甸的宗教治疗

宗教治疗指的是某种程度上带有宗教色彩的治疗过程，宗教被理解为"任何强调象征、神圣或精神的文化形式、疗法元素"。布吉尼翁将宗教治疗定义为"人的治疗活动"，致力于探讨谁是处理超自然生物和/或力量的专家（萨满、占卜者等），因为这些在特定的社会中的概念和经历，或者从某种意义上说，这些人被认为是超自然的。几个跨文化的例子说明了健康、疾病和宗教之间不可分割的关系。在缅甸，宗教治疗也包括佛教还有超自然的治愈方式。这些治疗方式适当地融合在一起，而不是作为单独的治疗实体，即使其形式在哲学上在很大程度上是重叠的。缅甸佛教不仅仅是一个万物有灵论的虚饰，正如文本的佛教教义受不自由的历史文化影响。例如，缅甸的灵媒是利用佛教教义告知他们的治疗表现和治疗方法；一些僧侣经常将超自然或占星术的元素融入他们的实际治疗中。即使是最虔诚的佛教徒，当被追问时，也承认自己在某种程度上相信超自然的世界，尽管他们通常断言这是不值得担心的[30]。

（四）柬埔寨

柬埔寨传统医学受到万物有灵论、阿育吠陀、中医药和法国医药传统的影响，并结合宗教传统形成柬埔寨本土传统医学。柬埔寨传统医学包括药物疗法（植物、动物、矿物）、精神疗法、皮肤磨削术等。在柬埔寨，传统医生认为人体由4个内在基本元素——水（Tek）、土（Aey）、火（Phleng）、风（Kachal）构成，4种元素保持平衡，才能达到身体健康，反之身体则会产生疾病[13]。

柬埔寨政府于1964年开始组织实施《传统疗法和传统药典组织法》。1996年，通过《药品管理法》，1997年，在首都金边成立国家传统医学中心（national center of traditional medicine，NCTM），正式承认了传统医药在柬埔寨的合法性。2010年，柬埔寨制定并通过了国家2012—2022年传统医药政策与战略规划，为传统医药的发展提供了行动指南，确定了5个关键战略目标，包括将传统医学融入全国卫生系统，促进传统医药的合理使用，研制安全和有效的传统医药，加强传统医药的国际交流与合作，创造和分享传统医药知识和实用技能[13]。

传统治疗师

柬埔寨的传统治疗师，被称为克鲁高棉或克鲁，和少数老和尚一同实践传统治疗。大多数传统治疗师都是由克鲁治疗师组成的，许多人向克鲁和僧侣治疗师咨询他们日常的工作、疾病和烦恼。这些治疗师通常认为疾病、精神崩溃、精神衰弱是由纺纱或巫术所致[31]。

（五）老挝

老挝是东南亚最不发达的国家之一，老挝人民民主共和国仍然是一个以乡村为基础的社会，城市中心很少，多数人生活在农村环境中，获得生物医学保健的机会有限，所以老挝经常使用传统医药。由于大比例的人口依赖传统医药，老挝政府便通过其传统医学研究所收集和编目的传统疗法，其中大部分是草药疗法[32]。老挝的传统医学在利用当地生物多样性和宗教实践的基础上有着悠久的历史，受当地泰族、佛教、阿育吠陀、高棉人的影响。然而，与中国、泰国和越南等亚洲邻国相比，老挝的医学从未发展成一个标准化的国家体系[33]。

老挝传统医学/补充替代医学国家办公室的卫生管理部于1976年成立了传统医学研究中心。传统医学/补充替代医学的国家政策也在1998年纳入了国家药物政策中[23]。

（六）印度尼西亚

一般来说，传统医学在整个印度尼西亚都被称为 Jamu（起源于爪哇语）。Jamu作为印度尼西亚的传统医学，在几个世纪前就开始被使用，并代代相传，以促进、维持印度尼西亚人民的健康。然而，尽管传统药物在形式上是不可接受的，但社区仍在不断开发和使用传统药物[21]。1987年以前，传统医学在印度尼西亚的任何正规卫生系统中都没有地位。然而，印尼政府为了在保健发展方面实现更大的公平，1988年宣布传统医学为一块可能得到发展的领域。传统的草药和卫生保健从业人员根据社区的需要发展起来，提供替代医学的卫生服务。土著知识和治疗技术、草药和传统从业者在社区中都很受欢迎，因为它们有价值和易于使用，而且经验证明是安全的[21]。

印度尼西亚共和国于1976年成立国家传统医学和草药研究机构。1992年的《卫生法》强调了监督的必要性，确保传统医学的安全性和有效性。1993年，首次颁布了传统医学/补充替代医学的法律法规，并通过一项单独的草药法制定了条例，并于1994年和1995年进行了更新，草药作为非处方药、一个单独的监管类别和传统药物接受监管。2000 年，颁布了《发展传统医学的国家政策》。2003 年，制订了国家传统医学/补充替代医学计划[23]。

（七）马来西亚

几千年前，马来西亚拥有丰富多样的植物种类和传统的医疗体系。马来西亚的传统医学来源乌纳尼医学体系，而乌纳尼医学体系又有希腊根源，但马来西亚的体系受到印度尼西亚、中国、印度和原住民传统实践的影响[34]。马来西亚本土传统医学包括顺势疗法、自然疗法、反射疗法、芳香疗法和脊椎指压疗法。这些医疗方法在农村地区的马来西亚人中特别流行，依靠的是口头的代代相传和书面的实际经验和观察[17]。

马来西亚政府于 1996 年成立"传统和辅助医药小组"。1998 年设立"传统与辅助医药委员会"，2000 年，在马来西亚医药研究院成立"草药研究中心"。2001 年，推行"国家传统和辅助医药政策"。2002 年，马来西亚政府成立"全球性联合医药的信息网"并正式成立"国家草药研究及发展委员会"。2004 年 12 月，在卫生部成立"传统和辅助医药处"。推动传统医药系统化、专业化、合法化，促进传统医学的提升。2007 年，颁布"传统医学法令"，成为国家正式医疗体系。2005 年 8 月，马来西亚卫生部长计划全面发展传统医疗与传统药物，包括建议把中西医有效地结合及传统药物纳入政府医疗与培训体系。2006 年，将传统医药纳入现有主流医疗体系[35]。

（八）菲律宾

在菲律宾，民间医学的实践被认为已经存在了数百年，甚至在西班牙人殖民之前。菲律宾传统医学计划包括草药医学、针灸、穴位按压、推拿及传统助产士培训等，也包括对其他形式的传统或替代治疗活动的调查。菲律宾传统医学中的草药发挥了很大的作用，已经存在了几个世纪，在农村地区很受欢迎。菲律宾的药用植物是一种宝贵但未得到充分重视的资源，在非传染性疾病和传染病适应证方面有着无数应用。菲律宾长期以来一直在进行这一领域的有限研究。1997 年，通过《传统和替代医学法案》，该法案确认了政府对支持和发展包括草药在内的传统医学的承诺。另一个推动因素是卫生部门在 20 世纪 90 年代对 Sampung Halamang Gamot 的认可。世界卫生组织倡导将传统医学纳入国家卫生保健系统，并敦促各国政府制定和实施国家传统医学政策和规划，特别是全民健康覆盖[36]。2008 年，颁布了对针灸服务提供者的规定，2009 年，颁布了对脊椎按摩和顺势疗法提供者的规定[37]。

四、东南亚各国家药用植物资源概述

（一）越南

越南位于中南半岛东部，属热带季风气候，森林面积约 1000 万公顷。越南南北方截然不同的气候条件，使越南拥有许多野生植物和具有当地特色的草本植物。据越南全国资源普查，发现越南有 10650 种植物，其中有草药 4000 多种，传统药用植物 3000 多种，野生药材可利用蕴藏量多达 12 万吨，136 种本土药材已进行人工种植[38]。其中，药用植物和芳香植物在越南人民的传统药物和社会文化中发挥了重要作用，越南人口数约为 9826 万（2021 年），67% 居住在农村地区。分布在山区和高原地区的大量少数民族得不到现代医药。不仅生活在农村地区的人对医药的需求大，而且高收入群体也依赖传统的医疗体系来满足他们的保健需求，这导致越南人民对传统医疗及其产品的需求增加。此外，越南拥有古老的传统医学体系，代代相传。因此，传统药物的使用普遍存在于社会。在越南，大多数用于传统医药的药用植物都来自野外[9]。

（二）泰国

泰国位于亚洲中南半岛的中南部，属于热带季风气候，森林总面积 1440 万公顷，是世界上药用植物最丰富的国家之一。所以，泰国政府为保护草药发展，建立了草药管制制度并建立了草药保护区。据不完全统计，泰国有 9793~11000 种植物，有 206~276 个科，1014 个属，2187 种植物属于药用植物[8]。在泰国，有上百种泰国独有药用植物品种被制成天然泰国草药热敷袋用于治疗疾病[39]。

泰国常用的药用植物资源有爵床科的穿心莲（Andrographis paniculata）、姜科的卡萨蒙纳姜（Zingiber cassumunar）、百合科的库拉索芦荟（Aloe barbadensis）、蒺藜科的刺蒺藜（Tribulus terrestris）、蚌壳蕨科的金毛狗脊（Cibotium barometz）、豆科的大花田菁（Sesbania grandiflora）等[8]。

（三）缅甸

缅甸位于亚洲东南部、中南半岛西部，其北部和东北部同中国西藏和云南接壤，属于热带季风气候，是世界上森林分布最广的国家之一，拥有丰富的森林生物多样性，其中不乏药用植物。据不完全统计，缅甸可使用的药用植物至少有 1500

种。缅甸现公开发表的药用植物中，大多以芳香类药材最为常用，一些品种也被作为中药材使用[40]。

缅甸常用的药用植物资源有荜茇（Piper longumL.）、胡椒（Piper nigrum L.）、荜澄茄〔Litsea cubeba（Lour.）Pers.〕、洋澄茄（Piper cubeba L. f.）、肉桂（Cinnamomum cassia Presl.）、干姜（Zingiber officinale Rose.）、姜黄（Curcuma Longa L.）、沉香〔Aquilaria sinensis（Lour.）Gilg.〕等，这些药材中的大部分在中药中被广泛使用[40]。

（四）柬埔寨

柬埔寨位于中南半岛的西南部，属热带季风气候，其山地、高原地区大部分被森林覆盖，植被生长丰富，其中药用植物资源众多。据调查，柬埔寨有超过1.5万种植物，其中大约1000种以上的植物作药用，目前开发利用的大约有750种[11]。柬埔寨医疗专家向本礼与同事将柬埔寨常用草药整理成册，编成了《柬埔寨草药词典》，便于人民群众了解草药知识和使用方法，同时，向本礼还组织培训了能够熟练使用草药的柬埔寨医生。

柬埔寨常用的药用植物资源有大叶瓜馥木（Fissistgmalatifolium、Cananga latifolia）、菝葜（Smilax china）、雾水葛（Pouzolzia zeylanica、Willughbeia edulis、Walsura villosa、Acacia harmandiana）、穿心莲（Andrographis paniculata）、毛果锡叶藤（Tetracera scandens）、叶下珠（Phyllanthus urinaria）、翅荚决明（Cas－sia alata）等[41]。

（五）老挝

老挝是位于中南半岛北部的内陆国家，属热带、亚热带季风气候，境内80%为山地和高原，且多被森林覆盖，拥有丰富的植物，其中包含药用植物。药用植物是老挝传统医药的重要组成部分，具有悠久的历史和丰富的内涵，为老挝人民的身体健康做出了重要贡献。早在20世纪70年代，老挝人民民主共和国意识到传统医学在老挝的重要性，就成立了药用植物研究所（Research Institute of Medicinal Plants，RIMP），2020年更名为传统医药研究中心（Traditional Medicine Research Center，TMRC），属于卫生部下设机构，开始收录和整理当地传统药物的使用情况和疗法，并对8000~10000种植物中的药用植物进行了标本采集，收录了2000~3000种记录在案的用于治疗疾病的植物。2019年，由中国工程院院士黄璐琦、广西药用植物园主任缪剑华研究员和老挝知名医药专家联合编写了《老挝人民民主共和国草药典》，草药典中遴选了160中老挝草药[42]。

在老挝常用的药用植物资源有：砂仁（Amomum villosum L.）、黄鳝藤[Berchemia floribunda（Wall.）Brongn.]、石斛（Dendrobiumnobile L.）、鸦胆子[Brucea javanica（L.）Merr.]、倒扣草（Achyranthes aspera L.）等[43]。

（六）印度尼西亚

印度尼西亚的热带森林面积约 1.43 亿公顷，是世界上 80% 的药用植物的家园。据估计，印度尼西亚热带森林约有 28000 种植物。关于印度尼西亚高等植物的库存有各种各样的报道。印度尼西亚国家生物多样性研究（1993 年 ICSBD）估计，印度尼西亚的开花植物种类有 25000 ~ 30000 种。历史上约有 4000 万印度尼西亚人使用草药来保护和治疗疾病，利用了大约 6000 种植物。药用植物的数量也有所不同。PT Eisei（1995 年）出版了《印度尼西亚药草词典》，收录了 2500 多种植物，主要用于药用目的，而 Zuhud 等（2001 年）在印度尼西亚的森林中鉴定出了 1845 种具有药用潜力的植物。

印度尼西亚拥有仅次于亚马逊雨林的世界第二大生物多样性，印度尼西亚药用植物数量众多。基于这种丰富的药用植物来源，大多数印度尼西亚人，特别是农村地区的人使用传统草药 Jamu 来治疗疾病。Jamu 是爪哇语部落语言中的一个词，意思是从植物中提取的传统药物。Jamu 在印度尼西亚语中也有类似的含义。Jamu gendong 是一种传统的 Jamu，没有标签，用植物原料新鲜制作（没有保存），在印度尼西亚街头的摊位上随处可见。新鲜的 Jamu 被放在瓶子里，并储存在竹制或藤制的篮子里，他们用一条叫作 selendang 的又长又宽的披肩背着篮子。如今，嘉木的生产也正在向工业规模发展。印度尼西亚政府、工业界和学术界都认识到，为了进一步发展 Jamu，需要进行更广泛的研究，以确定许多传统 Jamu 制剂的安全性和有效性[44]。

关于 Jamu 的知识，传统上是由母亲传给女儿的。在爪哇人的婚礼上，新娘的母亲会送给女儿一个盒子，里面装着种子、根茎、干燥的药用植物和香料，然后把它们种在女儿的花园里。这一行动还象征着传统观念，即照顾家庭成员的健康是妇女的责任。在过去，准备 Jamu 是妇女的独家任务。有关 Jamu 的知识是通过经验获得的。女儿通过观察和帮助她的母亲准备草药混合物来学习制作 Jamu。在这个过程中，她也获得了药用植物的经验知识。这一知识是必不可少的，因为据估计，多达 100 种植物可以用于在家准备 Jamu。值得注意的是，制作 Jamu 的经验，从母亲传给女儿，通常是不完整的。女性之间互相交换菜谱，互相帮助是一种习俗。她们认为制作 Jamu 的知识是一种集体知识，是爪哇人共同的遗产[45]。

叁 区域发展篇

参考文献

［1］Al – Naggar R A, Bobryshev Y V, Abdulghani M A M M, et al. Knowledge and percep-tions of cancer and cancer prevention among Malaysian traditional healers: a qualitative study ［J］. Asian Pacific Journal of Cancer Prevention, 2012, 13 (8): 3841 – 3850.

［2］Alsarhan A, Sultana N, Al – Khatib A, et al. Review on some Malaysian traditional me-dicinal plants with therapeutic properties ［J］. Journal of Basic and Applied Sciences, 2014, 10: 149 – 159.

［3］段光辉. 越南传统医学历史、现状及中医药的比较研究 ［D］. 天津, 天津中医学院, 2004.

［4］陈国平. 谈越南古传医学的历史与现状 ［J］. 上海中医药大学上海市中医药研究院学报, 1998, 12 (2): 57 – 58.

［5］Woerdenbag H J, Nguyen T M, Vu D V, et al. Vietnamese traditional medicine from a pharmacist's perspective ［J］. Expert Review of Clinical Pharmacology, 2012, 5 (4): 459 – 477.

［6］哀本立. 越南传统医学概况 ［J］. 中国中医药信息杂志, 1995, 2 (1): 36 – 37.

［7］徐冬英. 泰国传统医药述评 ［J］. 中医药学刊, 2003, 21 (9): 1597.

［8］何金彪, 祁燕, 浦雪梅, 等. 中国—泰国传统医药合作研发概况及前景浅析 ［J］. 中国中药杂志, 2021, 46 (24): 6323 – 6330.

［9］毕迎凤, Nay Lin Tun, 张宇, 等. 缅甸传统医药—过去、现状与未来 ［J］. 中国民族民间医药, 2019, 28 (12): 1 – 6.

［10］黄丹娜. 传统医药在缅甸的发展 ［J］. 亚太传统医药, 2016, 12 (2): 5 – 6.

［11］魏雪苹, 董雨青, 强亭燕, 等. 柬埔寨金边乌亚希草药市场草药分子鉴定及功效分析 ［J］. 中国中药杂志, 2021, 46 (24): 6312 – 6322.

［12］Junsongduang A, Nabundit O, Chinnawong P, et al. Medicinal Plants Used by Tai Lao Healers in Roi Et Thailand ［J］. Research Square, 2021.

［13］李志勇, 李皓月, 张小波, 等. 本草惠澜湄—澜沧江—湄公河流域传统医药合作的新路径 ［J］. 中国中药杂志, 2021, 46 (24): 6295 – 6302.

［14］贺雪梅, 左常波. 越南的传统医疗—东医和南药 ［J］. 国外医学中医中药分册. 1998, 20 (3): 21 – 23.

［15］Wahlberg A. Bio – politics and the promotion of traditional herbal medicine in Vietnam ［J］. Health, 2006, 10 (2): 123 – 147.

［16］张春梅, 王兰, 周微, 等. 越南传统药品管理及注册政策的分析 ［J］. 现代药物

叁 区域发展篇

与临床，2012，27（3）：278-282.

［17］World Health Organization. Legal status of traditional medicine and complementary［R］. Geneva：World Health Organization，2001.

［18］Robinson D，Kuanpoth J. The traditional medicines predicament：A case study of Thailand［J］. The Journal of World Intellectual Property，2008，11（5-6）：375-403.

［19］Chokevivat V，Chuthaputti A. The role of Thai traditional medicine in health promotion［C］//Proceedings of the 6th Global Conference on Health Promotion. 2005：7-11.

［20］赵超华．泰式按摩与中医推拿治疗膝关节骨性关节炎的比较探析［D］. 辽宁，辽宁中医药大学，2020.

［21］World Health Organization. Traditional medicine in asia［R］. Geneva：World Health Organization，2002.

［22］王孝蓉．中医药及泰国传统医药在泰国的发展概况［J］. 中国民族医药杂志，2010，10（10）：48-50.

［23］World Health Organization. National policy on traditional medicine and regulation of herbal medicines：Report of a WHO global survey［R］. Geneva：World Health Organization，2005.

［24］Mr. Taweesak Suntorntanasat. 泰国传统医药的发展现状［J］. 亚太传统医药，2005，51-52.

［25］飒兰．中国推拿与泰式按摩的源流发展的比较研究［D］. 北京：首都体育大学，2013.

［26］温菁婷，颈三针配合泰式按摩治巧颈型颈椎病的疗效观察［D］. 广州：广州中医药大学，2017.

［27］黄妙森，肖永芝，沈佳成，等．中泰医学推拿比较系统探析［J］. 中医药通报，2018，17（1）：34-37.

［28］蒋通．中医经筋推拿与泰式按摩治疗腰椎间盘突出症（LDH）的比较研究［D］. 辽宁：辽宁中医药大学，2020.

［29］李倩，王卫．天津中医药［J］. 泰医经络与中医经络的比较，2021，27（10）：169-175.

［30］Sarah elizabeth adler. The influence of burmese buddhist undertandings of suffering on the subjective experience and social perceptions of schizophrenia［D］. Cleveland：Case western reserve university，2008.

［31］Koike K. Cambodian Buddhism and Traditional Healing as Socio-cultural Safety Net for Mental Crises［J］. Journal of Pali and Buddhist Studies，2002，16：117-127.

［32］Bethany Gwen Elkingtonb. Traditional Herbal Treatments for Tuberculosis in Laos：Ethnobotany and Pharmacognosy Studies［D］. West Lafayette：Purdue University. 2001.

[33] Elliott E，Chassagne F，Aubouy A，et al. Forest Fevers：traditional treatment of malaria in the southern lowlands of Laos ［J］. Journal of Ethnopharmacology，2020，249：112187.

[34] Alsarhan et al. Review on Some Malaysian Traditional Medicinal Plants with Therapeutic Properties ［J］. Journal of Basic & Applied Sciences，2014，10，149 – 159.

[35] 梁家仁. 马来西亚不同种族差异的针灸应用情况研究 ［D］. 山东. 山东中医药大学，2013.

[36] Maramba – Lazarte C C. Benefits of mainstreaming herbal medicine in the Philippine healthcare system ［J］. Acta Medica Philippina，2020，54（1）.

[37] World Health Organization. The regional strategy for traditional medicine in the Western Pacific（2011 – 2020）［R］. Geneva：World Health Organization，2012.

[38] 黄忠孝，范卫锋，占心俏，等. 越南传统药物研究与应用进展 ［J］. 亚太传统医药，2021，17（11）：1 – 4.

[39] 郭豫谦. 泰国特色草药产品进入中国市场的路径研究 ［D］. 陕西：陕西师范大学，2019.

[40] 杨兴鑫，李静平，李艳芹，等. "一带一路" 倡议下中国与缅甸传统药物合作研发前景浅析 ［J］. 生物资源，2020，42（3）：361 – 365.

[41] 姚霞，PEN Sunna，孟一峰. 柬埔寨常用传统药用植物探讨 ［J］. 中国现代中药，2017，19（2）：290 – 294.

[42] 顾小军，周小雷，余丽莹，等. 中国实验方剂学杂志 ［J］.《老挝人民民主共和国草药典》编制与研究概述，2021，27（10）：169 – 175.

[43] 李晓岗，曹冠华，代红洋，等. 中国—老挝传统药物在传染性疾病治疗中的应用比较和前景分析 ［J］. 世界科学技术—中医药现代化★专题讨论一：中药研究. 2021，23（4）：1030 – 1035.

[44] Elfahmi，et al. Jamu：Indonesian traditional herbal medicine towards rational phytopharmacological use. J Herbal Med（2014），http：//dx. doi. org/10. 1016/j. hermed. 2014. 01. 002.

[45] Antons，Christoph. Traditional knowledge，traditional cultural expressions，and intellectual property law in the Asia – Pacific region ［M］. Kluwer Law International and Aspen Publishers，2009.

HB.09 南亚传统医药发展报告

郭 昆[①]

摘 要：本报告运用文献研究、专家访谈等方法收集南亚各国传统医药发展历史、发展现状及存在的问题等资料。南亚传统医药学在南亚各国都有广泛的应用，本研究从南亚传统医药学的概括、南亚传统医药学的发展现状及存在的问题，以及对我国中医药等传统医药学的发展提出有针对性的发展建议，通过研究南亚各国应用传统医药学存在的优点与缺点，启示我国传统医药的发展策略。

关键词：南亚；传统医药；阿育吠陀；瑜伽；冥想；尤纳尼

南亚包括位于南亚北部的大陆及附近岛屿的 7 个国家，包括印度、巴基斯坦、孟加拉国、斯里兰卡、尼泊尔、不丹、马尔代夫。南亚面积约为 520 万平方公里，占亚洲大陆的 11.71% 或世界陆地面积的 3.5%，南亚人口约 20 亿，约占世界人口的四分之一，是世界上人口最多、最稠密的地理区域。南亚拥有全世界 98.75% 的印度教徒、90.5% 的锡克教徒、31% 的穆斯林，以及 35000 万基督徒和 2500 万佛教徒。

传统医药是指欧洲文艺复兴前就已经形成并传承至今，在当代医疗保健实践中仍在应用的医药体系。传统医学是建立在各国传统文化与哲学根基上的经验医学，因为文化哲学的不同而有所区别，但只是理论上有区别，药品基本一样。世界三大传统医学体系是指印度医学、中医学和希腊—阿拉伯医学，且都形成于亚洲（分别在印度、中国和西亚）。南亚医学不仅不是以国家为中心，而且它们还在印度教、佛教、伊斯兰教和基督教等不同的宗教派别及其中众多的教派下发展起来。南亚医学包括文字编纂的医疗系统，如阿育吠陀（Ayurveda）、锡达（Siddha）、尤纳尼（Unani）、藏医学（Sowa rigpa）、顺势疗法和许多其他传统医药，如斯里兰卡的斯里

---

① 郭昆，公共健康博士在读，陕西中医药大学讲师，研究方向：公共健康、健康心理学。

兰卡土著医学（Deshiyachikitsa）和马尔代夫岛民医学（Divehib heys）。

一、南亚传统医药概况

南亚传统医学中以印度医学为代表，印度是古代人类文明的四大发源地之一，也是世界三大传统医学的诞生地之一，是传统医药的大国。长期以来，印度应用的传统医药体系主要有两种：阿育吠陀医学和尤纳尼（希腊—阿拉伯医学）。1970 年，印度医学中央医学法案认为阿育吠陀、瑜伽、尤纳尼、锡达、顺势医学都属于印度传统医学。印度地处亚洲南部，属于亚热带气候，一年分暑季、雨季、凉季 3 个季节，土壤肥沃，植被常青，使印度的传统药物具有丰富的天然资源，这为印度的传统医药的产生和发展提供了物质基础。在印度，吠陀时代草药的知识被广泛应用，最早已论述了 67 种药用植物。印度医药和中医药有许多相通的内容，如机体平衡的观念相同，如印度药的酸、苦、甘、辛、咸、涩六味与中药的酸、苦、甘、辛、咸五味相似等。

（一）阿育吠陀

在印度，传统医药被广泛应用，尤其是阿育吠陀的应用更为广泛。印度在大约 70% 的农村人口依赖传统的阿育吠陀医学系统。印度医学又称为阿育吠陀（Ayurve-da），在梵文中"Ayur"意为生命，"veda"意为知识。阿育吠陀意指生命之学，是印度医学理论的源头，阿育吠陀可以追溯到公元前 3000 年前后，它的理论形成于公元前 500 年前后的古代印度，以被称为"古印度医学百科全书"的《啫罗迦本集》（Caraka - samhita）和《妙闻集》（Sushruta Samhita）为基础，书中记载了许多疾病的诊治药材，两本书分别记载了 1100 种和 1270 种药用植物。印度医学的基本理论是五元素学说和三体液学说，五元素学说认为世间万物都是由土、水、火、气和空这 5 种基本元素组成，并且认为人的组织器官也由这五种基本元素组成，在被摄入人体后补充人体中的相应元素；三体液学说认为，人有气、胆汁、黏液三种体液，这三种体液是否平衡决定着人体的健康和疾病状态，疾病是由内外因素导致三体液失衡而引起的，其治疗方法则是通过药物、食疗等手段恢复三体液的平衡[1]。阿育吠陀主张使用草药来治病，阿育吠陀药物与中国草药有很大的相似之处，将食物和草药正确地配合使用，可以使身体达到适当的平衡。阿育吠陀认为人体主要由四个部分组成，分别是肉体、思想、智慧和灵魂，它主张人通过饮食、医疗和养生手段来祛病、健身和延寿，强调整体思想及天人相应的理念。从根本上讲，阿育吠陀是整体性的。阿育吠陀认为身体构造（prakriti）和生命力（doshas）是普遍、相互联系的。阿育吠陀的治疗目标是通过消除杂质来减轻症状、增加对疾病的抵抗力。阿育吠陀的根本思想是平衡，如进食，以免除饥饿；添衣，以适应季节变化；锻炼，以保持健康。阿育吠陀让人们理解自己的体质，有意识地发展我们自身的潜能，与这个世界和谐相处。

孟加拉国是南亚人口密度最大的国家，孟加拉国族占98%，86.6%的居民信仰伊斯兰教，12.1%信仰印度教。孟加拉国广泛应用的传统医药体系是阿育吠陀。

尼泊尔位于南亚次大陆的北部，内陆国家，主要的民族为廓尔喀族和瓦尼尔族，印度教为国教，95%的居民信奉印度教。尼泊尔传统医药的应用可以追溯到公元500年前，尼泊尔主要和广泛采用的传统医药体系是阿育吠陀医药。

阿育吠陀在巴基斯坦和斯里兰卡也广为使用。

（二）瑜伽和冥想

瑜伽（Yoga）和冥想是印度另外的传统医学。实际上瑜伽只是吠陀体系中的一种修炼方法，后来衍生为一种养生保健方法，本身并未构成一种单独的医学体系，属于阿育吠陀医学中的一部分。梵语瑜伽的意思是"结合"或者"连接"在一起。瑜伽中颂扬的是心灵、身体、灵魂和精神的融合。瑜伽强调保持和恢复人体健康而防治疾病，瑜伽包括合理的膳食营养、规律的生活习惯、正确的呼吸以及良好的个人卫生习惯。瑜伽是一种自然疗法，根据对吃、生活习惯等简单自然规律的应用达到身体保健的作用。在印度哲学中，瑜伽最初是对冥想进行了综合性处理的一门医学。瑜伽认为人由原人和原质组成，原人就是自我，不同于身体、感官、心意和理智，是我们每一个人脑中不朽的纯意识；原人属于原质—物质世界。我们的身体、心意和理智是物质世界的一部分，我们的真正自我被身体、生命力、心意、理智和极乐五层东西覆盖着。瑜伽的目的是控制心意、感官和身体的外展倾向。瑜伽认为控制心意，就必须控制身体和感官[1]。因此，瑜伽体系使用了以下八支分法：第一，培养非暴力、诚实、不贪、克制、不偷5种品德；第二，清净、满足、苦行、学习圣典和敬神；第三，让肢体保持平衡、宁静，它有助于专注和冥想；第四，调息，瑜伽认为呼吸为身体的所有部分提供动力，当呼吸有规则并有节奏时，心意就变得平静；第五，训练心意变得随意，不执着于某个感觉器官；第六，专注，将心意集中；第七，冥想，当专注变得毫不费力，就像水从一个容器倒入另一个容器，这时候冥想就开始了；第八，三摩地，当冥想变得持久而连续，心意融入冥想对象时，就达到了三摩地。

冥想的3个步骤是聆听、反思和冥想。聆听、反思和冥想这3种实践是通向自我认识的直接道路。在瑜伽哲学和吠檀多哲学中，冥想是一个精神过程，冥想通常被理解为专注于某对象的过程，例如，当我们能够将心意持续地集中于一个具体对象十二秒，就可以说我们达到了专注的状态；如果心意能持续十二次专注状态，我们就可以称之为冥想；如果心意能够持续十二次冥想状态，则达到了三摩地的阶段。冥想分为3个不同的深度：专注、冥想、三摩地，三摩地即冥想的顶峰。理性是头脑的功能，理性使人们能够客观地认识事物；而冥想是心的功能，冥想使人们寻求直接知觉。冥想是一种控制心意的技巧，被控制的心意是我们最好的朋友，不被控制的心意则是我们最痛恨的敌人。冥想是一种深度的自我意识，使我们认识到：冥想是一种深度的自我意识，使我们认识到我不仅属于这个身体，我还属于这个有机世界。本性迫使我们每天都要睡觉，以便我们的身体得到休息并恢复精神。尽管身体在睡眠中得到休息，但是心意并不是经常能得到休息，它在梦中依然保持活跃。只有通过冥想才能对我们内在的核心进行自我指导，否则我们则无法控制我们的心意。正如食物供给身体，冥想提供食物给灵魂。冥想是灵魂的呼吸，没有了呼吸，首先是灵性的死亡，我们渐渐地会疏远自身的存在，接着是生理的死亡。冥想状态能使一个人摆脱身体意识，将灵魂从身心的束缚中分离出来。通过冥想，我们清理五个层面，分别是：身体、生命力、心意、理智和极乐，每一个层次互相渗透，一个在另一个之中，就像一节一节可伸缩的望远镜一样，身体处于最外层，极乐在最里面。

（三）锡达

锡达（Siddha）医学起源于南印度的传统治疗系统，被认为是印度最古老的医学系统之一，锡达的理论基础与阿育吠陀一致，锡达只是阿育吠陀的一个流派。因为锡达医学体系与阿育吠陀医学体系非常相似，治疗的基础都是五元素和三体液理论，则三种体液失衡也会引发各种疾病。锡达医学重视植物和矿物质的联合使用，锡达医学系统广泛地描述了汞、硫、铁等矿物产品的使用，例如，汞制成的制剂被认为可以赋予身体抵抗腐烂的免疫力，使其能够战胜疾病。锡达医学与阿育吠陀的区别更多的是语言学上的，即泰米尔语和梵语。锡达用泰米尔语记录了他们在医学、瑜伽和占星术的神秘发现。锡达通过草药或者草药与矿物质的联合治疗牛皮癣、湿疹、脱发、白癜风、麻风病等疾病，有良好的效果。

（四）尤纳尼

在印度本土化的希腊—阿拉伯医学被称为尤纳尼（Unani）。尤纳尼医学起源于希腊，通过阿拉伯医生 Rhazes（公元850—925年）和 Avicenna（公元980—1037

年）等的努力，在吸收埃及、中国、波斯湾等国家传统医学的基础上发展起来。在阿拉伯国家，希腊—阿拉伯医学常被称为伊斯兰医学（Islam medicine）。尤纳尼医学的基本概念包括四元素（土、气、水、火）、四性（寒、热、湿、干）、四体液（血液、黏液、黄胆液、黑胆液）、三灵气（生命灵气、精神灵气、自然灵气）和器官论。尤纳尼医学用这些基本概念来阐释人的生理过程、发病原理和治疗法则[1]。尤纳尼医学认为疾病是因为体液不平衡以及机体不能够排除致病废物的表现，因此，尤纳尼医学在治疗中强调要充分发挥人的自愈能力，并通过人体的自愈能力帮助人们克服机体的失调状态。尤纳尼医学所使用的治疗手段主要是草药。

巴基斯坦伊斯兰共和国位于南亚次大陆的西北部，是多民族国家，有旁遮普族、信德族、普什图、俾路支等族，伊斯兰教为国教。巴基斯坦一直保持着采用传统医药的传统，应用的传统医药体系是尤纳尼，也称为 Tibbe – unani。

（五）顺势疗法

顺势疗法在 19 世纪早期引入印度，被认为是印度传统医疗之一。顺势疗法是 1796 年山姆·赫尼曼按照"以同治同"理论所创。如洋葱会引起打喷嚏，多次稀释震荡后的极微小洋葱，就能治疗以打喷嚏症状为主的鼻炎。顺势疗法是新一派的治疗体系，它对药物、疾病、人体、溶液以及溶剂的理解源于 200 年前，与现代生物、心理、物理及化学有不同的见解。孟加拉国广泛应用的传统医药体系除了阿育吠陀还有顺势疗法。顺势疗法也在巴基斯坦的传统医疗体系框架中。

（六）藏医药学

藏医药学，是我国西藏的传统医学，以诊脉和尿液分析等方式诊断，利用行为和饮食调节，以及利用天然材料，如草药和矿物等组成的药物和疗法（藏式针灸、艾灸等）治疗疾病。藏医药学奉行佛教的基本教义，即所有疾病都是由三毒"贪、嗔、痴"造成的。藏医药学认为所有的疾病都可以分为三类：风病，由贪欲产生，位于腰部以下的部位；胆病，由嗔恚产生，位于身体的中央部位；涎液病，由愚痴产生，位于身体的上半部分。藏医学传统特色疗法是以外治为主，借助器械和药物，实施体外治疗疾病的方法，以放血、火灸、外敷、角吸、涂擦、头浴、药浴、火罐等治疗技术为主。藏医药学在南亚地区主要在不丹流行。在梵语中，不丹的意思是"吐蕃的边陲"，是藏文化传播的最南端。不丹王国位于喜马拉雅山南麓，内陆高山国家，不丹族（菩提亚族）占多数，其余为尼泊尔族等，藏传佛教为国教。不丹传统医学源于藏医药学，不丹的传统医药基本与藏医药学一致。

（七）斯里兰卡土著医学（Deshiya chikitsa）

斯里兰卡是印度洋上的一个岛国，主要是僧伽罗人和泰米尔人，居民多信奉佛教和印度教，传统医药是斯里兰卡医药保健体系的重要组成部分。传统上，斯里兰卡本土医学和阿育吠陀医学的教育在佛教寺庙的学校中开展，但随着1796年英国殖民者的到来，斯里兰卡传统医药教育受到压制。1948年，斯里兰卡独立后，本土医学（Deshiya chikitsa）体系得以苏醒。斯里兰卡传统的医疗体系被称为Deshiya chikitsa，其发展受到了阿育吠陀医学、锡达和尤纳尼医学的影响。

（八）马尔代夫岛民医学（Dhivehi beys）

马尔代夫的Dhivehi beys，即岛民的草药系统。Dhivehi的意思是岛民，而beys的意思是医学。马尔代夫在印度洋的"十字路口"，从印度人、阿拉伯人、中国人、波斯人那里获得并合成了治疗秘诀，然后用于开发当地的草药。马尔代夫传统医疗中的核心理念是身体的4种"体液"达到适当的平衡，才能获得健康。这与尤纳尼医学的基本理念比较相似。Dhivehi beys认为身体健康是身体热、冷和干"体液"之间适当平衡的结果，因此建议发烧的人食用"冷食"。

二、南亚传统医学的现状及存在的问题

（一）阿育吠陀的现状及存在的问题

在印度，阿育吠陀提供基本的卫生服务，是因为阿育吠陀具有简单、有效、价格便宜等优势。传统上，每一个村子都会有一位阿育吠陀医生，这个阿育吠陀医生不仅会帮助人们解决健康问题，同时被人们认为是朋友、哲学家和向导。因此，阿育吠陀在初级卫生保健中发挥重要作用，初级卫生保健包括妇幼保健、营养、健康教育、治疗常见病和慢性病[2]。阿育吠陀在初级医疗中引导人们获得较多的营养知识，例如，阿育吠陀可以被用于促进孕产妇的健康，在农村地区，胡萝卜、卷心菜、牛奶、绿叶蔬菜和豆类可以增强人们的体质，防止因为营养缺乏导致的贫血、营养不良。

在初级卫生服务中，阿育吠陀指导人们保持良好的生活方式。阿育吠陀与中医一致认为，人的作息规律应该遵循自然规律。阿育吠陀认为，时钟的24小时可以分为6个部分：2:00—6:00瓦塔时段，身体处于高代谢状态，睡眠在这个时段最为重

要；6：00—10：00 卡法时段，身体转至低代谢状态，等到卡法时段才起床，整个上午会让人昏昏沉沉，最好是在卡法时段刚开始或更早时起床；10：00—14：00 皮塔时段，一天中消化之火最旺盛的时段，所以一天中最丰盛的一餐应该在12：00—14：00 进行；14：00—18：00 瓦塔时段，身体再次进入高代谢状态，瓦塔时段快结束时比较适合冥想或者运动；18：00—22：00 卡法时段，身体逐渐松弛下来，尽量在晚上22：00 左右上床睡觉；22：00—2：00 皮塔时段，如果在这个时间感觉饿极了，那是为了消化食物和修复细胞，一定不要在这个时间段吃东西，否则，毒素会在你的身体中不断累积，因为身体会把注意力转移到消化食物上，而不是专注地清除毒素和修复细胞。

阿育吠陀利用草药和草本矿物制剂治疗慢性病，如治疗糖尿病、高血压、缺血性心脏疾病和支气管哮喘。阿育吠陀认为当人生病的时候身体处于不平衡状态，而且生病会耗尽用于细胞修护的重要能量。当给身体提供越多富含抗氧化剂、植物化学物质和维生素的有机食物时，身体复原起来就会越轻松。所以，在印度、巴基斯坦、孟加拉国、斯里兰卡、尼泊尔等南亚国家，很多癌症病人采用现代医学治疗疾病的同时也会使用阿育吠陀疗愈身体[3]。

传统上，阿育吠陀医生常常自己制造阿育吠陀药物，或者阿育吠陀医生指导当地村民种植防治疾病的植物。一些传统的印度草药产品含有有害的重金属，如铅、汞、砷。2012 年，美国疾控中心在服用阿育吠陀药物的孕妇体内发现有毒物质，遂将印度草药与铅中毒联系起来。美国波士顿地区销售的印度草药制剂中含有较高的重金属毒性水平，并认为印度草药具有巨大的健康风险，应该进行重金属测试。在印度，政府要求印度草药必须带有金属含量标签，但是印度缺乏售后监测且测试实验室设施匮乏，使草药的质量控制异常困难。因此，阿育吠陀药物需要建立良好的生产规范，确定阿育吠陀药物的实验室标准和质量控制[4]。

（二）瑜伽和冥想的现状及存在的问题

阿育吠陀医学关注身心的联系，阿育吠陀的从业者除检查患者的身体，同时还要观察患者的心理状况。阿育吠陀医生认为身体、心理和人格视为人的 3 个要素，并认为每个要素都能影响其他要素。因此，瑜伽和冥想是阿育吠陀的重要组成部分。阿育吠陀重视瑜伽，是因为瑜伽经过长期实践有很多好处，不仅能够强健身体，同时有益于情感和精神健康。瑜伽颂扬心灵、身体、灵魂和精神的融合。瑜伽不仅仅是一种运动，也是一种生活方式。随着瑜伽在全世界流行，越来越多的人加入瑜伽学习中，而且衍生出包括瑜伽用品、教练培训、瑜伽课程服务以及其他衍生服务（如餐饮、美妆、母婴等）在内的，为瑜伽用户提供一条龙的综合服务。但如果接受了不合格的瑜伽指导，会引起身体等方面的不适。不合格的瑜伽指导者，也会因为个人利益，造成一些负面影响。因此，政府管理部门需要强化瑜伽行业标准化建设与管理规范。

冥想可以让身体和心灵从容镇静，冥想可以降低血压，让心率恢复正常，增强免疫力，减少压力，还可以改善睡眠质量。冥想对身体产生的功效与休息或睡眠完全不同，冥想后会感到平静，但和往常的平静略有不同，因为身体的状态是不同的。据《国际神经精神科学杂志》上发表的、基于冥想的研究表明、冥想者的生物学年龄要比他们的实际年龄平均低 5～10 岁，是因为冥想者在不断地释放压力。但是关于冥想能够延缓衰老这个说法并没有足够的科学依据。虽然科学家在研究冥想对大脑的影响，但对于冥想的长期影响并没有明确的科学结论。冥想可以从生命科学和认知科学领域探索其对人类的影响。因此，科学家在科学领域的不停探索定会为我们提供更多冥想对健康影响的科学依据。

（三）锡达的现状及存在的问题

锡达医学在印度和斯里兰卡应用得比较多。锡达医学与阿育吠陀的理论基本一致。在印度农村地区，锡达医学通过师徒关系学习传统方法，称为治疗师，大约 57% 的传统锡达医学治疗师在农村地区进行医疗服务。因此，多数的锡达医学从业者缺乏科学的医学培训，对国民的健康产生威胁。印度最高法院在 2018 年认为，没有资格、未经正规培训的锡达医生对整个社会造成了巨大威胁。锡达医学多使用草药、动物或无机化合物，如硫和汞作为药品治疗疾病。因此，除了规范锡达医学培训体系，也应该制定锡达药物的合理用药标准。锡达在斯里兰卡也被广泛应用。

（四）尤纳尼的现状及存在的问题

尤纳尼医学在印度和巴基斯坦作为传统医学被广泛使用。巴基斯坦建立了专业的尤纳尼医学院，并认为尤纳尼医学在巴基斯坦是有独特性的，因为尤纳尼医学在巴基斯坦形成了专业的实践、干预方式和疾病的概念 3 个方面的关系，而且巴基斯坦的尤纳尼医学受到中医的影响，如应用针灸。巴基斯坦并没有建立协调的药用植物资源机构监管部门，以确保可持续地利用药用植物。尤纳尼等传统医学在南亚地区主要应用于农村地区。因此，巴基斯坦政府认为传统医药不应该有知识产权保护，传统医药属于全人类，如果实施传统医药知识产权保护，那么过多的商业活动将会导致药物、生物多样性的丧失，濒危物种的灭绝和自然栖息地和资源的破坏；如果传统医药属于私人所有，人们将被剥夺负担得起的药物来源。尤纳尼医药作为传统医学在南亚国家，如印度、巴基斯坦、孟加拉国、斯里兰卡有广泛的应用，并占据了医药总消费量的 30% 以上。因此，在南亚地区培养合格的尤纳尼医学生至关重要，建立标准的尤纳尼药品使用规范也很有必要。

（五）顺势医疗的现状及存在的问题

顺势医疗被引入南亚次大陆以来，与传统医学得到了很好地融合。顺势医疗在巴基斯坦和孟加拉国特别受欢迎。巴基斯坦的国家顺势疗法委员会制定了顺势疗法的课程、教学方式、医学考试和顺势疗法医生的注册方式，在巴基斯坦，有 135 所被认可的顺势医疗学院，但是直到今天顺势医疗药物的制造仍不受任何政府机构的监管。然而，顺势医疗制造商需要采用 cGMP（当前良好的商品制造规范），以确保顺势医疗药品的安全性和质量。在孟加拉国使用传统医学的人群中，29% 的人更倾向于使用顺势疗法。达卡大学设置有 5 年医学课程以获得顺势医疗医学学士学位，此外，受到孟加拉国顺势医疗委员会监督的顺势医疗学习机构有 37 个。顺势医疗在孟加拉国非常受欢迎，是因为它是一种低成本的药物，而且随着顺势医疗学习的规范化，富裕的孟加拉国人也更加乐于使用顺势疗法。寻求顺势医疗治疗的疾病有皮肤病、耳鼻喉疾病、呼吸系统疾病、胃肠疾病、生殖器疾病、皮肤病、心血管疾病、精神病、癌症等常见病或疑难杂症。顺势医疗具有持久的治疗效果，低成本、无副作用、无须做病理检查，低收入群体选择顺势疗法主要是考虑经济成本，而高收入人群选择顺势医疗是因为该疗法无副作用。经济成本因素极大地促进了顺势医疗在孟加拉国的广泛实践，因此，在孟加拉国建立更多规范化的顺势医疗诊所和医院很有必要。

（六）藏医药学的现状及存在的问题

不丹传统医学是指藏医药学，疾病的治疗包括行为矫正、物理治疗、草药治疗、小手术和精神治疗，这使藏医药学在不丹形成了一个独特而全面的医疗保健系统。在不丹卫生部门的支持下，藏医药学在不丹是属于正规医疗保健服务的重要组成部分。不丹政府在 1967 年对藏医药学和现代医学进行了医疗保健系统的整合，建立了一个大学研究所，58 家医院和医疗卫生服务机构以及一家传统医药工厂。藏医药学作为不丹的传统医药，得到了不丹政府和人民的支持；藏医药学在不丹根据传统的医学经验和现代科学技术形成了质量保证体系；根据不丹监管机构的要求，为藏医药学提供了广泛的标准治疗指南和全面的治疗监管系统。藏医药学在不丹的初级卫生保健系统中发挥着重要作用。因此，藏医药学的质量、安全性和有效性一直受到不丹政府的重视。所以，需要更多的传统经验与科学技术相结合以及进一步科学的研究，以促进藏医药在临床应用中的质量。

（七）斯里兰卡土著医学的现状及存在的问题

Deshiya chikitsa 主要使用植物和草药制剂来治疗疾病，使用的植物和草药制剂大约有 500 种，这些植物多为单独使用或混合使用，而随着丛林破坏使某些草药和植物面临灭种的威胁，因此，不利于斯里兰卡本土医药的发展。60%～70% 的农村人口依赖阿育吠陀和 Deshiya chikitsa 进行初级保健，社区依靠传统医学进行了许多治疗，包括眼部疾病、骨折和脱臼、烧伤等。一些专门从事骨折和脱臼的从业者拥有很高的声望，即使习惯使用现代医学的人在咨询骨折和脱臼病情时也是首选本土医学 Deshiya chikitsa。斯里兰卡的本土医学多记录在手稿上，因此斯里兰卡需要保护好这些传统医学的古籍和手稿。

（八）马尔代夫岛民医学的现状及存在的问题

马尔代夫的本土医学 Dhivehi beys 从业者与现代医学相结合，以治疗整个人体，而不仅仅治疗身体中有病症的部位。马尔代夫传统医学 Dhivehi beys 可以运用草药治疗头痛、发烧和肠道等各种疾病，因此，传统医学从业者受到马尔代夫人民的尊重。然而随着世界经济的发展，马尔代夫传统医学从业者的人数在急剧下降。目前，马尔代夫可能只剩下不超过 40 名传统医学治疗师，而年青一代中很少有人有兴趣进行 Dhivehi beys 的长期研究。因此，马尔代夫的本土医学如果得不到有效的传承，将会面临失传的问题。

三、南亚传统医药给我国发展中医药提供的启示

在南亚地区，佛教、伊斯兰教、印度教、耆那教信仰与健康相关概念共存，形成了复杂的医学文化结构。南亚的传统医学将广泛的理论框架和相似的治疗原则巧妙地结合在一起，这些原则在南亚不同地区通过应用不同的药物，而产生局部差异。南亚传统医学与中医的相似之处是，认为身体是统一的整体，不同器官的疾病不像现代医学那样被分开治疗。因此，南亚传统医学不仅治疗疾病，同时还关注身心的协同发展。在南亚地区，传统医学应用广泛。从观察南亚传统医学的应用中，提出以下有助于我国中医药发展的启示。

（一）加强传统医药应用，助力现代医学发展

从南亚各国对传统医学的应用可以发现，南亚传统医学是南亚传统文化的重要

组成部分。印度传统医学如瑜伽在全世界的推广,不仅提高了印度文化对世界的影响力,同时也带动了瑜伽经济等产业的迅速发展。因此,传统医学的应用与发展,可以带来可观的经济效益。传统医药可以推动现代医学的发展,如青蒿素作为中药传统药物,其治疗疟疾的效果得到了全世界的认可。因此,保护生物多样性和环境的可持续发展对现代医学的发展也是至关重要的。2020 年,世界卫生组织在印度成立了一个全球传统医学中心,该中心将帮助世界卫生组织实施传统医学战略,这一医学战略帮助各国制订政策和行动计划,强化传统医学的作用,对传统的医药进行保护,打造更健康、更安全的世界。我国也应该响应世界卫生组织的号召,积极发展我国的传统中医药,将中医药文化与现代医学相结合。

(二)关注民族医学,提升文化自信

我国的传统医学不仅只有中医,还有藏医、苗医、维医、蒙医等少数民族医学。随着现代医学的广泛普及,少数民族医学受到不同程度的冲击。在南亚地区,藏医药学被不丹等国广泛地应用,并建立藏医药研究院等机构。2017 年 3 月,我国向联合国教科文组织申请将藏医药学认定为中国的"非物质文化遗产",而几乎同时印度申请将整个藏医药学归属于印度。我国与印度争先为藏医药传统申遗说明了传统民族医学对民族文化发展的重要性,因此,关注民族医学有利于提升民族自信。传统医学与现代医学的最大不同是传统医学以哲学文化为基础,如中医中的"木、火、土、金、水"五行学说与易经中的"阴阳"学说有机结合,形成了中国古典哲学的核心阴阳五行。阴阳五行是我国传统思维的框架,现代社会除了风水、占卜和中医,还有很多理论都将阴阳五行作为理论基础。促进传统民族医药的应用与发展可以提升人们的文化认同感,为文化自信提供坚实的支撑。

(三)加强中医药教育,完善中医药人才培养体系

因为传统的南亚各地区传统医学与我国古代中医的学徒制比较类似,南亚各国的传统医学发展中也存在与中医发展相似的一些问题。例如,印度有专门培养阿育吠陀医生的本科生和研究生学校。然而,阿育吠陀医生在世界很多地方缺乏标准化的认证,对阿育吠陀的从业人员造成了不利的影响。我国的中医药发展也面临着相似的问题,虽然我国现在建立了相对完善的中医药专业人才的培训体系,但由于世界很多地方对中医药认可程度的不同,对中医药从业人员就业的灵活性有一定的影响,从而对中医药的发展起到一定的阻碍作用。随着世界经济的发展,中医药未来将与印度传统医药一样被全世界各国认识与认可,建立完善的中医药人才培养体系,有助于中医药的健康发展。

（四）加大太极、八段锦等中医养生项目的宣传

南亚传统医学中的瑜伽在全世界流行，越来越多的人发现了瑜伽带来的益处，例如，瑜伽可以加速新陈代谢，增强身体力量和肌体弹性，调节全身系统，改善血液循环，促进内分泌平衡，减压养心，达到修养身心的目的。瑜伽在全世界的流行不仅传播了阿育吠陀养生文化，同时带动了瑜伽经济的发展。例如，瑜伽市场的扩大，使得对瑜伽从业者的需求量增加，对瑜伽服装等的需求增加等，带动了瑜伽产业及相关产业的发展。瑜伽在全世界的流行，让我们看到传统医学也可以与现代社会相融合。中医养生与瑜伽不同，瑜伽需要专业的教练进行指导，中医养生操如太极、八段锦等可以实现团体运动，增强团体的活跃性。加大太极、八段锦等中医养生项目的宣传，在强身健体的同时也可以增强人们对中医的文化认同。

（五）发展中医心理学

冥想被称为古代东方心理学与现代西方心理学的巧妙融合，冥想也被很多心理学家所认可。随着人们对冥想认识的深入，很多心理学家认为冥想与正向的情绪有关。近些年，冥想在全球流行开来，众多心理学家认为冥想有助于心理健康。中医心理学是以中医理论和实践研究人类心理活动规律及心理因素，在人体疾病的发生、发展、诊断、治疗过程中有着一定作用及规律的一门学科。祝由科是我国古代的中医科目之一，祝由被称为中医心理治疗术，了解祝由术可以为现代心身疾病的治疗提供更加有效的思路和方法。"祝由"是世界上出现最早的心理疗法之一，是中医传统心理治疗的初步尝试。南亚的冥想和西方心理学的发展广为世人所认识，但中医祝由术却鲜为人知。因此，认识祝由术并将中医心理学应用于临床实践非常有必要。现代医学由传统的医学模式向生物—心理—社会医学模式转变，西方医学及心理学都出现了困境，充分挖掘中医学的研究领域和使用空间对完善本土心理学的发展有很大益处。

（六）加强中医在新型疾病中的应用

2020 年 1 月 31 日，印度确诊了第一例新型冠状病毒肺炎病例，印度政府开始采用传统的阿育吠陀引导民众抗疫。阿育吠陀使用传统的简要防治方法，例如，鼻内涂抹：早晚在两个鼻孔内涂抹芝麻油、椰子油或酥油；漱油疗法：口中含一茶匙芝麻油或椰子油，不要吞咽，漱口 2～3 分钟后吐出，随后用温水漱口，每日可进行1～2 次。阿育吠陀将预防与治疗相结合，强调采取预防性措施来提升免疫力，以长期保持健康和谐的生活。阿育吠陀与中国传统医学在医学理论和药物学知识、医疗

技术方面有着悠久的交流历史，阿育吠陀对我国传统藏医学和蒙医学产生了巨大的影响。印度传统医学专家除了实施传统医学方法防治新冠肺炎疫情，同时告诫民众不要过度恐慌，强调恐惧和消极的情绪会降低免疫力，过度的精神压力也会影响消化系统，从而导致有毒物质的形成。阿育吠陀在印度早已扎根在印度民众之中，成为广大印度民众的需求偏好甚至生活习惯。因此，在阿育吠陀传统深厚、宗教文化环境相对和谐的区域，其疫情控制水平远远高于经济更发达、生活水平更高、人文发展指数更高的地区。因此，传统医学在抗击新冠肺炎疫情中也起到了积极的作用。从阿育吠陀在印度抗击新冠肺炎疫情中的表现，我们可以发现传统医学相比西方现代医学更注重人们对新冠肺炎疫情的预防。因此，中医除了在治疗新冠肺炎疫情中发挥积极作用外，也可以从预防角度为人民提供防治疫情的有效手段。例如，通过宣传中医养生知识，提高人民的免疫力，同时关注疫情期间人民的心理状况，及时对不健康的心理进行干预和引导，使人民保持积极乐观的心态以保持身心健康。

参考文献

[1] Chaudhury, R. R., Rafei, U. M. Traditional Medicine in Asia [R]. New Delhi：World Health Organization, 2001.

[2] World Health Organization. Guidelines on developing consumer information on proper use of traditional, complementary and alternative medicine [R]. Geneva：World Health Organization, 2004.

[3] Pandey, M. M., Rastogi, S., Rawat, A. K. S. Indian Traditional Ayurvedic System of Medicine and Nutritional Supplementation [J]. Evidence – Based Complementary and Alternative Medicine, 2013, 376327：12.

[4] Sujatha, V. Globalisation of South Asian Medicines：Knowledge, Power, Structure and Sustainability [J]. Society and Culture in South Asia, 2020, 6 (1)：7 – 30.

叁 区域发展篇

HB.10 西亚传统医药发展报告

马文彬[①]　覃　勇[②]

摘　要： 本报告运用文献研究等方法，收集西亚各国传统医药法律法规、发展历史、医疗实践等的定性定量资料，从传统医药医学属性及类别、传统医药管理体系、传统医学实践管理政策、传统药物管理制度、传统医药教育、传统医药研究等角度剖析西亚各国传统医药发展现状，并根据发展特点提出有针对性的传统医药发展建议。受国情和传统医药历史进程的影响，西亚各国传统医药发展各有优势：约一半的国家从国家层面制定传统医药政策；近一半的国家制定了传统医学实践管理政策；绝大多数的国家制定了传统药物管理制度；约三分之一的国家开展传统医药高等教育；仅四分之一国家建立了国家级别的研究院所。各国逐步推进传统医药教育与研究工作，但仍存在立法工作不足、质量保障制度不健全、研究进展缓慢等问题。为促进传统医药在西亚的可持续发展，一是要建立管理规范监督机制，支持传统医药深远发展；二是要借助现代医学发展优势，探索传统医药研究突破点；三是要完善传统医学教育培训体系，提高从业人员执业素质。

关键词： 西亚；传统医药；管理政策；教育；科研

西亚传统医药既有本土传统医药的继承和发展，也有其他国家传统医药的流入与融合。近年来，随着西亚各国对传统医药愈加重视，逐渐通过制定传统医药法律、法规、行动规划，成立研究院等多种方式，对传统医药进行规范使用和研究，从中挖掘新的医药知识并对现代医学体系给予相关补充。传统医药在西亚各国民众的医疗卫生保健中发挥了重要作用。

---

①　马文彬，针灸推拿学博士，成都中医药大学副研究员，研究方向：中医药文化传播及智能设备研发。

②　覃勇，中医骨伤学硕士，成都中医药大学附属医院针灸学校，研究方向：骨与关节疾病的中医药防治研究与产品开发；推拿手法标准化研究。

一、西亚传统医药发展概况

(一) 西亚传统医药的历史沿革

西亚国家的传统医学以希腊—阿拉伯医学为主，起源于古希腊而形成于8—12世纪的阿拉伯帝国，是该地区传统医学的具体表现。随着本土传统医学的发展，其名称众多，包括阿拉伯医学、伊斯兰医学、阿拉伯—伊斯兰传统医学、尤纳尼医学、希腊—阿拉伯医学等。西亚地区主要以信奉伊斯兰教的大多数阿拉伯国家组成，其传统医学作为伊斯兰文明传统文化的重要组成部分，严格意义上讲，应是古希腊—罗马医学的继承与发展。其以古希腊医学家希波克拉底和古罗马医学家盖仑的学说为基础，广泛吸收了当时的先进文化，如希腊、波斯、印度、两河流域、叙利亚和埃及等，进一步演绎和完善，并把各民族、各地区的医药经验与知识整合，还吸收了中国医学和印度医学的部分内容，经过系统性的整理和创造性的发挥，形成了体系完善、内容丰富的医药学体系，大大超越了古希腊—罗马医学的水平。

希腊—阿拉伯医学的主要内容包括病因学、生理学、病理学、诊断学、治疗学、药物学、食疗学、摄生学等方面。其基本概念包括四元素、四性、四体液、三灵气和器官论等，运用这些概念来阐释人的生理过程、发病原理和治疗法则等。由于帝国版图横跨亚非欧，广泛吸收了当时众多地区和民族的医药经验，故希腊—阿拉伯医学的治疗手段丰富多彩，药物治疗方面，可内服和外用，非药物治疗方面，具有特色的如手法和手术等。就药物疗法而论，10世纪所用的药材超过1000余种，而单方、复方等药方则数以万计。就药物剂型而论，已出现汤液、散剂、膏剂、油剂、丸剂等多种形式。另一特色，则是给每一味药物定"级"，即根据其药力的强弱分为1、2、3、4级，这一工作始于古罗马的盖仑，而由阿拉伯药学家完成。

(二) 西亚传统医药的发展概述

随着阿拉伯帝国版图的扩张和伊斯兰文化的传播，希腊—阿拉伯医学在近千年间广泛盛行于帝国版图，乃至东到中亚、南亚、东南亚，西到北非、南欧等广大地域。但到了20世纪的前半叶，因西方现代医药的传入和发展，迅速被官方认可并成为常规的医疗卫生手段，而传统医药则被排斥在外，在规模和层次方面则迅速衰退，沦为民间医药。直到20世纪80年代，随着西方国家和东亚国家对传统医药学研究的升温，西亚各国也开始重新重视起来。

近半个世纪，西亚各国陆续制定了关于传统药物的政策和法规，成立了相关机构来管理和研究传统医药。从总体来看，现阶段传统医药在国民医疗保健中的作用，已被西亚各国政府、医药卫生界和科学界越来越重视，正在被考虑或已经被纳入常规医疗卫生体系之中。相比较而言，政府工作基本集中在传统药物方面，支持和鼓励传统植物药的收集和研究，允许生产和销售并承认其药品地位，少数传统药物甚至还被纳入某些国家的基本药品目录之中。在药物相关标准方面，西亚各国多采用欧洲、美国药典以及世界卫生组织的植物药标准。但对于传统医疗技法而言，各国一般都不被承认，但也不禁止。因传统医疗以民间医药的方式存在，故各国正在考虑如何管理民间的传统医疗及民间医生，以保障患者的安全[1]。

二、西亚传统医药各领域发展现况

（一）西亚传统医药的医学属性及类别

西亚国家的传统医学在历史长河中由阿拉伯—希腊系的古典医学体系演变而来，经过数百年的不断革新，一部分发展成现在的西方医学；一部分与阿拉伯帝国各民族、各地区的医药经验与知识相整合，吸收了中国医学和印度医学的部分内容，成为希腊—阿拉伯医学，又称为犹那尼医学、阿拉伯—伊斯兰医学等。西亚国家对传统医药的归属并不一致，总体而言，除了本土传统医学外，基本隶属于传统、补充和替代医学范畴。

表 10-1　西亚部分国家传统医学类别

序号	国家	类别	序号	国家	类别
1	巴林	针灸、阿育吠陀医学、草药疗法、顺势疗法	6	阿拉伯联合酋长国	针灸、阿育吠陀医学、脊骨神经医学、草药疗法、顺势疗法、自然疗法、正骨疗法、阿拉伯医学、拔罐疗法和臭氧疗法
2	伊朗伊斯兰共和国	针灸、脊骨神经医学、顺势疗法、自然疗法和伊朗伊斯兰共和国传统医学	7	也门共和国	信仰疗法、伊斯兰医学、拔罐、传统烧灼、草药疗法、家庭疗法、针灸、脊骨神经医学和顺势疗法
3	科威特	针灸、脊骨神经医学、草药疗法、正骨疗法、中医和阿拉伯医学	8	塞浦路斯	草药疗法和顺势疗法
4	阿曼苏丹国	针灸、阿育吠陀医学、脊骨神经医学、草药疗法、顺势疗法和中医	9	以色列	针灸、脊骨神经医学疗法、草药疗法、顺势疗法、自然疗法和正骨疗法

序号	国家	类别	序号	国家	类别
5	沙特阿拉伯王国	针灸、正骨疗法、脊骨神经医学、草药疗法、自然疗法、中医、拔罐疗法、预言医学、宗教疗法、伊斯兰医学、海加姆（Hijama）和蜂蜜疗法	10	土耳其共和国	针灸、本草疗法、蜂疗法（Apitherapy）、顺势疗法、催眠水蛭疗法（Leech therapy）、拔罐、正骨疗法、脊骨神经医学、反射疗法、音乐疗法、增生疗法（Prolotherapy）、蛆虫疗法（Maggottherapy）和臭氧疗法（Ozone therapy）

（二）西亚传统医药管理体系

西亚国家对传统医药的管辖权一般隶属于国家或各省卫生部门，传统医学产品及草药管理大多由食品药品管理部门负责。各国几乎都使用不同类型的传统和补充医学，目前已有11个西亚国家确立国家传统和补充医学政策。阿拉伯卫生部部长理事会对阿拉伯国家中协调传统、补充和替代医学立法的项目进行讨论。2011年12月的东地中海药物监管当局会议（EMDRAC）涉及监管协调，其中包括传统和补充医学[2]。在具体实施中，各国根据自身国情管理政策有所不同：

伊朗伊斯兰共和国自20世纪80年代起，所有与传统和补充医学相关的工作都由药事部的一个办公室负责。到了2004年，其卫生和医学教育部成立了伊朗传统和补充医学教育委员会秘书处，负责管理传统和补充医学相关事务，并制定了一项关于传统和补充医学的法律，涉及卫生和医学教育部的责任和管理框架。

伊拉克自1989年以来，在卫生部框架下设立了一个国家级行政机构，主管传统和补充医学相关事务。此外，还在国家药物控制和研究中心下设了一个研究部门。

约旦于1999年，在隶属于卫生部药品管理局框架下，专门成立负责传统和补充医学的国家级行政机构。2007年，食品和药品管理局成立。2013年，该局从卫生部独立出来，成为独立的实体行政管理机构。

阿拉伯联合酋长国于2002年在卫生部之下设立了传统补充和替代医学部门，该部门是传统和补充医学的国家级行政机构。并在传统和补充医学技术服务提供者的监管方面取得了长足进展。

阿富汗在2007年成立专门的传统医学专家委员会之前，由卫生部的药品事务总局负责传统和医学问题，而在新的国家药品保健品管理局框架下，有专门部门负责传统和补充医学相关方面的工作，但尚未完全发挥作用，截至2016年年底，阿富汗无相关国家政策、法律或法规，也无经费划拨。

阿曼把有关传统医学制剂的管理指南纳入了2008年的国家医药政策，并设立药品事务和药物管理总局，隶属于卫生部之下的一个国家级行政机构。

沙特阿拉伯于 2008 年在卫生部设立了国家补充和替代医学中心，为本国补充和替代医学等医疗服务提供国家层面的参考。

巴林于 2009 年成立了药房药品管理局，隶属于卫生部，系专门负责处理传统和补充医学相关问题。

土耳其于 2012 在卫生部设立了传统和补充医学部，具体管理传统和补充医学的相关事务和问题。

阿拉伯叙利亚共和国设立卫生部药品事务办公室，专门负责传统和补充医学相关事务。

塞浦路斯把传统和补充医学国家政策纳入国家政策，并由卫生部药品服务部门负责处理其相关事务。

（三）西亚传统医学实践管理政策

西亚地域有很大比例的人口使用传统和补充医学，已有阿富汗、伊朗伊斯兰共和国、伊拉克、阿曼等 9 个国家制定了传统医学国家政策，有半数以上国家已通过相关的法律或法规，绝大多数国家对草药进行了注册管理[3]。

土耳其卫生部下属的传统与补充医疗实践部负责传统与补充医学相关政策的制定、实施及监管。早在 1991 年，土耳其政府颁布了《针灸实施条例》，标志着针灸正式获得认可。2014 年，其颁布的《传统与补充医疗实践法规》规定了有关草药疗法、针灸疗法、拔罐疗法、水蛭疗法、催眠疗法、臭氧疗法、中胚层疗法、蜂疗法、增生疗法、整骨疗法、足部反射疗法、顺势疗法、整脊疗法、幼虫疗法及音乐疗法 15 种传统与补充医学疗法的门诊开设与申请条件，其中明确规定，只有经过培训的全科医生及牙医方可实施针灸治疗，而针灸治疗应用相对简单；在中药方面，仍受农业部管辖，故不能以药品的形式进入土耳其。2019 年颁布的《传统与补充医疗临床试验实施细则》中，适用于传统与补充医学的临床与科研管理。截至 2020 年，土耳其已举办三届传统与补充医学大会，来自不同领域的传统与补充医学专家对近年的科研成果及经验进行了分享与总结[4]。

伊朗伊斯兰共和国早在 1988 年，国家法律直接提及传统医学，建立健康与医疗教育部，并由其负责传统医学的研究、教育和医疗等相关事务。相继启动了若干项目开发草药与植物药制剂，对草药及植物药制剂进行生产加工；成立了药用植物与其产品的专业委员会，制定了国家的相关产品政策，发展药用植物与草药的医疗价值，并且制定了关于草药产品注册管理政策的文件[5]。

阿拉伯联合酋长国则立法或制定相关管理条例，如草药疗法、针灸疗法、顺势疗法、顺势疗法等；且在卫生部中设有传统医学/补充与替代医学的专门管理部

门，并设立管理相关人员的立法或管理条例，如草药、针灸、整脊疗法等的相关
人员。

沙特阿拉伯只对部分传统疗法进行立法，如针灸、正骨疗法、脊骨神经医学、
自然疗法和拔罐疗法。自 1989 年以来，沙特阿拉伯对草药进行了监管；1991 年开
始实施草药制剂、健康和补充食品等注册登记条例等有关草药的专门法规[6]。在卫
生部中设有传统医学/补充与替代医学管理部门，并设立管理相关人员的立法或管
理条例。

（四）西亚传统药物管理制度

根据各国是否制定相关法律，是否具有法律约束力，实施监管情况，将西亚各
国分为三大类别，即草药与常规药物相同，有法可依，监管具有约束力，如巴林、
伊朗伊斯兰共和国、约旦、阿曼、卡塔尔、阿拉伯叙利亚共和国、阿拉伯联合酋长
国、亚美尼亚、阿塞拜疆、土耳其、塞浦路斯等；另一类为有相关法规，但尚未实
施监管；或已实施监管，但相关法律尚未出台给予保护，如伊拉克、科威特、沙
特、也门等；或既没有法律保护，也缺乏监管，如阿富汗、以色列等。针对草药与
常规药物相同的国家，大多将草药归类为处方药、无须处方药、普通草药膳食补充
剂和保健食品，销售时附有保健功效和营养成分含量说明。部分国家具体监管情况
如下：

阿拉伯联合酋长国早在 1995 年对草药监管进行立法并实施。亚美尼亚于 1998
年颁布药品法，其采用《欧洲药典》《苏维埃社会主义共和国联盟国家药典（俄罗
斯药典）》《美国药典》《亚美尼亚国家草药处方集》《世界卫生组织药用植物选编》
和《世界卫生组织关于新独立国家中常用特定药用植物的专论》等，并具有法定约
束力。自 2008 年以来，草药已纳入国家基本药物目录，筛选依据是传统用途和临床
数据。目前国家基本药物目录里包含两种草药。归类为处方药的草药在药房销售；
归类为无须方药、自服药品或 OTC 药物的在药房和其他渠道销售。巴林制定了一系
列法规和监管措施，确保草药在其国内合法使用，监管过程生产、注册、销售等环
节。伊朗伊斯兰共和国情况与巴林相似，但更为具体，其《伊朗伊斯兰共和国草药
药典》是国家药典，内容覆盖了正在使用的草药，具有法定约束力，制定草药安全
监管措施，对草药试验数据进行定期抽查监管与安全评估。约旦在 2000 年前后制定
了有关草药和草药产品的国家法规，并多次修订以明确规定草药质量、安全性和疗
效所需的文件。需要注意的是，其将传统药物归为草药和草药制剂，前者为处方
药，后者为无须处方药。而阿曼采用《印度育吠陀药典》《印度草药药典》和《英
国草药药典》，共同约束传统药物各个环节，并将其归类为处方药、无须处方药、

自服药品或 OTC 药物的草药，规定由持照执业者在药房销售。卡塔尔则采用《马丁代尔：药物参考大全》《草药参考手册》等药典，规范和监管草药，需要注意的是，其将草药作为无须处方药、自服药品或 OTC 药物，并要求在药房中销售。阿拉伯叙利亚共和国采用《美国药典》《英国药典》《印度药典》《中草药药典》《草药医师参考手册》等专论，均具有法定约束力。将草药分为食用草药、药用草药，规定归类为处方药的草药在药房销售，并设立卫生部药品事务办公室对包括草药在内的所有药物引起的中毒反应进行监测。

伊拉克针对草药有专门的法规，在一定程度上与常规药物相同。草药销售时附有医疗功能、健康功能和营养成分含量说明，但并无监管。《英国草药药典》（British herbal pharmacopoeia）被用作草药国家药典，具有法定约束力。《世界卫生组织药用植物选编》（WHO monographs on selected medicinal plants）被用作有关草药的国家专论。对于草药有明确的安全性要求，和常规药物的要求相同。科威特自1997 年以来，就有关于草药的专用法规。草药被规定为无须处方药和膳食补充剂，销售时附有医疗功能、保健功能和营养成分含量说明，但对此并没有执行相关政策。沙特阿拉伯自 1989 年以来，对草药进行了监管，但没有出台单独的法律。沙特食品和药物管理局（Saudi Food and Drug Administration，Saudi FDA）成立于 2004年，负责传统和补充医学产品的注册和监管，特别是草药及装置。

世界卫生组织为阿富汗国家药品保健品管理局派遣了一名国际顾问，负责制定传统医学和草药产品的注册标准，以及向传统医学和草药机构发放证照的标准[6]。

（五）西亚传统医药教育进展

西亚各国对传统和补充医学重视程度不一，如两河流域波斯地区的伊朗伊斯兰共和国、伊拉克、阿拉伯叙利亚共和国，阿拉伯半岛的沙特阿拉伯、阿曼、阿拉伯联合酋长国等国，很早就已经在高等教育中设立了学士、硕士、博士学位，并允许进行相关培训。约旦设立传统医学硕士学位。高加索地区的土耳其、亚美尼亚，以色列虽未提供高等教育，但允许进行相关培训。阿富汗、科威特、巴林等国虽重视，但未查到相关教育和培训信息。阿塞拜疆、也门、卡塔尔、黎巴嫩、约旦、塞浦路斯等国既不重视，也未查到相关教育和培训信息。部分国家具体情况如下：

伊朗伊斯兰共和国认为传统和补充医学非常重要，自 2007 年起，其大学开始授予传统和补充医学的博士学位，2012 年，制定和实施了类似的补充医学执业者工作的国家法规。次年制定了关于波斯传统医学（Traditional Persian Medicine，TPM）领域毕业生工作的国家法规，更规范化地实施教育，使其良性发展。据 2016 年伊朗伊斯兰共和国卫生和医疗教育部统计，伊朗伊斯兰共和国共拥有 200 多名针灸师，分布在全国各地，其中大多数在自己创办的诊所出诊。

土耳其非常重视传统和补充医学教育，其政府允许在附属于卫生部或获得卫生部批准的大学医院和培训科研医院内开展传统和补充医学项目的培训，以远程教育、正规教育和临床教学相结合的方式，整合医学培训课程，经考试合格，授予卫生部批准的结业证书。

阿拉伯联合酋长国很受重视传统医学，政府承认经境外的大学和高等教育与科学研究部（Ministry of Higher Education and Scientific Research）认可的补充和传统医学资格证书。

伊拉克很重视传统和补充医学教育，在大学设有学士、硕士和博士学位课程。政府也认可相关技术人员或类同的培训项目（非大学水平教育）。

阿曼中央政府重视传统医学教育，在大学设有学士和硕士学位课程。政府也认可为各层次从业者或人员举办的培训课程。

沙特阿拉伯已开设传统和补充医学教育本科教育课程，并根据国际标准制定了相关管理制度。

阿拉伯叙利亚共和国不同大学的药学系基本上都开设了"实用生药学"这门课，其涵盖补充和传统医学的主要内容，还开设了替代医学和营养学的研究生课程。

以色列、亚美尼亚虽不提供传统和补充医学教育，但政府认可其从业人员的师承培训与特许培训项目以及相关从业人员的培训项目。

（六）西亚传统医药研究现状

西亚仅有四分之一国家建立了传统医学相关研究院所，如伊朗伊斯兰共和国的医学史、伊斯兰医学和补充医学研究所、传统医学和本草研究中心；伊拉克的国家药物控制和研究中心下设了一个研究部门；阿曼的动植物遗传资源中心开展当地动植物和微生物遗传多样性的认识、可持续开发和评估研究；沙特阿拉伯的沙特国王大学早在 1985 年，其药学院就成立了药用芳香有毒植物研究中心；扎耶德草药研究和传统医学中心是阿拉伯联合酋长国的国家级科研院所；约旦当地的大学和研究中心对草药质量、安全性和疗效进行了研究，但尚未建立独立的研究院所。

西亚国家的传统医药研究内容以希腊—阿拉伯传统医学中的植物药为主，以及极少数传统医疗技法研究，如拔罐疗法等。针对希腊—阿拉伯传统医学的现代化研究并非仅仅局限于饮食疗法和药物疗法。橄榄油、黑种草子、水飞蓟、石榴、马齿苋等药用植物，已被广泛研究开发为保健品以及在药房销售的植物药[7]。

1998 年由科学技术高级委员会（The Higher Council for Science and Technology）

编制的《约旦药用植物清单》，属于约旦巴迪亚研究与发展计划（Jordan Badia Research and Development Programme）。它由 86 科、263 属、363 种维管植物组成。记录的分类群是在约旦出现的野生植物，除少数栽培和为该国人民所熟知的植物。列出的物种总数约占总植物群的 20%。该清单还提供了阿拉伯名称以及主要的医疗用途[8]。

沙特阿拉伯当地有 80% 以上的居民有药用植物使用史，有 20% 的居民长期使用药用植物控制慢性病，有 70% 的居民使用过药用植物治疗急症，其中分别有 55%、80%、42.3%、90% 的居民采用药用植物治疗癌症、哮喘、神经系统疾病和肝病，64% 的糖尿病患者表示更青睐药用植物控制疾病进展。《沙特药典》中收载了 47 科、96 种药用植物，其中苋科植物最多，有 7 种，菊科、夹竹桃科和豆科分别有 5 种；草本植物和亚灌木植物分别占 43% 和 30%；最常用的制剂方式为汤剂和灌肠剂；使用最多的药用部位为全草、叶、种子、地上部分，分别占 29%、28%、7% 和 5%[9]。

伊朗伊斯兰共和国的中医药传播以针灸为主。近几年制定了 10 项有关中医药临床指南与操作规范，在伊朗伊斯兰共和国国家医学博士入学考试中加入针灸专业、创立针灸科学协会等是较为突出的成果。伊朗伊斯兰共和国科学针灸协会获得国家卫生和医疗教育部的批准，是目前伊朗伊斯兰共和国乃至中东地区有关中医药唯一的协会，将 4 月 27 日（相当于波斯历的 2 月 7 日）确定为"针灸日"。截至 2020 年，该协会已成功举办 20 多场论坛和 10 多次学术活动[10]。

三、西亚传统医药发展的关键问题及未来发展路径

（一）西亚传统医药发展的关键问题

从以上西亚传统医学发展进程及现状来看，传统医药在西亚发展过程中遇到的关键问题主要有以下几个方面：

一是传统医药立法工作欠缺，督促施行力度有待提高。西亚仅有一半国家制定了传统医学法律法规，但其中部分国家未完全实施。立法不仅是对传统医药医疗实践的官方认可，更是从业监管和质量保障的基础，是传统医药安全性的法律依据。传统医药在西亚国家的民间盛行，若无法得到政府的有力支持，终将举步维艰，甚至没落消失。

二是传统医药研究进展缓慢，发展传播严重滞后。西亚仅有 5 个国家建立了国家级科学研究中心，也鲜有政府或公共科研基金划拨给传统医学。研究对象以草药

居多，缺少对传统医学文化、基础理论、医疗技法等方面的综合研究。

三是传统医学从业人员身份地位不明确，执业技术良莠不齐。本土传统医学在西亚绝大多数国家被认为是重要的医疗保健手段，从业人员可以在公立或者私营诊所执业。因西亚各国对于传统医学的教育支持及从业监管政策差异巨大，导致整个地区从业人员的管理水平与技术能力参差不齐。

（二）西亚传统医药的发展路径

一是要建立管理规范监督机制，支持传统医药深远发展。世界卫生组织认为，传统医药是初级卫生保健服务中的一项重要资源，西亚国家80%的国民在使用传统医药治疗疾病，根据每个国家的现实情况，应当探索把传统和补充医学纳入国家卫生系统的模式。因此，从政策法规角度对管理领域予以完善，可改善传统医药的社会环境，助推传统医药的长足发展。

二是要借助现代医学发展优势，探索传统医药研究突破点。在现代医疗大背景下，传统医学的研究应结合自身特点，运用现代生物学技术手段，进行综合探索。对长期进行的草药研究，应继续进行深度研发；而对传统医学文化、基础理论和医疗技法等研究的薄弱环节，应大力开展特色研究。深化传统医药知识产权意识，加强以"基础—临床—产业"为链条的转化研究。

三是要完善传统医学教育培训体系，提高从业人员执业素质。通过对传统医学从业人员展开执业前以及执业后进行定期培训的形式，提高从业人员的医疗技术水平，并加强从业人员的监管注册等相关政策措施以保证管理规范化。鼓励各国大学设立传统医学专业，并根据国情逐步完善本硕博学位制度，培养相关高学历人才，促进传统医学本地化以及国际化发展。

参考文献

［1］鄢良. 亚太地区传统医药概述［J］. 亚太传统医药，2005（S1）：14－52.

［2］世界卫生组织. 世界卫生组织2014—2023年传统医学战略［M］. Geneva，Switzerland：World Health Organization，2013.

［3］宋欣阳. 世界传统医学研究［M］. 上海：上海科学技术出版社，2020.

［4］王哲，梁宁，Kanat Tayfun，等. 土耳其中医药发展现状与分析［J］. 国际中医中药杂志，2021，43（4）：313－317.

［5］谢琪，范为宇，赵英凯，等. 传统医学在各国家（地区）立法现状与分析［J］. 中国中医药信息杂志，2007（2）：1－2，11.

［6］World Health Organization. WHO Global Report of Traditional and Complementary Medicine 2019 ［R］. Geneva, Switzerland：World Health Organization, 2019.

［7］黄鑫，黄奕然. 阿拉伯—伊斯兰传统医学中的疗法与现代应用 ［J］. 亚太传统医药, 2019, 15 (1)：1 – 4.

［8］S. A. Oran, D. M. Al – Eisawi. Check – List of Medicinal Plants in Jordan ［J］. Dirasat, 1998, 25 (2)：84 – 112.

［9］Riaz Ullah, Ali S. Alqahtani, Omar M. A. Noman. 沙特阿拉伯王国传统医学常用药用植物综述 ［J］. 亚太传统医药, 2020, 16 (9)：10 – 11.

［10］艾森·杜思特穆罕默迪. 中医药学在伊朗的现状与发展前景 ［J］. 国际汉学, 2022 (S1)：55 – 59, 126.

叁 区域发展篇

HB.11 美洲传统医药发展报告

王　苗[①]　焦云洞[②]

摘　要：本报告运用文献研究、专家访谈等方法，收集美洲各国传统医药法律法规、发展历史、医疗实践等的定性定量资料，从传统医药医学属性及类别、传统医药管理体系、传统医学实践管理政策、传统药物管理制度、传统医药教育、传统医药研究等角度分析美洲各国传统医药发展现状，并根据发展特点提出有针对性的传统医药发展建议。受国情和传统医药历史进程的影响，美洲各国传统医药发展各有优势：约三分之一的国家从国家层面制定传统医药政策；约五分之二的国家制定了传统医药法律法规；近一半的国家成立传统医药办公室；80%美洲各国的国民在使用传统医药服务；各国逐步推进传统医药教育与研究工作，但仍存在立法工作不足、质量保障制度不健全、研究进展缓慢等问题。为促进传统医药在美洲的可持续发展，一是要借助现代医学发展优势，探索传统医药研究突破点；二是要建立传统医药从业规范监督机制；三是要完善传统医学教育培训体系。

关键词：美洲；传统医药；管理政策；教育；科研

美洲传统医药既有土著传统医药的继承和发展，如印第安传统医药，也有其他国家传统医药的流入与融合。近年来，美洲各国对传统医药愈加重视，通过制订传统医药法规或行动计划、成立研究院等方式规范其使用和研究，并从中挖掘新的医药知识对现代医学体系予以扩充。传统医药在美洲各国人民的医疗卫生保健中发挥了重要作用。

---

①　王苗，中医药管理博士，山西中医药大学讲师，研究方向：中医药管理、中医健康管理。

②　焦云洞，社会医学与卫生事业管理硕士，中级职称，世界中医药学会联合会，研究方向：中医药管理。

一、美洲传统医药发展概况

（一）美洲传统医药的历史沿革

美洲传统医药涵盖印第安传统医学、整脊医学等美洲土著医学，以及中医药学、韩医学、日本汉方医学、印度阿育吠陀医学及草药学、欧洲顺势疗法等世界其他医学体系。

印第安传统医学是美洲原住民使用得最为广泛的医学，最早可追溯到1万年前；在其萌芽发展期，它结合了人类对自然的初始认知，应用灵性仪式来对待身体和情感病痛，强调自然对身体、情感和心灵的治疗；随着对自然、社会的不断认识，印第安传统医学在长期发展过程中形成了一套独有的理论体系，包括哲学观、天人合一、致病因素、万物有灵以及诊断治疗，并且将这些理论应用到临床诊断、内外妇儿、骨伤及精神治疗中；在理论基础上，对药物药性、功效、剂型、药用植物资源等形成独特的理解和研究。除此之外，针灸疗法、放血疗法、火罐等也是印第安传统医学的一部分。整脊医学是起源于美洲的另一种传统医学技术，它是运用手法或器材来矫正人体骨骼肌肉，尤其是脊椎，来使患者康复的一种物理疗法。现代整脊疗法的诞生源于19世纪末期丹尼尔·大卫·帕尔默开设的整脊医疗诊所，目前，其已经是美国医疗保健的重要组成部分，并且在医疗实践和教育研究上不断传承发展。

顺势医学大约在19世纪传入美洲地区，随后便在巴西等国家成立了顺势医学学会、学校、药厂等。到20世纪，因顺势医学药物成本低、价格低廉、效果显著等优势，逐渐被民众和军队使用；中医药大约在18世纪后期随着中国华人移居美国而传入。19世纪初期，传教士访华将西方医学带入中国的同时，也将中医中药带回美洲地区，进而传播开来。1972年美国总统尼克松访华后，美国掀起了"中医热"，自此，美国著名的医学刊物开始刊登中医、针灸的文章，美国一些省份开始承认针灸的合法地位，并且开展中草药、针灸的相关研究工作。

（二）美洲传统医药的发展概述

传统医药在美国有一定的历史积淀，部分传统医药实践应用范围较广。据世界卫生组织2018年统计数据，31%的美洲国家制定了传统医药国家政策，43%出台传统医药领域的法律或法规，37%制定了传统医药国家行动计划，49%成立国家传统医药工作办公室，34%成立专家委员会，26%建设了传统医药或草药国家研究院，51%出台草药法规，54%将草药列入注册范围，美洲区域中80%的国家承认其国民在使用传统医药实践服务。

传统医药国家政策方面，部分国家制定了专门的传统医药政策，如巴西；部分国家将传统医药整合到国家卫生和药物政策中，如墨西哥；还有国家对传统医药的政策体现在其他国家规定中，如加拿大将传统医药纳入国家政策许可途径。传统医药法律或法规方面，其颁布主体因国家而异，如美国和加拿大，传统医药法律框架由州、省或辖区负责，法规因管辖区而异。大多数国家对传统医学的管辖权隶属于国家或各省卫生部门，草药管理由食品药品管理部门负责。美洲国家对传统医药的研究依托于国家研究院或高等学校的研究室开展，个别国家会依托于相关机构制定传统医学研究规范，如加拿大卫生研究院等3所研究机构联合颁布《涉及人类研究的伦理行为政策声明》以规范传统医药研究。传统医药国家行动计划方面，部分国家将传统医药整合到国家医疗卫生体系中，如古巴、巴西、墨西哥、危地马拉和海地；少数国家的传统医药在国家医疗服务中有所体现，如厄瓜多尔。草药管理上，每个国家的草药制度并不相同，但基本均要求草药在销售时有医疗、健康和营养成分说明；玻利维亚、巴西、古巴、秘鲁4个国家的基本药物目录中含有草药。

二、美洲传统医药各领域发展现况

（一）美洲传统医药的医学属性及类别

美洲国家对传统医药的归属并不一致，总体而言，基本隶属于补充医学、替代医学、整合医学、天然医学范畴。

美国将传统医学纳入补充和替代医学范畴，涵盖中国中医药学、韩医学、日本汉方医学、印度草药学、传统整脊医学、印第安传统医学、欧洲传统顺势疗法等。巴西将传统医学列为整合和补充医学，起初仅涵盖顺势疗法、中医和针灸、医用植物和草药、人智医学和温浴热疗5种类型；2017年，将传统医学国家政策范围扩大到14项医疗实践。加拿大使用的传统医药有土著传统医药、针灸、脊椎指压疗法、草药疗法、顺势疗法和自然疗法、阿育吠陀医学、整骨医学、中医药、乌纳尼医学，反射疗法，宗教治疗和精神治疗也有使用。古巴将传统医学称为"天然和传统医学"，被批准用于古巴国家卫生保健系统的天然和传统医学治疗有植物疗法、蜂疗法、传统亚洲医学（针灸、埋线，以及使用药物、光、温度、机械、超声波、电、磁和传统亚洲医学微系统的穴位针刺）、臭氧疗法、顺势疗法、花卉疗法（巴赫花卉治疗系统）、医学水文学（药用矿泉水、矿物质、似球粒和气候）、氢海水疗法、传统治疗实践和自然营养咨询。秘鲁土著传统医药在医学体系中起着重要的作用，除此之外，其他传统医药疗法，如针灸、脊椎指压疗法、花卉疗法、草药、顺势疗法、身心疗法、自然疗法、神经疗法、整骨疗法和中医药也均有使用。智利使用的传统医药有土著医药、针灸、草药、顺势疗法和自然疗法。墨西哥土著传统医学为墨西哥人民的医疗卫生保健做出很多贡献，已经应用了很多世纪，其医学思想建立在整体观和人与自然和谐共生的认识基础上，在医疗实践中分为各种专科，包括外科、草药和药理学、推拿、淋浴疗法、放血疗法等；墨西哥土著传统医学认为每种疾病都有对应的治疗药物，它们源于野生动植物和矿物。由于受欧洲医学传入以及现代医学发展的影响，许多墨西哥传统医学的哲学理论已无法探究，流传至今的论著甚少。

（二）美洲传统医药管理体系

美洲国家对传统医学的管辖权一般隶属于国家或各省卫生部门，传统医学产品及草药管理大多由食品药品管理部门负责。

美国国立卫生研究院（NIH）于1992年在主任办公室下设了替代医学办公室；1998年，美国国会通过立法扩大了替代医学办公室的职责范围，成立国家补充和替代医学中心；2000年，美国成立白宫补充和替代医学政策委员会，负责补充和替代医学产品研究、执业许可和教育培训、服务应用等工作；随着美国疾病模式从治疗为主向健康维护转变，2014年，美国国家补充和替代医学中心更名为国家补充和结合医学中心，标志着传统医学在美国逐步由"补充和替代医学"向"结合医学"转变。

墨西哥卫生部于2002年8月成立了传统医学和跨文化发展理事会，负责管理本土传统医学有关事项；2003年，其职责范围扩大到中医药管理；同年，成立了土著传统医学专家委员会；2007年，成立中医、顺势疗法和针灸专家委员会。巴西的整合和补充医学由隶属于巴西卫生部的巴西国家整合和补充医学实践协调办公室管理。古巴卫生部下设国家天然和传统医学办公室及国家天然和传统医学研究院，承担传统医学管理、研究工作。加拿大卫生部下属的天然和非处方健康产品管理局（NNHPD）负责监管传统药物。2013年，厄瓜多尔卫生部成立国家跨文化卫生局，下设两个司：土著传统祖传医学与替代医学司和跨文化卫生协调促进司，实施传统和替代医学的公共政策行动；卫生部下设的国家公共卫生研究所开展传统和替代医学的相关研究；此外，厄瓜多尔文化部下设传统和替代医学研究部门来从事传统医学文化研究工作。智利卫生部建立传统医药和替代医疗部门的国家级办公室来管理传统医药事宜。秘鲁卫生部于 1990 年下设国家传统医药研究所；1992 年，该研究所被纳入国家卫生研究院，并更名为国家多元文化健康中心；2009 年，政府社会保障保险（EsSalud）在其下成立国家补充医学理事会管理传统医药的相关事宜。

（三）美洲传统医学实践管理政策

1. 美国

1995 年，美国食品药品监督管理局将针灸针列为正式医疗器械；2007 年，美国《补充和替代医学产品及 FDA 管理指南》草案发布，将补充和替代医学治疗领域定义为未被列为正规医学的一组多种药物以及疗法构成的医疗体系，并分为 4 个领域，分别是生物学领域、能量药物领域、操作疗法领域和身心疗法领域；生物学领域包括动植物提取物、功能性食品等，能量药物领域包括可见光、磁、辐射、针灸等；操作疗法领域包括正骨推拿术、按摩推拿、脊椎指压治疗法、亚历山大技术、布朗技巧等；身心疗法领域包括瑜伽、太极、气功、催眠、沉思、认知行为治疗、灵性等。同时，将替代医学领域从补充与替代医学中分离出去，将其作为具有完整理论和实践体系的"整体医学体系"，如融合了中医药、阿育吠陀印度医学、顺势疗法。美国还对补充和结合医学中的部分医学类别进行立法，如针灸，截至 2016 年，已有 45 个州和华盛顿特区通过了针灸立法。

2. 墨西哥

墨西哥政府承认了传统医学的法律地位。自世界卫生组织 2002 年制定传统医学和补充医学政策以来，墨西哥实施了将传统医学和补充医学纳入卫生实践的行动。为规范针灸从业行为，联邦卫生风险保护委员会呼吁有关针灸规范机构制定有关针灸规范的墨西哥官方标准。2002 年 5 月 7 日，墨西哥官方标准 NOM-172-SSA1-1998 在联邦官方公报中公布，就卫生服务条款、辅助活动、人体针灸及相关方法实施操作规范进行了规定，正式承认了针灸的合法性，此标准自正式发布之日起四年有效。2012 年，对上述针灸标准进行了更新，就人体针灸和相关方法的医疗服务实践做了详细规定；根据该规定，针灸医疗行为可由具有专业学位或有正式注册的教育机构颁发的专业证书的卫生专业人员从事；可授予 3 种专业学位：针刺技师、针刺医学专家、针刺医学与整体康复专业毕业生，后两者均为针刺治疗专业，针刺技师只能在医师指示下进行针灸活动。这些规定的改变巩固了墨西哥本土经正式注册后针灸学位教育项目的发展。2004 年 11 月，墨西哥卫生部发布《医疗机构建立针灸单位要求》。2006 年，墨西哥政府根据《一般卫生法》，颁布法令承认传统医学的地位，并将传统医药列入国家卫生规划，发布了《2007—2012 年专项行动计划》，旨在增进全民健康。

3. 巴西

巴西承认顺势疗法和针灸的正式地位。1985 年，巴西物理治疗委员会颁布特别决议第 219 号，正式承认针灸的职业地位，允许其成员将针灸作为职业的一部分。针灸在巴西职业分类（CBO）中以 4 种不同的模式存在：针灸师、理疗针灸师、针灸医生和心理针灸师，以上职业受在劳动部登记的国家工会的保护。1999 年，通过的第 1230/GM2 号法令将针灸纳入门诊信息系统——SIA/SUS。2006 年，卫生部颁布的第 971 号法令批准了《统一卫生系统中整合和补充医疗实践国家政策》，允许非医疗专业人员在巴西国家卫生系统（SUS）中担任针灸师；该法令提出：应综合利用国家卫生系统的方法和资源，以自然方式促进疾病预防和健康恢复；同时，应重视花更多的时间在首次会诊和倾听患者的抱怨、重视治疗关系的发展、注重人与环境和社会的融合等内容上。通过这项政策，巴西卫生部将顺势疗法、针灸列为专科发展，并制定了有关管理条例。传统医药服务提供者可在私立和公立诊所、医院提供服务，其执业需持有传统医学执照或证书，并由授权的特殊技术协会进行自我监管。截至 2016 年年底，传统医药服务可由政府和私人保险机构提供部分保险。其中，针灸完全可由政府和私人保险支付，部分草药由政府支付；顺势疗法药物完全由政府支付，部分顺势疗法服务由私人保险支付。

4. 阿根廷

2001 年，阿根廷公共卫生部发布《初级保健注意指南》（第 899/2001 号决议），将针灸、脊椎指压疗法、瑜伽等作为非药物替代治疗方法。同年，阿根廷公共卫生部颁布了第 997/2001 号决议，将针灸规定为一种医疗实践行为，只能由第 17/132 号法律授权的医师进行操作。2008 年，公共卫生部第 859/2008 号决议废除"针灸作为医疗实践"的规定，允许运动学家和物理治疗师可以合法地进行针灸治疗，该规定使得针灸操作更为灵活。但执业的针灸师大多为医师行医后接受短期培训者，多数未接受系统的中医教育，理论水平普遍不高。

阿根廷各省份也有针对针灸的规定。图库曼省第 519/2007 号决议规定省卫生部门授权的保健专业人员在尼古拉斯·阿韦亚内达临床医院使用针灸。圣胡安省《省犯罪法典》第 8556 号法律规定实施医疗行为必须对针灸所用材料进行消毒。圣达菲省第 13/437 号法律规定运动生理学家和物理治疗师可在其专业领域实施穴位按摩和针灸。科尔多瓦省 1982 年发布的第 6823 号法令禁止针灸、顺势疗法、虹膜疗法，然而该项法令随 1986 年第 7514 号法律的实施而被废除。门多萨省在针灸专业方面的进展领先于阿根廷其他省份，经国家批准，"针刺高级技师"专业培训官方化，所有获得学位的学生都有权在医疗实践中进行针灸；根据省卫生部门发布的 3892 号决议，省级针灸从业人员自 2020 年开始进行注册管理。

叁 区域发展篇

阿根廷在国家层面上曾推进中医法案的出台，但目前还未有正式法案的颁布。2004 年，一些组织开始着手制定面向阿根廷全国的中医新法案，2007 年，阿根廷众议院通过了一项国家中医法律草案，但这项法律最终没有受到参议院的批准。

5. 加拿大

加拿大传统医药的管辖权由各省承担；传统医药中，整脊疗法在加拿大所有省份均获得了合法的地位，每个省份都有相应的法规；5 个省份先后对针灸或中医立法。部分省份的政府机构还向土著传统医药提供医疗保险。

针灸管理规范上，1973 年，魁北克省对西医医师从事针灸行业予以规范，成为第一个对针灸立法的省份；1994 年，正式颁布《针灸法》，明确针灸执业规范。随后，艾伯塔省对针灸进行立法。不列颠哥伦比亚省于 2000 年正式通过中医立法，明确中医与西医具有同等的法律地位，成为北美地区第一个对中医立法的省份。纽芬兰省于 2012 年对针灸立法。2000 年，卑诗省对中医和针灸立法，根据针灸师和中医师法规，中医师和针灸师注册后方可执业；成立卑诗省中医针灸管理局，成为第一个同时对中医和针灸进行立法的省份。安大略省于 2006 年通过中医针灸立法，成立中医药针灸管理局，对针灸从业者进行注册登记，继卑诗省后成为同时为针灸和中医立法的省份。5 个省份联合成立了"加拿大中医师与针灸师监管机构联盟"，省份间的执业注册资格可相互认证。

6. 智利

2006 年，智利第 123 号法令正式承认针灸，并规定针灸师为助理保健专业人员；2009 年，第 19 号法令承认并规范顺势疗法作为一种辅助卫生专业；2012 年，第 5 号法令承认自然主义，并将自然疗法作为一种辅助卫生职业加以规范。该国重视土著传统医药的保护和尊重，法律规定土著人民享有文化相关保健服务的权利。

7. 厄瓜多尔

根据厄瓜多尔的《宪法》和《卫生组织法》，该国承认土著传统医学、替代药物和替代疗法。通过建立综合卫生、家庭、社区和跨文化医学模式，以及颁布《国家健康计划》来指导传统医学公共政策的实施。2016 年，厄瓜多尔卫生部分别发布部长级协议 000037 号和 5001 号来规范、监测和控制替代药物和替代疗法。

8. 秘鲁

1990 年，秘鲁颁布传统医学国家政策，随后将传统医药政策纳入国家《一般卫生法》中加以规范和认可。在医疗保险方面，秘鲁卫生部通过综合卫生系统提供部分针灸服务，该系统仅为贫困人口而设。覆盖秘鲁全国大约 30% 人口的政府社会保障保险（EsSalud）为投保人群提供传统医学服务。

（四）美洲传统药物管理制度

1. 美国

美国对草药以及传统医药产品的管理较为严格，早在 1994 年的《膳食补充剂健康教育法》就形成了有关草药的国家法规，草药及其他植物或其提取物采用口服形式（如片剂、胶囊、液体药剂等）作为膳食补充剂，对其监管要比处方药或非处方药更宽松；根据规定，保健草药必须安全，符合美国重金属和农药残留标准，不可含有有害成分，不得标有治疗和预防疾病功能。按照《补充和替代医学产品及FDA 管理指南（草案）》以及《联邦食品、药品和化妆品法案》，若植物产品用于诊断、治疗或预防疾病，该产品即为药品，必须经专家对其安全性和有效性给予评价，并经医师开处方、推荐和建议后使用。2004 年，美国健康与人类服务部、美国食品药品监督管理局、全美药物评价和研究中心联合发布《植物药研制指导原则》，承认植物药是药品，提出了不同于化学药品的技术要求，对临床前研究技术要求标准、药代动力学、药学技术要求和药理毒理学要求更加宽松和灵活。

2. 墨西哥

墨西哥是美洲草药资源非常丰富的国家之一，目前所使用的具有法律约束力的药典是 3 种墨西哥药典：2001 年发布并于 2013 年更新的《墨西哥草药药典》、2005 年的《墨西哥通用药典》和 2007 年的《墨西哥顺势疗法药典》。2005 年，墨西哥政府发布《迈向墨西哥整体医药政策》，将草药与传统药物、对抗疗法药物和顺势疗法药物一起列为"健康产品"。《卫生投入条例》对顺势疗法药物、草药和草药疗法的定义、注册、加工、包装、广告和设施均进行了详细规定。联邦健康风险保护委员会设定了草药注册标准和基本药物纳入标准，2009 年，共注册了 154 种草药（其中 79 种来自植物部位或提取物，75 种以药物形式出现），但截至 2017 年，基本药物目录中尚未包含任何一种草药。根据 2013 年更新的《墨西哥草药药典》，将草药分为处方药、非处方药和草药、膳食补充剂、保健食品、功能食品和一般食品，草药在销售时有医疗、健康和营养成分说明；列入处方药的草药在药店销售，非处方药、自用药品在药店和其他特殊销售点销售。

3. 巴西

传统药物在巴西有广阔的发展前景。2008 年，巴西出版了首部《植物疗法目录》，此举被誉为巴西大力发展草药的重要举措；2012 年，巴西研究人员出版了《传统常用草药注释》。草药法规（DRC-Resolution No. 14）规定了草药的注册标准；草药的生产遵循 2010 年颁布的 GMP 生产规范（RDC No. 17），其中对草药有专属的安全性要求，当草药相关文献中没有关于提取物安全性的可用信息时，需要进行临床前和临床试验。2014 年，隶属于巴西卫生部的国家卫生监督局（ANVISA）发布了两项重要决议：RDC 21 和 RDC 26；2014 年 4 月 25 日发布的特别决议 RDC 21 规定了中药产品的生产和销售，自决议公布之日起 3 年试行期内，对中药产品在巴西的使用情况进行监测，不需进行卫生注册。此项决议中的中药产品被定义为根据中医技术方法从植物、矿物质和真菌（宏观真菌）的原料中获得的制剂，并记录于《中国药典》中；禁止在市场销售的配方中使用动物原料。此决议对中药产品来说是利好方向，由于中药是中国传统的医疗实践，其草药产品已经被临床应用了数千年，这种更直接的注册程序便于中药产品的定期入境和分销，使得中药产品的进口和销售流程更简单。2014 年 4 月 13 日发布的特别决议 RDC 26，涉及草药的注册以及传统草药新类别产品的注册和通知；此决议中的传统草药产品被定义为完全使用植物原料获得的产品，其安全性和有效性基于技术和科学文献中发表的安全有效的使用数据，并旨在没有医生监督的情况下用于诊断目的、处方或监测。在草药使用上，巴西将草药分为处方药和非处方药，可以以处方药、非处方药、自行用药的形式在药店出售，在销售时需附有医疗和健康声明。

4. 加拿大

传统药物在加拿大归属于天然保健品，由加拿大卫生部下属的天然和非处方健康产品管理局（NNHPD）负责监管，遵照 2004 年 1 月 1 日生效并于 2008 年修订的《天然保健品条例》进行管理。根据《天然保健品条例》，"天然保健品"包括了进行医疗或健康说明的顺势疗法药物和传统药物，主要囊括条例附表所列的物质或其中包含的物质，顺势疗法药物及传统药物如果含有除外清单所列物质的不被视为天然健康产品。2008 年修订后的《天然保健品条例》要求，在加拿大销售天然保健品必须向天然和非处方健康产品管理局提交产品许可证申请，获得产品许可证后方可进行销售；申请必须包含足够的数据，以便于天然和非处方健康产品管理局评估天然保健品在推荐使用条件下的安全性、质量和功效；天然保健品需遵照 GMP 要求生产，制造商需提交全面的质量保证报告，确保满足《天然保健品条例》第 3 部分中概述的所有 GMP 要求；此外，必须提供记录（日志），以证明所描述的程序已被遵循。质量保证报告必须包括以下参数：场所、质量保证、人员、操作、设备、卫生计划、样品、记录、召回报告、规格、稳定性和无菌产品。根据《天然保健品成品安全性和有效性证据指南文件》，传统医药产品（包括草药）的监管被纳入政策许可路径。自 2004 年以来，加拿大建立了包括天然保健品在内的药品安全市场监测体系；草药可参考《英国药典》《美国药典》《欧洲药典》以及《加拿大天然和非处方健康产品专论纲要（草药、维生素、矿物质等）》，但不具有法律效力；草药在销售时须有健康声明。

5. 阿根廷

阿根廷颁布了专门针对草药的国家立法（第 144/1998、第 2673/99、第 2671/99 和第 1788/00 号决议），并于 2013 年对条文进行了更新。根据以上草药决议，草药分为处方药、非处方药、草药、膳食补充剂和功能食品，并于 1999 年起实施注册。草药生产管理需要遵守《阿根廷药物法典》和《美国药典》以及各法规中的生产规程；草药安全性评估参考同类产品和毒理研究的科学文献中的安全数据。草药可参考美国植物委员会专论和欧盟专论，但不具有法律效力。草药销售时须有医疗和健康声明，列为处方药的草药在药店销售，列为非处方药、自用药品在药店和其他销售点销售。

6. 古巴

2016 年，古巴对草药使用法规进行了更新，将草药分为处方药、非处方药、草药、膳食补充剂和功能性食品，销售时需有医疗、健康和营养成分说明。动物来源的产品，如蜜蜂产品和顺势疗法药物，应注册为药物或膳食补充剂。另外，还出台了分别针对草药和动物源药品生产许可、人用天然药物健康登记、人用顺势疗法药物的注册、天然产品本地生产的质量规范等决议。所有种类的草药（处方药、非处方药、自行用药）只能在药店出售。

7. 秘鲁

秘鲁颁布《药品和相关产品注册、管制和卫生监督条例》和《药品、医疗设备和保健品法》对草药进行管理，根据这两项法律，草药被分为草药、膳食补充剂和功能食品，需根据草药生产专项规定和安全要求的条文来生产和使用，可以以非处方药、自助药的形式在药店和其他专门销售点进行销售。

8. 智利

根据智利传统药物管理规定，植物药物需在智利公共卫生研究所注册。

（五）美洲传统医药教育进展

1. 美国

美国重视补充和替代医学教育，1993 年，哈佛大学医学院即开设传统医学课程，讲解针灸、按摩、草药等理论和临床实践方法。随后，美国医学院校逐渐将补充替代医学课程作为必修课或选修课列入课程计划。美国针灸和东方医学评审委员会是美国教育部认可的专业认证机构，负责制定传统医药专业设置和教学标准，对申报传统医药教育的院校开展办学评估考察，截至 2022 年 2 月，已有 56 所美国本土院校以及45所国际院校通过认证，部分院校可授予传统医学博士学位。美国针灸东方医学鉴定委员会，负责对美国针灸和东方医学评审委员会进行评审，并对通过的院校进行后续教学实施情况和教学质量的检查。美国针灸和东方医学考试及颁证委员会负责组织全美传统医学国家专业水平考试，毕业于美国传统医学院校或其他国家东方医学院校的学生，必须通过该考试后方可行医；但美国传统医药执业执照由各州行使行政管辖权，均认可传统医学国家专业水平考试，各州还会附加测试。美国传统医学专科院校须经专业机构认证后方可招生，学生入学前需要获得专科或本科学位或理学学士学位，在学期间除学习传统医学课程外，还需学习西医基础课程，毕业后即可获得传统医学理学或职业硕士学位。部分整合医学中心在开展医疗实践的同时，进行替代医学课程教育；如旧金山加利福尼亚大学奥谢尔整合医学中心开展草药和食品补充、整合医学网络、释压治疗等课程教育。除专业教育外，美国还开展了全国范围的传统医药自我保健消费者教育项目，以此提高美国公民传统医药的利用能力。

2. 墨西哥

墨西哥是特别重视针灸和顺势疗法教育的美洲国家之一。20世纪90年代末，墨西哥理工学院国家医学与顺势疗法学院开始招收人类针灸研究生专业；自治城市大学开始提供针灸和植物疗法的研究生课程；萨卡特卡斯自治大学面向医生提供为期两年的针灸硕士学位。2000年，政府提议建立创新大学计划下的州立大学，以培养能够为解决国家社会问题做出贡献的专业人员。埃卡特佩克州立大学率先开展了医学针灸和整体康复教育项目及脊椎疗法教育项目两个先锋项目。截至2019年，针灸领域的官方教育有3个层次：针灸技术人员高等大学（由替代医学高等学院、公民协会提供）、针灸学士学位（由3所大学提供：替代医学院、托卢卡谷州立大学和埃卡特佩克州立大学）、针对医生的研究生课程（由3所大学提供：萨卡特卡斯自治大学、国家自治城市大学和墨西哥国家理工学院）。新莱昂自治市大学提供两年制中医硕士学位（针灸和艾灸方向）研究生教育项目，定位于为外科助产士或同等职称的医学学位外科医生，旨在为教师和研究人员提供东西方医学融合技能和能力。埃卡特佩克州立大学开展4个学期的针灸硕士巩固项目，它将具有神经、精神、免疫学等领域学位和专业执照的卫生专业人员（医生、护士、医学针灸师、人体针灸师等）和心理健康专业人员（心理学家）组织起来，旨在神经免疫内分泌学的模式下，通过系统思考健康疾病过程的形式，培养卫生专业人员。

3. 巴西

巴西对传统医药教育的启动较早。1952年，巴西政府宣布境内所有大学的药物学专业须开设顺势医学药物课程；1980年，巴西政府承认顺势医学为医学专科，可在任何医学专业中教授；截至 2019 年，巴西境内几乎所有医学院均设有顺势医学学位课程。2003 年，众议院公布《PL 1549/2003 法案》，其中提到设立针灸学位是提高职业教育水平和质量的最佳途径。巴西的针灸教育基本以两种方式提供：一是开放课程，每名公民在完成高中水平教育后可以学习针灸；二是具有任何卫生专业学士学位的毕业生可以学习毕业后针灸课程，并获得教育部颁发的有效官方证书。目前，巴西在传统医药领域可以攻读以下专业类别：临床博士学位；药学专家（顺势疗法、草药或针灸）；针灸理疗专家；针刺生物医学专家；顺势疗法专家；针灸专科医生；针灸专科护士；针灸体育教育专家；职业针灸治疗专家；针灸心理学家。巴西将按摩认可为中级教育，在全国范围内有效。2006 年，巴西也启动了面向消费者的传统医药自我保健教育项目。

4. 加拿大

截至 2019 年，加拿大有 22 所通过资格评审的院校可开展中医或针灸学历教育，毕业生可申请参加加拿大全国中医师和针灸师注册统一考试，考试通过后即可向各省中医针灸管理局申请中医或针灸执业执照。加拿大暂未有中医学位教育，学位教育则是与中国的中医药大学联合培养学士、硕士和博士毕业生。加拿大对顺势疗法暂持怀疑和观望态度，2018 年，加拿大安大略乔治亚学院决定取消"顺势疗法"三年制高等学位课程，进入该专业的学生可以撤销申请，或者选择转到其他专业。

5. 秘鲁

秘鲁同美国、巴西一道致力于传统医药自我健康教育项目的实施，2013 年，政府社会保障保险（EsSalud）的补充医学理事会启动了名为"生活改革方案"的代谢综合征健康教育方案，旨在运用传统医药相关干预措施改进患者生活质量。

（六）美洲传统医药研究现状

美国传统医药研究起步晚，但起点高，其已将神经心理学、神经科学、行为医学等领域的最新成果运用于传统医学研究。杜克大学、哈佛大学、哥伦比亚大学等 18 所高校成立整合医学学术卫生中心协会，探索如何将替代医学与现代医学安全、理性地结合，组织教育、科研和临床实践等相关工作。美国得克萨斯大学加尔维斯顿医学分部和安德森癌症中心设立补充替代医学工程项目，涉及针灸、身心疗法、精神治疗、接触治疗、音乐治疗等结合医学研究领域。旧金山加利福尼亚大学奥谢尔整合医学中心在开展临床实践的同时，重在心身治疗领域的研究。美国国立卫生研究院资助多个院校的结合医学研究中心开展植物疗法、针灸、脊柱按摩等领域的研究。

墨西哥以丰富的草药资源和使用经验为依托积极开展草药研究，墨西哥药用植物研究所对 16 世纪的医疗草药资料进行整理研究；墨西哥理工学院下设的传统医学研究室，专门从事传统医学、草药学的研究。

古巴自 2010 年以来对天然和传统医学的研究投入不断加大，国家资金支持从 2010 年的 8.22 万美元增加到 2016 年的 15.30 万美元。同时，成立了国际整合医学联合会，旨在研究以中医药为代表的各国传统医学，培养美洲各国传统医学人才。

厄瓜多尔卫生部没有为传统和替代医学研究提供资金支持，但在 2015 年，国家通过 PROMETEO 科学研究项目，开展了一项名为"利用厄瓜多尔本土药用植物作为初级卫生保健中安全、有效的替代品的跨学科项目"的研究。

三、美洲传统医药发展的关键问题及未来发展路径

（一）美洲传统医药发展的关键问题

从以上美洲传统医药发展进程及现状来看，传统医药在美洲发展过程中遇到的关键问题主要有以下方面：

一是传统医药立法工作不足。立法制度是保障传统医药规范化运作的必备条件，立法不仅是对传统医药医疗实践的官方认可，更是从业监管和质量保障的基础，是传统医药安全性的法律依据。但目前不足二分之一的美洲国家出台了传统医药领域的法律或法规，已出台法律法规的部分国家也将传统医学列为补充医学或替代医学范畴，未获得与现代医学同等的法律地位，这将极大地影响传统医药在提升民众健康水平上发挥应有的作用。

二是传统医药质量保障制度不健全。部分美洲国家仅认可现代医学执业医师开展传统医药医疗实践行为，且这些从业者未接受完整的、规范的传统医药教育，缺乏辩证逻辑思维；执业过程缺乏相应的从业监管机制；传统药物多归于天然保健品范畴，缺乏与药品同等的疗效和安全性监管体系；质量是医疗服务的核心，质量保障体系不健全是制约传统医药发展的关键要素。

三是传统医药研究进展缓慢。随着传统医药在美洲国家的不断使用，各国专业科学研究机构开展了对传统医学与现代医学融合的研究，尤其集中在以西药学标准开展草药或植物药物的研究。但从现实来看，草药或植物药物应在其相对应的医学理论体系指导下使用，脱离于理论而开展药物研究势必会影响医药的整体性，会制约医学理论指导下的传统药物的传承和发展，如中药、日本汉方药物。传统医药研究不应独立于原有医疗理论体系，而需将医、药作为整体开展结构化研究。

（二）美洲传统医药的发展路径

一是借助现代医学发展优势，探索传统医药研究突破点。传统医药在美洲各国的医疗卫生体系中大多属于补充医学或整合医学的范畴，进行传统医学实践和科学研究的最终目的是服务于现代医学体系。因此，在当前形势下，传统医药要在美洲医疗体系中发挥独特作用，需要找到与现代医学的融合突破点，加强对传统医学研究的资金支持，探究其在慢性非传染性疾病、传染病、寄生虫病领域的作用机理，积累传统医药疗效和安全性证据，通过研究来促进传统医药纳入主流现代医学。

二是建立传统医药从业规范监督机制。世界卫生组织认为，传统医药是初级卫生保健服务中的一项重要资源，美洲国家80%的国民在使用传统医药治疗疾病，但目前许多国家缺乏适当的机制来监督和规范传统医药服务提供者，缺乏对传统医药安全性的监控机制。因此，从政策法规角度对从业领域予以完善，可以改善传统医药的社会环境，推动传统医药的发展。

三是完善传统医药教育培训体系。目前，美洲传统医药的从业人员多为接受过短暂培训的西医医师或者在传统医学本国接受过教育的从业人员，人员资质参差不齐。传统医药要被主流医学所认可，还需要从医疗教育体系、培训认证程序、质量标准和医学融合课程研究上展开，使其形成一套可追溯、可评价的教育制度，这将为提升传统医药领域的医疗质量，乃至将其纳入主流医学体系做好铺垫。

参考文献

［1］World Health Organization. WHO Global Report of Traditional and Complementary Medicine 2019［R］. Geneva, Switzerland：World Health Organization, 2019.

［2］Marcelo Mariano Biolatto. Regulations of Traditional Chinese Medicine in Argentina［J］. Longhua Chinese Medicine, 2021, 4：18 – 24.

［3］Emma López Espinosa, Cesar Leon Cisneros, Angelica Castañeda Duarte. History of the Professionalization of Acupuncture in Mexico［J］. Longhua Chinese Medicine, 2021, 4, 15 – 21.

［4］宋欣阳. 世界传统医学研究［M］. 上海：上海科学技术出版社, 2021.

HB.12 非洲传统医药发展报告

冯居君[①]

摘　要： 非洲传统医药拥有悠久的历史，是非洲文化宝库的重要组成部分，在保护人们身体健康方面发挥着重要的作用。非洲各国与组织认识到传统医药的重要性，正逐步采取措施推进传统医药的传承与发展工作。本报告通过文献调研，阐述了非洲传统医药的理论和临床实践，对非洲传统医药发展历程进行了梳理，并从教育培训、医药政策、学术活动、法律法规等角度分析了非洲传统医药的发展现状，及其自身存在的优势及问题，从而提出通过完善传承工作、壮大人才队伍、加强质量标准制定、提高社会认知度等措施来促进非洲传统医药的发展。

关键词： 非洲传统医药；传统医药政策；传统医药法律法规

叁　区域发展篇

一、非洲传统医药的概述

(一) 非洲传统医药理论

根据传统的非洲信仰，人类由身体、精神、道德和社会等各个方面组成，当这些部分和谐地结合在一起时，一个人就会健康。另外，如果这些特征中的任何一个失去平衡，那么这个人就会在身体上，甚至精神上生病。因此，疾病不仅被视为一种身体疾病，还可能是一种精神、道德或社会疾病。同样，治疗一个患者不仅需要治愈其身体，还可能需要恢复其精神、道德和社会方面的存在。

草药学、占卜学和唯心论常结合在传统的非洲医学中，非洲传统医学的特点可

---

① 冯居君，陕西中医药大学人文管理学院，研究方向：中医药产业发展、中医药健康经济与管理。

归为3个方面：相信超自然的力量是疾病的发生原因；用占卜作为诊断手段；采用动植物制成的药物治病。[1]

在非洲，比较有代表性的就是古埃及医学，它大约形成于公元前2000年以前，古埃及医学的核心理论基础是基于四元素理论的"四体液理论"。古埃及的宗教与医学之间有着千丝万缕的联系，医生大多也是祭司。因此，其治病的方法有咒语和草药。不同的病都有其特定的咒语。

（二）非洲传统医药临床实践

1. 草药疗法

非洲的古埃及人掌握了600多种药物，如通便用的蓖麻油，加快愈合用的柳树皮（含有水杨酸，是阿司匹林的有效成分）用作防腐剂等。常见草药在非洲的许多地方被用来治疗像头痛、发烧和咳嗽这样的症状较轻的疾病，如果没有能阻止疾病的发展，常见的草药就不再能发挥作用，而要请求医学从业者进行治疗。传统的医学从业者通常使用占卜的方法找到患者的病因，从而为他们开具治疗处方。在巫术盛行的当时，"驱魔"是治疗疾病的手段之一，"驱魔"时也会用到部分草药。现今，药理学研究人员从常用的非洲传统药物里面提取和探究了许多有效成分，如奎宁和水杨苷。

大部分有毒药物在传统的非洲医学中并不是直接让患者服用，而是被用于占卜和驱魔，因为非洲人认为有毒药物可以用于赶走病魔。因此，在不断地尝试过程中，非洲人民发掘了大量的无毒可用于口服的药物，只有在吃药不能缓解病痛时才会开展驱魔活动，当然，驱魔也是非洲传统医学局限性的体现。

2. 巫术

巫法分为两大类：一类是念咒，不使用药物的纯巫法；另一类是咒语和草药并用的巫法。时至今日，巫师在非洲仍然十分活跃，甚至部分巫医在当地享有很高的知名度。民间医生认为这些仅仅产生声波的"咒语"，能促使内泌增加和影响植物的生物合成。除了口服用药，许多药物会配合驱魔活动使用，比如把药物放在枕头下，或悬挂在腰和脖子等部位。如此一来，含有挥发成分的药物就可以通过皮肤和鼻腔发挥作用。另外，通过巫术，可以在心理上暗示患者，让其保持良好的心态，从而增强免疫系统的作用，这在今天看来，也具有一定的科学性。在非洲传统医学看来，大多数疾病都是由某种超自然的神秘力量引起的，如果是冒犯了神仙，就需要通过献祭来向神仙赎罪，求得神仙的原谅。这听起来非常荒谬，但是从另一种角度来看又有一些道理，当人们觉得自己因为做了不好的事情而冒犯神仙时就会很内疚，时间长了就会引发身体代谢紊乱，疾病可侵袭身体，故用献祭的方式在非洲医学中是可以缓解疾病的。[2]

3. 外科手术

古埃及医学是同时代中最先进的医学体系之一，其内容包括非侵入性的外科手术、骨折处理。虽然古埃及医学的大部分内容已经没有得到很好的传承，但是它切实地影响了古希腊和波斯的医学。欧洲的考古学家们从 19 世纪开始就在重建部分古埃及医学。古埃及人利用掌握的解剖和天然产物的知识来开展基础的手术。有古籍报道，古埃及人摸索出了通过按压伤口来止血和处理脱臼等 800 多种手术方法。即使那时候没有麻药，但他们也会在多种器械的帮助下进行肿块和囊肿摘除等简单的操作。

除此之外，他们对血液循环系统与器官也有一定的了解。埃及人还掌握大量人体解剖的知识，并了解人体器官的功能，大概与其制作木乃伊有关。只不过他们将心脏与大脑的功能弄反了，他们认为大脑用于泵血，而心脏用于感觉和思维。非洲各国有不同的传统医学，埃塞俄比亚传统医学中的治疗方法就与现代外科医学类似，其中包括了拔牙、包皮环切和正骨等，其中正骨术用得最频繁，但这类操作需要由有经验的医生进行。当时的医疗条件很难达到无菌水平，所以他们也经常应用草药来避免感染。传宗接代的需求也衍生出了助产这个职业，行医者都是女人。虽说现在也有放血疗法，但这种治疗方式在很久之前就已经普及了。据报道，给小孩子的太阳穴和印堂穴一带进行放血疗法可以预防头痛。[3]

（三）非洲传统医药的史料

非洲传统医学的知识，往往是口头流传下来的，经常以讲故事的形式传给一代又一代。其中，小部分的传统医药知识通过一定的方式被记录并流传了下来。比如，作为研究古埃及的重要史料——纸草文，就记录了部分古埃及医疗的相关信息。

1. 史密斯外科纸草文

《史密斯外科纸草文》著于公元前 21—前 16 世纪，记录了 48 个外科病例，主要涉及伤口、损伤、一般外伤的处理方式和手术。每例按检查、诊断、治疗和预后加以记录。该纸草文记录的病例中有已知最早对颅缝、脑膜和脑脊液的记录，此外，还将特定部位的损伤与身体各部分的知觉丧失、麻痹、失禁和四肢瘫痪联系起来。

2. 埃伯斯纸草文

《埃伯斯纸草文》著于公元前 1552 年，记录了 250 种疾病，涉及内、外、妇、儿、眼、皮肤各科及卫生防疫等内容。该纸草文记载了 700 余种药物，877 个方剂，剂型包括片剂、丸剂、粉剂、煎剂、膏剂、栓剂及糊剂等。相比于《史密斯外科纸草文》，该纸草文内容组织性较为松散，且记录了数百条用来从患者身上驱除邪恶力量和疾病的符咒、祷文、咒语。

3. 其他纸草文

《赫尔斯特纸草文》约著于公元前 16 世纪，其中载方 260 首。《柏林纸草文》约著于公元前 1450 年，其中一篇与《埃伯斯纸草文》类似，另一篇则多为儿科病的诊疗技术与药物。《康氏医学纸草文》约著于公元前 1950 年，记录了儿科、妇科和兽医学内容。《伦敦医学纸草文》约著于公元前 11 世纪，记载药方 63 首。

二、非洲传统医药的发展

（一）非洲传统医药的历史沿革

1. 起源

非洲传统医学可以视为是伏都教的衍生物，该宗教认为疾病有自然和超自然原因。音乐和舞蹈是巫毒仪式的关键要素。通常被称为"夜间舞蹈"或"伏都教舞蹈"。伏都教认为舞蹈是灵性的表达，是人们与神性和精神世界的联系。在伏都教的影响下，非洲传统医学认为疾病是由超自然的力量导致的，因此治疗方法时常是采用献祭、赎罪的形式向神灵道歉，以此消除心中的愧疚感，缓解疾病。

2. 近代

殖民地时期，西医的到来对非洲传统医学产生了影响。如祖传医学被认为是劣等的，因此被污名化和边缘化。在一些极端的情况下，传统的非洲医学被完全禁止，因为它与"巫术"有关，被认为是"落后的"和"迷信的"，被殖民当局在 1957 年《巫术抑制法》和 1970 年《巫术抑制法修正案》中宣布为非法，从而引发了一场反对传统医学被视为巫术的当地原住民文化的战争。在此期间，殖民者还试图控制草药的销售。

1975 年独立后，莫桑比克对传统医学的控制加强，甚至将巫医送往再教育营。殖民主义和基督教在非洲的传播，导致了文化意识形态冲突，造成了不平等的权利关系，破坏了非洲传统的医疗保健制度。殖民者建立了综合医院，基督教传教士建立了私人医院，希望西方医学在对抗广泛传播的疾病方面取得进展。

由于许多外国人认为非洲当地的医疗习俗是异教的和迷信的，只有通过继承西方的方法才能得到适当的纠正，所以对这些习俗的有效性几乎没有进行调查。在发生冲突的时候，由于当地人们更信赖传统医学，反对的声音尤其强烈。

3. 现代

世界卫生组织 1999 年 12 月 13 日要求非洲国家，找到可使传统医学并入现行的医疗健康系统的方法。世界卫生组织非洲区域主任桑巴博士在全区域举行的第一个非洲传统医学日之际指出，几个世纪以来，传统医学在对抗影响非洲人的多种复杂疾病方面发挥了至关重要的作用。目前已经被成功地用于治疗常见的疾病，如疟疾、艾滋病、镰状细胞贫血、慢性疾病（如糖尿病）。

2000 年 4 月，非洲统一组织（Organization of African Unity，OAU，非洲联盟的前身）在阿布贾会议上宣布将传统医学作为重点研究对象，通过传统医学来治疗艾滋病、结核病与其他传染病。同年 8 月，世界卫生组织的非洲区域办事处通过了《促进传统医药在卫生系统的作用：非洲区域战略》，主要是为了让传统医药在非洲更好地发展从而使地区人民的健康得到保障，该战略制定了大概的传统医学治疗体系的框架，并且将传统医学纳入了卫生服务系统，还为传统医学专门制订了特殊的知识产权和文化保护方案；促进当地建设工厂用于开发药用资源，同时号召社会各界积极响应号召，共同为发展传统医药出力。通过以上措施，不断地发展非洲的传统医药，让非洲传统医药不断走入国际视野，同时提高非洲各个国家的实力。次年，非洲各国的总统在第 37 届首脑会中将 2001 年到 2010 年定为非洲的传统医药年，致力于在这几年将非洲的传统医药发展起来，助力非洲传统医药再腾飞。同时规定，每年的 8 月 31 日为非洲传统医药日。而且，他们还将对于传统医学的研究列为优先要做的事情。

为了支持非洲各国发出的发展传统医药的宣言，WHO 在 2001 年的 5 月成立了非洲区域的传统医学专家委员会，由各国的医学专家一起组成，共同检测和评估传统医学在非洲的发展。2001 年 7 月，第 37 届非洲经济共同体（African Economic Community，AEC）第 5 届常会在卢萨卡发布了《非洲统一组织 2001—2010 年作为非洲传统医学十年的宣言决定》，指出非洲传统医学（ATM）是非洲广大农村群体最实用、最经济的疾病预防治疗方式，这让非洲传统医学（ATM）在非洲乃至国际的形象与知名度得到了大幅度的提升。

2003 年 7 月，非洲联盟（African Union，AU）通过了实施非洲传统医学（ATM）十年计划的方案，主要是通过对传统医学的宣传与普及，制定相关的政策与法律对传统医学进行保护等措施来发展传统医学，他们还通过签署《马普托宣言》来彰显本国支持传统医学发展的决心，特别是彰显了利用传统医学治疗疟疾和艾滋病等传染病这方面的决心。

各国政府要求制定西非国家经济共同体的传统医学真正进入国家系统的制度，2007年，西非的卫生组织创立了传统医药项目，这意味着第一个地区经济共同体的传统医学发展又往前迈进了一大步。

2008年4月通过了《非洲初级卫生保健和卫生系统：在新千年非洲实现更好的健康瓦加杜古宣言》，具体举措和实施方案在之后的两年里进行了发布，它不仅要求将传统医学纳入卫生系统来提升传统医药的使用频率，还要确保传统医学的知识能够得到很好的传承与发展，切实提高传统医学的可持续性和经济性，当然，附件中还提到了各国应该如何采取支持措施的意见和建议。2008年6月，非洲地区卫生研究部长级别会议通过《阿尔及尔宣言》，一致同意对传统医药的研究要加强。非洲各国的卫生部部长和10年促进非洲传统医学发展的协调员在2008年8月31日举办的行动中期审查会中，分别分享了各自的经验和举措。

第五届卫生部部长大会在2011年4月举行，在会上不仅讨论了非洲传统医学这10年来的发展审查报告，还总结了短时间内各国传统医学的发展情况，并对其进行展望，决定将十年计划继续下去，到2020年4月结束。

（二）非洲传统医药教育培训

非洲传统医学由于大多以家族世袭、口头传授的方式进行传承，缺乏系统的保存和记录，也并没有得到系统的传承，导致很多有效的治疗经验在流传的过程中不慎丢失或者被传错，因此，非洲传统医学的发展比较缓慢。同时，非洲用于传统医学的诊治手段仍具有神秘性，未能与现代的诊疗技术接轨。如今，一些非洲国家加强了对传统医药的教育培训工作，用于提高从业者的专业技术。像刚果等国家就把传统医学纳入了医学大学生的专业课程中。

（三）非洲传统医药政策

随着非洲对传统医药的重视，自2000年起，越来越多的非洲国家出台了传统和补充医学的相关政策，在10年间就增加了31个；也有18个国家颁布了相关的战略计划。还增加了27个制定伦理规则和法律规定等监管框架的国家。通过努力，到2010年已经有8个国家有完善而系统的培训计划，13个国家制订了专门的医学生培训大纲与计划。为了促进从业人员和民众对传统医学的认识，还设置了传统医学周。有22个国家在世界卫生组织的指导下开展治疗疟疾和糖尿病等代谢性疾病的传统药物研究。传统药物在4个国家被纳入了基本药物目录。据统计，到2018年，非洲的39个国家已经有了完善的传统医药政策，见表12-1。[4]

表 12 -1　非洲各国在实施区域战略方面取得的进展

项目	国家数量			
	1999/2000 年 （30 个）	2002 年 （35 个）	2005 年 （37 个）	2010 年 （39 个）
传统医学国家政策	8	12	22	39
传统医学实践法律框架	1	5	16	28
包括传统医学的国家战略计划	0	2	10	18
传统保健医师道德守则	0	0	1	18
卫生部传统医学国家局	22	25	31	39
传统医学国家专家委员会	10	16	18	25
卫生部国家传统医学项目	10	12	15	24
传统医学实践法律法规	8	10	15	21
传统医学登记制度	4	8	0	15
传统药物市场销售授权许可	1	1	4	12
国家传统医学研究机构	18	21	28	28
草药法律法规	10	12	16	20
传统药物列入国家基本药物清单	1	1	2	5
新研究机构	0	2	3	4
本地生产的传统药物	15	17	15	17

（四）非洲传统医药学术活动

"互联网＋传统医药"是一种发展传统医药的新形式。通过互联网，同一个受众可以同时链接多个传统医药服务机构或个人，还能通过网络进行传统医药专业知识远程授课及诊疗服务，各国的高校也可以通过网络进行传统医药的头脑风暴，各个企业新推出的传统医药产品也能在网络上进行推广和销售。与传统相比，"互联网＋传统医药"可以直接将全世界的资源整合起来，为非洲人民提供最好的药物和诊疗服务，建立线上的中医药交流平台，让各个国家的人都有机会分享对传统医药的亲身经历与心得体会，大家也能就一个问题进行讨论和解决，以此生成一个可以推广的方法，不仅能够帮助中医药在非洲深入发展，还能推广至其他国家。"互联网＋传统医药"还能够方便患者，现在只需要一部手机，就可以让患者在家里对自己的身体情况进行专业的认知，使医患之间的沟通也增加了很多，双方有足够的时间进行交流，可以全方位地解决患者的疑虑。还能帮助民众从网上获取很多养生保健小知识，在日常生活中预防和治疗疾病的能力也就此增加。为了增加大众对传统医学的认知，非洲各国还将每年的 8 月 31 日定为非洲传统医药日。

（五）非洲传统医药法律法规

目前，传统医药在大多数的非洲国家已经合法化并且在政策和法律这两方面都对其予以要求，为了保证传统医药的安全使用，还设置了监督管理机构。但是，由于非洲经济发展水平较低和疾病与战乱的影响，许多政策、规范及其监管细节尚不明晰。而且几乎没有对从事传统医药的机构与个人予以监管和规定。只有几个国家（如南非）对从事传统医药行业的人员有较为完善的培训和考核体系，考核通过后才会给他们颁发同意其从业的证书。目前，非洲主要从以下方面对传统医药知识进行管理与保护：

1. 知识产权法的保护

目前来说，最有效的保护武器就是法律，特别是知识产权法，它可以保护到专利和商业机密等。非洲国家通过知识产权法对传统医药知识进行保护，塞拉利昂于1996 年制定了《传统医药法》，加纳在 2000 年颁布了《传统医学实践法》，毛里求斯颁布了《阿育吠陀和其他传统药品法》。纳米比亚 2012 年颁布的《知识产权法》规定，若申请的专利技术发明源于传统医学知识，申请人须在专利申请文书中明确标注传统医学知识来自哪个国家，由谁提供的。这些专门性的立法都无一例外地表现了非洲各国对知识产权的重视。

2. 其他法律和国家政策保护

57 个非洲国家对中药类产品的注册尚无统一标注，特别是在资料格式、产品的技术标准和注册方法等。目前仅有 4 部草药的专著在非洲使用，如《加纳草药药典》《尼日利亚草药药典》《西非洲草药药典》和《非洲草药药典》。因此，制药企业想在非洲发展，就得在不同的非洲国家注册，但在注册过程中甚至可能会准备 57个版本的资料和标准等，这极大浪费了制药企业的时间和精力。相反，在英国和法国等发达国家存在的顺势医学，由于具备完善和全面的注册管理体系，且长期被英国和法国影响，许多非洲国家也参考了欧洲的药品质量标准与规范，使得传统医学等药物不用再因为要注册而进行二次研发。现在非洲对传统技术的肯定是通过宪法确定的，肯尼亚在 2010 年通过的宪法肯定了土著技术的贡献。在非洲国家，还有许多跟传统医药相关的特别条款，同时也会发布一些发展政策和政策指南的文件来支持传统医药的发展。这些政策文件对传统医药的发展也起了较为重要的作用。

（六）非洲传统医药研究现状

在非洲，已经有 30 多家研究机构从事传统医药的研发工作，有 15 个非洲国家为此提供了实际的资金支持。在疟疾、艾滋病和糖尿病等代谢疾病方面，有 22 个国家开展了传统药物对其治疗作用的研究，并取得了不错的成绩。如加纳和马里等国家使用传统药物治疗疟疾的临床试验中，取得的效果和世界推荐的标准治疗相当；如科特迪瓦和坦桑尼亚等国家也证明了传统医学药物可以起到对艾滋病的防治作用。

三、非洲传统医药的发展优势及面临的问题

（一）优势分析

1. 政府支持

随着传统医药在各项疾病中展现的良好疗效，非洲国家也完善了对传统医药的管理，不仅对传统医药进行了立法，还针对传统医药提出了发展规划，这些政策的施行为传统医药的发展保驾护航，也不断地支持着传统医药朝现代化和国际化方向发展。临床证明，传统医药与现代科学技术的结合可以从多维度阐述传统医药的科学性与合理性，从而让更多的人接受并使用传统医药，这样的发展也离不开发展规划等政策的推动。坦桑尼亚主流媒体《每日新闻》2020 年 11 月 8 日报道，坦政府要求国家医学研究所加快传统医药研究，并及时向民众公布研究进展情况。

2. 重大传染病防治

坦桑尼亚主流媒体《每日新闻》2020 年 9 月 7 日报道，坦卫生部官员 Mhame 表示，在新冠肺炎疫情暴发期间，坦桑尼亚至少生产了 15 种药方，其中 Covidol 被证明对治疗流感、咳嗽、呼吸困难和胸痛有效，现坦桑尼亚传统药物生产商面临的挑战是缺乏高质量的包装来增加产品知名度并促进营销。Mhame 称，如果经销商投资高质量的产品包装和销售，坦桑尼亚有潜力成为传统医药强国。

3. 医治费用较低

非洲传统医学拥有悠久的发展历史，是非洲农村人民防治疾病的主要方式，有80% 的非洲人愿意使用传统医学进行各种疾病的预防和治疗。加上现代医学需要花费大量的检查费用、药物费用和住院费用，也让非洲人民更偏爱传统药物。在马里等国家，有 60% 的高烧儿童是在家里使用传统医药进行治疗的，也有三分之二的艾滋病患者使用传统医药进行症状的缓解和避免传染。

坦桑尼亚近四分之一（22%）的城市妇女也向传统医生寻求终止妊娠的帮助，而农村妇女中这一比例至少为 17%。从赞比亚到埃塞俄比亚、肯尼亚和马里，患者

通过非洲传统医学（TAM）治疗各种疾病，如高血压、糖尿病、疟疾、癌症、眼科疾病、术前护理以及精神性疾病。

传统医学能在非洲甚至发展中国家有市场也是因为它的价格低廉，能被大多数人接受，这也使得有许多人投身传统医学行业。在非洲，500 个人中就有一个是从事传统医学行业的，而医生与人口的比例为 1 : 401000。因此，农村地区的疾病防治主要还是依赖于传统医学。

4. 传统草药资源丰富

非洲拥有丰富、独特的生物多样性，使传统药物种植、研发和国际出口拥有巨大潜力。在新冠肺炎疫情下，科研人员也将目光放到了非洲传统药物上，提出了非洲传统药物制成的饮品可能可以起到防治新冠肺炎的作用。目前正就该饮品进行研究，如证实有效将大量生产。

5. 宽松的市场环境

在非洲，传统草药的流通比较便利。一方面，当草药被证明为有效而安全时，就会被法律允许生产者可以将其销售到市场。一般来说，草药是否安全有效，是根据专门委员会列出的安全有效草药大纲而言的，但是如果该草药没有在大纲里，生产者可自行提供证明该草药安全与有效的证据，如临床试验数据和文献报道等。由此可见，传统药物的流通环境非常宽松，这让非洲草药生产者的利润空间非常大，也很容易取得成功。正是因为生产草药的人能够挣到钱，也促使他们愿意花费更多的时间与精力投入药物的研发上，这从某种程度上来说可以促进非洲传统医药的发展，并且能提升非洲医药的地位。

另一方面，非洲草药可以在医院和药房的柜台进行贩卖，但是世界其他国家要求草药只能是处方药，必须在医生的指导下进行使用，毫无疑问，这也体现了传统药物在非洲的宽松环境。

（二）面临的问题

1. 传承危机

一直以来，非洲各国的传统医学都是通过一代传一代的方式进行的，但是，不同的国家有不同的民俗文化，各个从事传统医药的专家对引起疾病的原因和治疗方法都有自己的见解，无法形成特定的理论，所以，大多数的非洲国家都没有可以用于宣传的固定的传统医药理论，故很难进行系统的教育。

2. 人才匮乏

人才培养方面，非洲各国的传统医药教育尚未形成自己的体系，医学教育缺乏。受经济条件、师资队伍和学生情况以及政治的影响，教学质量不高。目前非洲的医生主要还是依靠国外培养，在非洲的中医师主要接受的是中国和其他亚洲国家的教学。许多医生学成归国后，由于传统医学和现代医学的地位悬殊，使其不能跟现代医学的医生处于平等状态。虽然传统医药可以自由开设医疗机构，但是人们也会囿于他没有取得专门的证书而不去看病。有一小部分西医医生采用传统药物进行治病，但是大多数医院都没有专门的传统医生。

3. 质量标准欠缺

非洲国家众多，但不同的国家对药物的质量、毒性和有效性等方面的要求不同，使非洲医药的质量标准有所欠缺。非洲的传统用药可用于治疗哪种疾病、禁忌证是什么、使用注意特别是药物毒副作用等可知信息很少，对农药与毒性成分的控制标准也不完善，而且缺少控制药物中各成分的标准与方法。只凭经验很难推动非洲中医药的发展，质量标准的欠缺不仅会生产出良莠不齐的非洲传统药产品，对非洲传统药物的有效性和安全性产生影响，还会使得非洲传统药物在国际中的名誉受到损害。[5]

4. 社会因素

非洲有很多地方都存在经济落后的问题，加上主流的现代医学已经占据大片江山，这使传统医学在非洲难以往前发展，甚至无用武之地。非洲的城市和农村的医药行业发展水平差别甚大，城市里以国外的医生进行治疗的情况居多，他们通常接受过系统而专业的训练；在乡村却依靠巫师帮助祛除疾病，虽然也有传统医药的从业者，但是他们基本没有系统的医疗知识，医学水平低下。

四、非洲传统医药发展的对策建议

（一）完善传承工作

传统医药最重要的就是传统中使用的技术和方法，这点一定不能丢。所以应该将拥有传统医药技术的人保护起来，保障他们的生活和学习环境，并且安排有志向的年轻人跟其学习，尽量做到不丢失任何一点传统技术。同时，也要安排一些有一定积累的传统医药从业者对老专家的理念和经验进行总结，还可将其编纂成册，便于宣传和保存。还可以由官方与权威的机构在网上发布老专家的相关经历和治愈病例等信息，对传统医药感兴趣的个人和专业人士也可以分享相关的文字、图片与视频。

（二）壮大人才队伍

传统医学的传承离不开教育，要想非洲传统医学薪火相传，就必须强化非洲教育体系，培养出传统医药的接班人，只有这样非洲传统医药才能越来越好。现在有些传统医学的从业者并没有接受过系统的训练，但是他们拥有大量的临床实践经验；当然也存在部分人接受了理论知识的学习，但没有到临床上真枪实战的情况。应该将这两部分人结合起来，这样，传统医学就能够被传承下来，新的理论和技术就能在此基础上发展下去。因此，需要在非洲设立专门的传统医学校，学校可以接收传统医学从业者来进修学习新的知识理论与技术，也可以接收对传统医学感兴趣的年轻人。这样就能同时兼顾传承与创新、理论与实践。

（三）加强质量标准制定

非洲传统医药的发展离不开科研机构和企业的共同推动。非洲地大物博，有独特的药用植物资源，可以在非洲设立官方科研机构，将学校—科研机构—企业联合起来一起开发药用植物，对有潜力开发为治疗药物的植物及其成分共同予以关注。首先，可以针对非洲的植物开展一些认知、普查活动，掌握非洲植物的大体情况；其次，可以了解非洲民间疗法的种类，这样才能将药用植物与疗法匹配起来；最后，开展非洲独特药用植物成分的分类活动，找到发挥作用的成分，并对这种成分进行剂型的研究和开发，看哪种剂型下的药物有效率最高。

（四）提高社会认知度

在非洲，已经有30多家研究机构从事传统医药的研发工作，有15个非洲国家为此提供了实际的资金支持。已经有90多个部门取得了中草药的销售许可证，国家基础药物清单也纳入了40多种中药。在国家卫生系统中也存在高质量传统医药机构提供的服务。同时，世卫组织也呼吁非洲国家制定相应的管理政策并建立交流平台，保证传统医药行业的安全稳步发展，增加人们对该行业的认知，把非洲传统医药知识体系纳入国家健康政策。

参考文献

[1] 本刊编译. 非洲传统医学理论探析［J］. 亚太传统医药，2016，12（24）：1-2.

[2] 宋欣阳，王张，张雪丹. 世界传统医学研究［M］. 上海：上海科学技术出版

社，2021.

[3] 谢立平. 马里传统医学简介 [J]. 广州中医学院学报，1993，10（1）：53 – 54.

[4] 黄睿，潘艳丽，柳长华. 非洲推动传统医学发展的举措与进展 [J]. 国际中医中药志，2014，36（4）：299 – 302.

[5] 潘淼. 推进非洲传统医药发展及人才培养的策略研究 [J]. 亚太传统医药，2011，7（7）：1 – 2.

叁 区域发展篇

HB.13 欧洲传统医药发展报告

孙濛濛[①]　何　敏[②]

摘　要：欧洲传统医药的发展兼容并包，融合了古代埃及、希腊和罗马的智慧并在漫长的中世纪由修道院僧侣不断发展，直至传递给欧洲各地历史悠久的著名大学，与现代科技共同发展至今，并逐渐向世界各地进行延伸。本发展报告通过汇总中外文献资料及数据库、访谈专家等形式，收集并整理了欧洲传统医药发展的相关素材信息。经梳理整合后，分别从传统医药在欧洲的发展背景、各个时期发展历史脉络、在欧洲各国家（地区）发展现状、欧洲传统医药的未来发展，以及传统医药产品在欧洲的传播等方面进行系统的综合阐述，并根据其发展现状及出现的问题，提出对传统医药发展具有借鉴性的思考建议。此发展报告将为保障传统医药尤其是中医药产品质量与安全、拓宽传统医药产品市场、促进传统中药产品融入欧洲等提供借鉴性的建议及意见。

关键词：欧洲传统医药；发展历史；发展现状；未来发展趋势

一、欧洲传统医药发展的历史背景

在18世纪末到20世纪中期医药工业化的推动下，化学和生物药品发展迅速，抗生素和疫苗的广泛使用改变了预防和干预疾病的方式方法，并使人类的预期寿命得到延长，这导致了人们对植物药产品的依赖程度逐步下降。然而，工作习惯的改变导致人们日常活动减少；饮食模式转向过度消费肉类、奶制品和精制产品，减少了对水果、蔬菜、纤维和植物化学物质的摄入。因此，与生活方式和年龄因素相关

---

①　孙濛濛，博士，长春中医药大学研究员，研究方向：现代分析技术在中医药传统功效中的应用。

②　何敏，博士，长春中医药大学研究员，研究方向：中药活性成分及质量标志物。

的慢性疾病，如癌症、Ⅱ型糖尿病、心血管疾病、神经退行性疾病以及慢性炎症性自身免疫疾病，是当今社会最为突出的健康问题。而长期服用化学和生物药物产生的副作用，以及此类药品单一成分、单一靶点作用的局限性，使人们对以植物药为代表的传统医学产生了新的认知。从系统、整体和动态角度关注疾病、审视健康，进行"预防性、预测性、个性化"的健康照护成了新的趋势。这意味着世界各地的传统医学已经掀起了回归浪潮，并将继续为守护人类健康发挥重要作用。

目前，传统医药疗法仍然是世界约70%人口的初级卫生保健来源。许多国家和国际卫生机构已经讨论和评论了传统医学与人类健康之间的联系。当今，许多公共卫生问题的根源在于缺乏对患者施行科学可持续的整体性治疗方法。与传统中医药类似，欧洲传统医药的历史非常悠久，许多欧洲公民仍然依赖和信任传统医药来治疗许多疾病[1]。虽然欧洲主流的医疗保健体系以对抗疗法为基础，然而传统医药也已经部分或者整体纳入了医保系统。欧洲对传统医药的使用具有兼容并包的特点，一方面，欧洲具有传统的医药理论和治疗方法；另一方面，欧洲通过对植物药进行立法大力引进世界各地的传统植物药产品，丰富了现有的医学体系。因此，回顾欧洲传统医药的历史和发展，对理解世界传统医药的发展趋势具有重要意义。

二、欧洲传统医药发展历史概述

欧洲传统医学的历史悠久，对冰木乃伊"奥兹"的研究表明，其在大约5000年前接受了针灸治疗[2]，在古希腊和古罗马时期都有对耳部针刺的记载[3]。这表明欧洲传统医学在历史上曾经与世界范围内的其他传统医学体系同步发展。

（一）古希腊与古罗马时期欧洲传统医药

欧洲传统医学既是一门自然科学，也是一门精神科学。它对人体健康进行了全面的认识，重视增强人的体质，调节失衡，激活自我修复能力。欧洲传统医学的治疗艺术并不孤立地考虑人体，而是综合理解人体与生活环境、季节、气候和生命阶段的相互作用。欧洲医学传统常常直接追溯到早期的希腊文明，就像整个西方社会的基础一样，希腊人无疑为欧洲传统医学实践奠定了基础。欧洲传统医学的基础是"四体液理论"，希波克拉底被认为是体液病理学的创始人[4]。他将水、空气、火和土元素分配给血液、痰、黄色胆汁和黑色胆汁4种体液，并指出体液的正确混合比例可以指示健康的状态，而当体液不平衡时就会感染疾病。与此同时，希波克拉底整理收集古埃及人的草药医学，还有部分古印度阿育吠陀疗法的知识，对患者采取物理治疗、粗盐/草药泡澡、精油按摩和口服草药等医学方式，留存了大量的草药文献资料，奠定了芳香疗法的概念基础。

古罗马时期的医学继承了古希腊的传统，最杰出的植物药学家是迪奥斯科里德斯，他作为尼禄军队的军医和药理学家，随罗马军队所到之处，都在研究药用植物。他撰写的《本草》一书提供了大量关于构成药物的药用植物的数据，包括大约900种药物，其中600余种源于植物，并描述了外观、产地、采集方式、药物制备及其治疗作用[4]。除了植物描述外，还提供了其他语言的名称以及它们出现或生长的地点。约一个世纪后，盖伦报告了大约850种药物，这些药物在很大程度上与迪奥斯科里德斯提到的药物重叠，但其对药用价值的描述相对较少。盖伦将每个特定的植物分类单元都用一个"代码"引用，该代码包括不同语言的名称列表，以确保区域之间正确的植物识别，由此拓展了草药在更广泛的地理和文化背景下的适用性，使科学知识得以增长和巩固[4]。

（二）中世纪的欧洲传统医药

中世纪早期的医学实践是经验主义和实用主义的。它主要侧重于治疗疾病，而不是发现疾病的原因。人们通常认为疾病的原因是超自然的。然而，治疗疾病的世俗方法仍然存在[5]。中世纪的民间医学研究多使用草药治疗疾病。受到古罗马植物花园的影响，中世纪欧洲植物园内种植着各种具有药用价值的草药。修道院成为中世纪的医疗中心后，继承了维护药用花园的传统。在修道院的大部分场地内，都有一个单独的花园，专门用于种植治疗病人所需的植物。为了更好地开发、利用植物药，僧侣们通过互相交换和交易获得本地区之外的药用植物。这些植物不是当地的原生植物，需要特别照顾才能使其保持活力，以便能够迅速获得更广泛的治疗资源。这样的传统得到了长时间的延续，16世纪，植物园成为大学教育的重要基地，典型的例子是荷兰莱顿大学布尔哈夫教授培育的莱顿植物园，通过不断发展植物药和医学知识在当时成为欧洲医学教育的中心。至今，欧洲众多大学都保留着药用植物园，莱顿大学植物园最近的一次扩建过程中专门开辟了中药植物园区。这不仅体现了现今欧洲学界对植物药传统的继承，也表现出对世界传统植物药物兼容并包的特点。

（三）近现代欧洲传统医药的发展

16至18世纪，欧洲人对复方药物的需求不断增加。复方药物包括药用植物以及动物来源的药物。如果治疗的药物是由许多药用植物、珍稀动物和矿物制成的，那么它就会受到高度重视，并且价格昂贵。与此同时，药物的化学制备开始兴起，蒸馏等加工制备技术的应用成了化学制药的起点。18 世纪，林奈在他的著作《植物种志》中，对当时所描述的药用植物物种进行了简要的描述和分类。这些物种的描述和命名没有考虑其中一些是否曾在某个地方被描述过。对于命名，采用了多项式系统，其中第一个词表示属，而其余的多项式短语解释了植物的其他特征。林奈将命名系统改为双名命名系统。每个物种的名称由以大写字母开头的属名和以小写字母开头的物种名称组成。19 世纪初是药用植物使用的转折点。从罂粟、奎宁等植物中发现、证实和分离生物碱，标志着药学科学的开启。随着化学方法的升级，还发现了其他药用植物的活性物质，如单宁、皂苷、精油、维生素、激素等。20 世纪初，提出了新鲜药用植物的稳定化提取方法，提高了药用成分不稳定植物的利用率。

三、欧洲各区域传统医药的发展现状

分布在挪威、瑞典、芬兰等国家和地区的萨米传统医学已有数千年的历史。萨米传统医学的疗法包括动物疗法、物理疗法（按摩、艾灸或手法操作）、民族植物学疗法、矿物和化学疗法、魔法仪式疗法，这些疗法可以单独使用或与其他类型的疗法结合使用来治愈急性疾病和慢性疾病。萨米传统医学认为世界是既可见又不可见的，自然界是有生命的整体系统，人类的身体、思想和精神健康受社会、自然和超自然环境的影响，人的灵性对平衡自然世界具有重要的作用。目前，挪威在关于萨米传统医学的研究中处于领先地位，对于此类欧洲传统医学领域内的分支需要得到更多的重视和进行广泛的调研[6]。

尽管科技的进步极大地促进了欧洲传统植物药的发展，但在很多欧洲国家及地区仍有许多传统医药没有被深入地开发和利用。巴尔干地区的保加利亚和意大利尽管在地理、历史和文化方面存在差异，但在药用植物的用途方面却有着惊人的相似。几个世纪以来，生活在这些国家并从事农业和医药业的人们在对自然资源的不断接触中获得了广泛的植物药知识。在两个国家都有广泛应用的 250 种药用植物中，80% 以上的植物用于相同或相似种类的疾病，剩下的 20% 则有非常不同的用途[7]。同时，意大利的药用植物使用方式与同为地中海沿岸的北非国家也有非常趋同的特征[8]，证明自古罗马留存下来的传统医药知识强大的生命力和影响力，同时对这些差异化的植物药的使用方式应当予以特别的关注，以拓展传统医药的知识边界。在巴尔干半岛，有传统医药治疗师使用草药来治疗牙龈疼痛、口腔溃疡、口腔疼痛、口臭等。有研究者整理出 84 个与口腔问题相关的草药配方，大多数被认为是有益于口腔健康的[9]。但值得注意的是，这些草药配方的活性成分尚未用于现代牙科学的预防与治疗的相关研究中，应被引起重视并进行进一步科学探索。

欧洲塞尔维亚东南部的传统医学囊括了包括贯叶连翘、薄荷、洋甘菊等植物在内的89种不同的药用植物数据[10]。这些植物药物以唇形科和菊科植物为主，主要用于干预和治疗一些简单的、早期的健康问题，如呼吸系统、胃肠系统、皮肤系统疾病和心理疾病。其中8种植物的生物学功能与《欧洲药典》所记载的内容完全不同。这些药用植物的知识主要由当地的年长者们所掌握，并且很可能在短时间内消失，但对其感兴趣且有意愿了解并传承的年轻人寥寥无几。

从历史上看，俄罗斯的草药使用传统非常悠久，它积累并采用了起源于欧洲和亚洲传统医学的方法。近期的调查结果表明，58%的俄罗斯人曾经或正在使用植物药物进行治疗。植物药物在俄罗斯是一个独立的医学分支，草药制剂被视为官方药物[11]。俄罗斯是第一批实施植物药典的国家之一，圣彼得堡的首部药典包含770篇药物专著，其中316篇是有关于植物药物的。自1990年以来，俄罗斯联邦一直遵循《苏联国家药典》（1990年第11版），该药典包含了83部植物药物专论。这些植物中的51种在现行的欧洲药典中也有记载，并已得到充分研究。但另外32种药用植物仅记载于《苏联国家药典》中[12]。第14版《俄罗斯联邦国家药典》于2018年实施，与苏联时代的第11版药典相比增加了25部植物药物专论[13]。然而，这些研究成果通常只有俄文版，没有翻译成英文，大大限制了俄罗斯传统医药知识向国际社会传播的可能性。这些传统植物药知识应当被深入研究，以便安全、循证地使用俄罗斯传统药用植物，并将俄罗斯传统植物药知识更好地融入欧洲和全球的植物药物疗法中，为发现新的药物和疗法提供线索。

除俄罗斯外，目前欧洲许多国家都有单独的草药药典，如英国和德国等，欧洲药典委员会设立有专门的草药工作委员会。这些药典和机构不仅关注欧洲本土的植物药物，也将目光放在了世界范围内的传统植物药当中，建立了完善的植物药物注册审批制度[14]。欧洲传统医药的内涵正从欧洲本土的传统植物药向融合世界各国传统医药的方向延伸，促进了传统医药在欧洲的进一步发展。由于化学、生理和临床研究的不断进步，植物药物以及传统医学的科学性正在被逐步挖掘。在欧洲，人们对药用植物兴趣的持续提高，有力促进了欧洲传统医药研究与现代科技的融合，为植物药的进一步开发，以及增强传统医药维护健康的功效开辟了新的路径。

近年来，传统医药已成为世界上发展最快的传统产业之一，而欧洲有超过60%的人使用传统药品，欧洲占全球草药市场份额的44.5%。目前，欧洲已成为全球最大的传统医药贸易市场，这将给未来传统医药，包括中药产品的世界性流通带来更多便利。

四、欧洲传统医药的未来发展趋势及方向

(一) 欧洲传统药物科学研究思维的转换

欧洲的传统医药在过去 400 年的发展中重视的是开发新技术，以便在传统草药中提取具有生物学活性的成分，这些成分往往被提纯为单一成分并制备成药物。比如阿司匹林的开发就是基于水杨酸的纯化和鉴定。这使科学界形成了对纯化合物开发的坚定信念，以及对这些化合物和类似物的合成以进一步提高天然产物的治疗性能。直到 20 世纪末，西方药物的开发都集中于"单一靶点—单一化合物—单一药物适宜全体"的范式。因此，任何混合多种成分的植物提取物都被认为是不科学的。然而，费用高昂且停滞不前的药物开发过程，以及多种药物混合成"鸡尾酒疗法"治疗艾滋病的成功，还有很多老年人使用多种具有不同作用靶点的单一成分药物治疗慢性病等例子都说明了"多成分、多靶点的协同治疗方式"是未来医药发展的方向。

由于药物成分协同作用的研究总是需要一个模型来复制或改进，而传统医药天然赋予人们巨大的宝库来研究多种药物成分的协同功能，因此"向自然学习，向祖先学习"成为欧洲部分医药科研工作者的思考方向。但这并不是回归旧有的传统，而是在现代生物医学科技的发展下，针对新问题对传统医学智慧的重新审视与探索。西方医学的优势在于，它在广泛研究的基础上挖掘出新的视角、新的技术，不断尝试开发更好的治疗方法。"组学"等技术的出现使这种系统生物学方法能够将大规模的生理生化数据整合起来，这也为研究传统医学知识开辟了一个全新的视角[15]。

(二) 系统生物学技术在传统医药研究中的应用

系统生物学研究策略的诞生为西方科学技术与传统医药的连接创造了更多的可能性。植物代谢组学能够对药用植物的代谢物进行全面检测，因此，非常适用于对药用植物药材质量的控制[16]。它可用于定性和定量分析不同物种、基因型和生态类型植物的所有小分子代谢物，并找出样品之间的差异。目前，植物代谢组学主要应用于植物药材的来源鉴定、真伪鉴定、加工方法评价等质量控制环节。例如，来自荷兰莱顿大学的研究采用基于核磁共振光谱的药用植物代谢组学，分析不同采收地点的两个大黄药材物种，发现决定大黄药材生物活性化合物含量的最重要因

素是植物生长的海拔高度，这直接影响了大黄酚、大黄素和番泻苷 A 等核心化合物的含量[17]。另一项研究分析了银杏叶提取物中的银杏苦内酯、银杏内酯、黄酮等生物活性产物。在光照期之后采收的银杏叶中，银杏内酯和白果内酯的含量都提高了。通过植物代谢组学分析荷兰市场上 6 种银杏制剂注册商品中银杏内酯的总代谢物，结果显示，只有一种产品的银杏内酯总代谢物含量较高，可能具有较好的活性。

代谢组学研究方法的另一个特点是，能够研究传统植物药的功效。通过代谢组学分析生物血浆、尿液、唾液、汗液等体液成分的代谢物特征，可以表征植物药物对生命系统的影响[18]。荷兰代谢组学研究中心研究了由山楂、荷叶、罗布麻叶、玫瑰花、大黄、芒硝、海枣、甘草 8 种药材组成的复方对代谢综合征的干预作用。将模型小鼠灌喂复方药物后，开展基于质谱的血浆代谢组学研究，结果显示，复方治疗组小鼠血浆中 86 个脂质代谢物发生了显著性变化，提示了植物药复方治疗疾病的多靶点综合调控作用。

不仅是系统生物学技术，更多先进的技术也已经应用在了对植物药质量和功能的评价中。比如，以生物超微弱发光为代表的生物光子学技术已经被用于表征生长环境[19]、加工方式[20]及生长年龄[21]造成的药材质量差异。以斑马鱼为模型的新型模式生物已经被大量应用在单体化合物、植物药提取物以及植物药复方药物的生物活性评价中[22-23]。整合多种生物医学技术研究植物药已经成了近 10 年新的研究范式，一方面，这使欧洲本土的传统药物研究得到了长足发展；另一方面，对世界各国传统植物药的深入研究促进了欧洲对世界传统医药产品的立法、注册和引进。欧洲传统医药的内涵被扩大，欧洲成了传统医药传播、发展的重要阵地。

五、传统医药产品在欧洲的传播及其监管法律的发展

随着全球化对欧洲传统医药发展的影响，欧洲传统植物药产品已出口到世界各地；反之，来自世界其他地区的传统医药产品也已被运往欧洲。欧洲药品质量管理局（EDQM）是一个实施和监测医药产品质量标准的机构。药品的标准经欧洲药典委员会通过后在《欧洲药典》中予以公布。《欧洲药典》中定义的药物质量要求是欧盟范围内的约束性标准。EDQM 协调运行官方药品管控实验室网络系统，以便合作和汇集专业知识，并合理利用有限的资源，以实现有效的药品公共质量管控。对于欧盟的传统植物药产品，《欧洲药典》提供有关植物药或植物药制剂的一般性专论和专题专论[24]。EDQM 已经建立了专门的植物药专家组协调组织并撰写这些专论，包括植物药和与植物药制剂相关的所有质量问题，如方法、测试、鉴定、分

析、重金属、黄曲霉毒素、杀虫剂和微生物污染等。

进入 21 世纪以来，欧盟制定的《传统药品法》对保障传统药品的质量和安全起了非常积极的作用，也为传统植物药以治疗药品的身份进入欧盟提供了明确的法律依据。在欧盟，所有成员国都有统一的医药产品监管框架。2001/83/EC 指令中规定了基本规则，可以将其视为欧洲医药产品法，并在每个成员国的国家框架中实施[25]。该统一立法还旨在促进传统草药进入市场，并建立各国监管机构之间工作分配的明确程序。欧盟的药品监管框架已被证明适用于传统医学药物进入欧盟市场。2012 年 3 月，由成都地奥集团生产的"地奥心血康胶囊"，以治疗性药品身份在荷兰健康保护检查局成功注册，并获许在荷兰上市，成为欧盟成员国以外获得市场准入的第一个植物药。该项成果改写了中国没有自主知识产权的治疗性中成药物进入欧洲主流市场的历史，实现了该领域零的突破。随后 10 年，丹参胶囊、板蓝根颗粒、愈风宁心片、六君子丸、逍遥片等中成药相继在欧盟注册，这体现了欧洲对世界传统医药兼容并包的开放机制[26]。

另一项特别的立法，即 2004/24/EC 指令，为传统药物提供了特定的注册框架。该框架为具有悠久医疗使用传统的传统药物提供了一个简化的注册的程序，植物药产品的使用历史超过 30 年，其中至少有 15 年在欧盟被用于药用即可达到在欧盟国家注册为药品的基本条件，取代对对安全性和有效性的特定要求。为保证传统植物药产品的安全性和适当应用，须制定严格的标准，包括：①适应证；②在没有医生监督的情况下使用，用于诊断、处方或监测治疗；③强度与剂量；④仅可口服、外用和吸入；⑤提供该产品关于传统使用的大量数据；⑥以长期使用经验为依据总结的药理作用与功效[26]。

尽管欧洲传统植物药产品立法和注册程序简化为中医药产品销往海外打开了通道，但其也具有一定的局限性。适用于传统植物药产品的特殊框架并不适用于动物源的活性物质；给药途径仅限于口服、外用和吸入。因此，在中医中常见的注射剂不能作为传统的植物药产品被注册。最后，登记的药品仅限于治疗轻微疾病，通常不适合慢性疾病。这些问题都将会在未来的工作中被逐一审视和探讨。

目前，在欧洲注册中药产品的主要制约因素在于原材料和制造过程的质量控制，以及随之而来的对安全性和有效性的影响。为了保持最终产品的高质量，制药企业应关注生产链中的所有环节，包括合适的种植基地、准确的种植和收获时间、优化初步加工方法、保持安全储存和运输、定期清洁生产设备、标准化操作程序等。同时，考虑欧洲本土对传统医药产品的需求习惯是非常重要的。用于缓解感冒、咳嗽、精神疾病、压力、胃肠道疾病、睡眠障碍和疼痛的中药产品可能具有较广泛的市场。理想情况下，公司可采取措施进行实时监控并及时报告其目前上市药品的不良反应。药物警戒和上市后的监测将是保障中药产品拓宽欧洲市场的重要因素，这将有助于逐步提高中药产品的安全性和适销性，将传统中药产品融入欧洲，成为国际性的药物。

六、总结

传统医药是人类自古以来保持健康和避免疾病的基本方法。传统的欧洲药物和医学思想奠定了现代药理学的基础，为人类社会带来了更高的预期寿命和应对现代慢性疾病的方式方法。欧洲传统医药在过去两千年的发展过程中兼容并包，融合了古代埃及、希腊和罗马的智慧，并在漫长的中世纪由修道院僧侣不断发展，直至传递给欧洲各地历史悠久的著名大学与现代科技共同发展至今。与世界各地的医药传统相似，欧洲的传统医药表现出旺盛的生命力，但是需要采用连续性和不连续性的历史视角进行分析解读。需要重视的不仅是欧洲各国流传下来尚未被充分开发的植物药物和医疗食谱，还应考虑早期欧洲传统针刺等外治方法。更为重要的是，欧洲是现代科学技术的发源地，时至今日，许多先进的生物医学技术都是首先在欧洲被应用于传统医药的研究中，并逐渐向世界各地进行延伸，尤其是影响亚洲地区传统医学的研究视角，由此带来的世界不同地区的传统医药研究和产品的互通与融合。从监管的角度考虑，全球不同传统医药的评估方式尚未得到充分探索或协调。欧洲作为传统医药的重要市场，继承了其兼容并蓄的传统，通过欧盟框架下的一系列政策打开了中药产品在欧盟国家进行药品注册的通道。但经过10年的发展仍然面临诸如药品适应证差异、用法用量差异、使用习惯差异、销售反馈等显著问题。与此同时，中国作为巨大的传统医药消费市场，近年来，越来越重视世界其他区域的传统医药产品进口。不同的传统医学文化、研究和产品的结合对现代科技和社会创新将具有巨大的推动潜力。尽管今天现代医学和传统医学仍被视为完全不同的范式，但融合的趋势越发明显，欧洲作为传统医药的重要发源地将为承载世界传统医药的互通，促进传统与现代医药的融合做出更多的探索和贡献。

参考文献

［1］Firenzuoli F, Gori L. European Traditional Medicine – International Congress – Introductory Statement ［J］. Evidence – Based Complementary and Alternative Medicine, 2007, 4: 3 – 4.

［2］Kean WF, Tocchio S, Kean M, et al. The musculoskeletal abnormalities of the Similaun

Iceman ("ÖTZI"): clues to chronic pain and possible treatments [J]. Inflammopharmacology, 2013, 21: 11 – 20.

[3] Gori L, Firenzuoli F. Ear Acupuncture in European Traditional Medicine [J]. Evidence – Based Complementary and Alternative Medicine, 2007, 4: 13 – 16.

[4] Leonti M, Verpoorte R. Traditional Mediterranean and European herbal medicines [J]. Journal of Ethnopharmacology, 2017, 199: 161 – 167.

[5] Micke O, Büntzel J, Mücke R, et al. Traditional European Medicine – Hildegard von Bingen and beyond [J]. Trace Elements and Electrolytes, 2011, 28: 150 – 155.

[6] Liu – Helmersson J, Ouma A. Sámi traditional medicine: practices, usage, benefit, accessibility and relation to conventional medicine, a scoping review study [J]. International Journal of Circumpolar Health, 2021, 80.

[7] Leporatti ML, Ivancheva S. Preliminary comparative analysis of medicinal plants used in the traditional medicine of Bulgaria and Italy [J]. Journal of Ethnopharmacology, 2003, 87: 123 – 142.

[8] Leporatti ML, Ghedira K. Comparative analysis of medicinal plants used in traditional medicine in Italy and Tunisia [J]. Journal of Ethnobiology and Ethnomedicine, 2009, 5: 31.

[9] Ilic D, Radicevic B, Nedelcheva A, et al. Traditional dentistry knowledge among Serbs in several Balkan countries [J]. Journal of Intercultural Ethnopharmacology, 2017, 6: 1.

[10] Živković J, Ilić M, Zdunić G, et al. Traditional use of medicinal plants in Jablanica district (South – Eastern Serbia): ethnobotanical survey and comparison with scientific data [J]. Genetic Resources and Crop Evolution, 2021, 68: 1655 – 1674.

[11] Shikov AN, Pozharitskaya ON, Makarov VG, et al. Medicinal Plants of the Russian Pharmacopoeia: Their History and Applications [J]. Journal of Ethnopharmacology, 2014, 154: 481 – 536.

[12] Olisova OY, Snarskaya ES, Gladko V v., et al. Russian traditional medicine in dermatology [J]. Clinics in Dermatology, 2018, 36: 325 – 337.

[13] Shikov AN, Narkevich IA, Flisyuk E v., et al. Medicinal plants from the 14th edition of the Russian Pharmacopoeia, recent updates [J]. Journal of Ethnopharmacology, 2021, 268: 113685.

[14] van Galen E. Traditional herbal medicines worldwide, from reappraisal to assessment in Europe [J]. Journal of Ethnopharmacology, 2014, 158: 498 – 502.

[15] Schroën Y, Van HA, Wijk EP van, et al. East is East and West is West, and never the twain shall meet? [J]. Science, 2014, 346 (6216): 10 – 12.

叁 区域发展篇

[16] Xiao Q, Mu X, Liu J, et al. Plant metabolomics: a new strategy and tool for quality evaluation of Chinese medicinal materials [J]. Chinese Medicine, 2022, 17: 45.

[17] Ge Y, Sun M, Salomé – Abarca LF, et al. Investigation of species and environmental effects on rhubarb roots metabolome using 1H NMR combined with high performance thin layer chromatography [J]. Metabolomics, 2018, 14: 137.

[18] He M, Sun M, Koval S, et al. Traditional Chinese Medicine – Based Subtyping of Early – Stage Type 2 Diabetes Using Plasma Metabolomics Combined with Ultra – Weak Photon Emission [J]. Engineering, 2019, 5: 916 – 923.

[19] Sun M, Li L, Wang M, et al. Effects of growth altitude on chemical constituents and delayed luminescence properties in medicinal rhubarb [J]. Journal of Photochemistry and Photobiology B: Biology, 2016, 162: 24 – 33.

[20] Sun M, Chang W – T, van Wijk E, et al. Application of delayed luminescence method on measuring of the processing of Chinese herbal materials [J]. Chinese Medicine, 2018, 13: 43.

[21] Sun M, van Wijk R, van Wijk E, et al. Delayed luminescence: an experimental protocol for Chinese herbal medicines [J]. Luminescence, 2016, 31: 1220 – 1228.

[22] He M, Halima M, Xie Y, et al. Ginsenoside Rg1 Acts as a Selective Glucocorticoid Receptor Agonist with Anti – Inflammatory Action without Affecting Tissue Regeneration in Zebrafish Larvae [J]. Cells, 2020, 9: 1107.

[23] Sun M, He M, Korthout H, et al. Characterization of ginsenoside extracts by delayed luminescence, high – performance liquid chromatography, and bioactivity tests [J]. Photochemical & Photobiological Sciences, 2019, 18: 1138 – 1146.

[24] Wang M, Yao P – F, Sun P – Y, et al. Key quality factors for Chinese herbal medicines entering the EU market [J]. Chinese Medicine, 2022, 17: 29.

[25] Knoess W, Wiesner J. The Globalization of Traditional Medicines: Perspectives Related to the European Union Regulatory Environment [J]. Engineering, 2019, 5: 22 – 31.

[26] Xiong Y, Li M, Sun P, et al. Market Access for Chinese Herbal Medicinal Products in Europe – A Ten – year Review of Relevant Products, Policies, and Challenges [J]. Phytomedicine, 2022, 154237.

叁 区域发展篇

肆

中国民族医药篇

HB.14 中国蒙医药发展报告

魏利平

摘　要： 蒙医药是我国乃至世界传统医药学体系的重要组成部分，具有完整理论体系和丰富临床实践经验。在漫长的蒙古民族文化发展进程中，蒙医学具有强大的生命力，这种生命力来自其独特的理论体系和确切的临床疗效。

关键词： 蒙医药；产业化

一、中国蒙医药发展概况

蒙古族医药是在长期的医疗实践中逐渐形成与发展起来的传统医学，其历史悠久，内容丰富，是蒙古族同疾病作斗争的经验总结和智慧结晶，也是一门具有鲜明民族特色、地域特点的医学科学。它不仅有着丰富的医疗实践，而且具有独特的理论体系和诊疗经验。

（一）中国蒙医药的历史沿革

蒙医学以长期与疾病斗争所积累的实践经验为基础，汲取了藏医、汉医及古印度医学理论之精华，逐步形成的具有鲜明民族特色、地域特点和独特理论体系、临床特点的民族传统医学[1]。蒙医学距今已有 2000 多年的发展历史，于 13 世纪初步形成，18 世纪形成独特的体系[2]。

蒙医药发展简史

12 世纪以前的蒙古族，以游牧为主、狩猎为辅，兼营原始手工业。牧民居住分散，社会发展极不平衡，医药也处于萌芽状态，是蒙医蒙药知识的积累阶段。蒙古人对饮食、气候、环境与疾病的相互关系很早便有认识。蒙古族的火疗，饮食疗法，穿刺放血，冷、热罨法，针刺、灸以及天然温泉疗法等，都是早期蒙医的重要内容之一，也是蒙医用"扶正祛邪"的原理治疗疾病的理论根据。

13世纪初，成吉思汗统一了辽阔的大漠南北各部落，建立了蒙古帝国，从此蒙古社会进入了新的历史发展阶段。随着社会经济文化的发展，在原有的医疗经验上逐步形成了具有初步基础理论与实践经验的古代蒙医药。随蒙古帝国的兴起和强大，同国内各兄弟民族，特别是同汉、藏族之间的往来更加密切，与印度、阿拉伯和欧洲等国家的通商及文化交流也随之开始，蒙古族经济、文化得到了全面发展，蒙医传统疗法及临证用药、理论、实践等诸方面得到了进一步的发展与提高。

15世纪后期，蒙古族开始信仰黄教（藏族地区喇嘛教的一派），继而从中国西藏和印度引进佛经，如《甘珠尔》、《丹珠尔》等巨著及《八支心要集》（古代印度医学——阿优吠陀）《月王药诊》、《四部医典》等医学专著[3]。

16世纪以后，出现了如《方海》《甘露四部》《蒙药正典》等药学专著；蒙药种类繁多，这些著作是在不同的历史时期所写的具有民族医药特点的代表性的书籍。对蒙医学的形成和发展起到极为重要的作用。蒙医学在传统医疗经验的基础上，吸收了藏医、古代印度医学的部分基础理论和汉医学知识，逐步形成了具有独特理论体系和临床特点的民族医学。

17世纪以后，蒙医学家将藏医、印度医学的理论与蒙古传统医药结合起来，编纂了大量的蒙医药著作，为蒙医药的发展奠定了理论基础。

18世纪蒙古族著名医学家伊希巴拉珠尔，将多发寒症的蒙古地区的特点和蒙古传统医学的"寒症"理论加以结合，在他所著的《甘露四部》中，把"寒症""热症"两章列于"十要症"之首位，并写了"寒热相传""寒热相互转化"等数章，丰富发展了"寒热症"理论。在《甘露汇集》中首次提出在赫依病、希拉病、巴达干病三者之上，加上血病、黄水病和虫病，为六种基本病症，简称为"六基症"，标志着蒙医学在这一时期形成了独特的医学体系。

19世纪著名的蒙药学专家占布拉道吉尔撰写的《蒙药正典》，对以前蒙医历代本草进行正误。

20世纪中叶以后，现代蒙药学形成。中华人民共和国成立后，特别是党的十一届三中全会以来，在党和政府的关心支持下，蒙医药事业得到迅速发展，蒙医药作为民族文化遗产得到保护、挖掘、整理和弘扬。[4]

（二）蒙医药学特色及优势

蒙医学以阴阳、五行、五元学说为基础，对人体解剖认识也较深刻，除常用问、望、切诊外，还重视按、闻、嗅之诊察方法，同时重视尿液诊察与疾病寒热之辨别。蒙医学以长期与疾病斗争中所积累的实践经验为基础，吸收了藏医、汉医及古印度医学理论的精华，在外伤与骨科、饮食疗法、蒙医药物学及诊断方面反面均具有特色和优势，逐步形成了具有鲜明民族特色、地域特色和独特理论体系临床特点的民族传统医学。

1. 蒙医外伤治疗与正骨法形成较早

由于古代蒙古族从事畜牧业和狩猎业，经常发生战争，在骑马、射箭、摔跤中也很容易跌伤，骨折、脱臼、脑震荡等为常见疾病。因此，他们积累了丰富的正骨及治伤经验，并对于各种兵器（如刀剑）创伤也总结出不少医疗方法，在《蒙古秘史》中就有这方面的记载。

2. 蒙古族饮食疗法也属于蒙医的传统疗法之一

蒙古族人民中流传着这样一句民间谚语："病之始，始于食不消；药之源，源于百煎水。"诸如奶食、肉食、骨汤之类，只要食用适当，都可以起到滋补、强身、防病、治病的作用。这是古代蒙古人从长期的生活实践中总结出来的饮食疗法的前身，在《蒙古秘史》中也有这方面的记载。元代饮膳太医、蒙古族营养学家忽思慧，用汉文编著了《饮膳正要》一书，其内容丰富，图文并茂，记载了大量蒙古族饮食卫生及饮食疗法以及各种食物、有关验方和营养学方面的内容，此书成为我国最早的营养学专著。

3. 在药物学方面的特色

蒙医药家们创造了适合于高原地区独特的配制法和用药法等。同时还吸收了我国西藏及印度等地区和兄弟民族的药物学理论知识，使自己的药物学理论不断完善和发展。在17—18世纪涌现了很多著名的药物学家、方剂学家和蒙药著作。如蒙古医药学家伊希巴拉珠尔所著的《认药白晶鉴》一书共收录蒙药801种，按药物的来源和属性共分了13大类，是内容比较丰富的蒙药学著作；药物学家罗布桑苏勒和木撰写了《认药学》四部书，即《珠宝、土、石类认药学》《木、汤、滋补类认药学》《草类认药学》《盐、灰、动物类认药学》，主要阐述了药物的形态，为认药、采药和研究药物提供了依据。这一时期还有官布扎布编著的《药方》，是以蒙药验方为主，兼收印度、汉、藏、回等药方的一部书。蒙医药家敏如尔·占布拉却吉丹桑璞仁来所著的《方海》则是一部完整的蒙药方剂学经典。

4. 在蒙医诊断学方面的特色

蒙医诊断学是以《四部医典》为理论依据，以问、望、切三诊为主的诊断学。18世纪罗布桑苏勒和木写的《脉诊概要》和伊希巴拉珠尔写的《甘露之泉》等书中阐述了"切脉、检尿、问诊、凭经验诊察、舍取诊察"五种诊察法。19世纪，蒙医学家罗布桑却配勒编著的《蒙医药选编》是一部以临床各科疾病的诊治为主，包括基础理论、药物、术疗等内容的综合性医著。19 世纪末，蒙医学家伊希丹金旺吉拉编著的《珊瑚验方》一书，以临床各科疾病的诊治为主并吸收了药物炮制法。以上医著，对疾病的诊断，均有专章论述。20 世纪，蒙医学家吉格木德丹金扎木苏编著的《观者之喜》，主要介绍诊断知识，并论述了单味药的性能及临床各科疾病常用的验方等。

二、中国蒙医药各领域发展现况

（一）中国蒙医药的理论体系

蒙医药学蕴含了我国古代朴素唯物主义和辩证法思想中的五元阴阳学说、藏医学和印度医药学等的基本元素和理论，在传统文化及诊治疾病手段方法的基础上创造出具有蒙古民族特点的理论体系。蒙医学理论是以三根七素学说为核心理论，以阴阳五行学说哲学思想为指导的整体观和对六基症的辨证实施。蒙医学认为，三根七素是构成人体形态和维持生理活动的三种能量与七种基本物质，并且也是产生一切疾病的根本因素。所谓人体生命本源、根本的三根是指赫依、希拉、巴达干。七素则为食物之精华、血液、肉、脂肪、骨骼、骨髓、精液，也包括生化这些物质的元素，也是人体三根赖以存在的物质基础。蒙医将病因归纳为赫依、希拉、巴达干、血、黄水、虫六种，由此导致的疾病称为六基症。而疾病的本质分为寒热两种，发病部位归纳为脏腑、黑脉、白脉、五官等。蒙医学是从宏观层面将对立统一且看作有机整体的人体的动态内在联系进行研究，来解释生命运动的基本规律。

（二）中国蒙医药学特点

1. 蒙医药学基本特点

蒙医药学最基本特点，可概括为整体观念和辨证施治两大特点。

（1）整体观念

蒙医药学的理论体系是经过长期的临床实践，在朴素的唯物主义和古代哲学思想的指导下逐步形成的，它来源于实践，指导临床各学科。它的基本特点是整体观念，认为人体是一个整体。

（2）辨证施治

人体是一个矛盾着的统一体，各部分之间在生理上保持着密切的联系。在发病以后局部病变必然会影响到其他部分和整体，而整体变化又必然会对局部发生影响。

2. 蒙医药学科发展特点

蒙医药学科有着自身的特色和优势，同时也不断与现代医学、药学、中医学等相关学科互相影响，相互交叉渗透，共同发展。蒙医药符合北方少数民族地区的自然气候、地理环境特点及少数民族生产、生活习惯和体质特点，在北方少数民族防病治病中发挥了重要作用。然而。长期以来，蒙医药学科在总体上还相当落后，到中华人民共和国成立初期仍处于父传子、师传徒、寺庙办教育的状态。我国创办蒙医学专业50多年来，蒙医药学教育在培养层次上经历了由本科教育提升到研究生教育水平；在师资队伍结构上经历了由老一辈专家创业，中年学者接替，青年科学带头人培养等一系列学科梯队调整；专业方向上经历了由传统文献整理到现代实验研究，辨证论治规律探讨到其机理揭示，病例分析到临床试验研究等不同层次上的定位与领域扩展。[5]

（1）师带徒传承特点

蒙医药学起初是祖传形式或带学徒来传授，蒙医药教育逐步实现了向现代科学教育为主的模式转变。但师带徒教育的基本思想，在现代蒙医药学科发展中一直发挥着重要作用。传承名老蒙医经验继承工作也得到了国家和自治区的重视。[6]

（2）民族文化特点

蒙医药学是蒙古学的重要研究领域，是蒙古族传统文化的重要组成部分，其理论及临床客观上均存在着深刻的蒙古族传统文化烙印，人们又常称之为传统的医药学、文化的医药学、哲学医药学、北方医药学等。蒙医药学指导思想中包含着大量蒙古族传统文化特点，诸如天地相应、寒热、阴阳、五元、五行、三根、七素三秽、六因学说及辨证论治理念等，均是当代自然科学不能完全解释，但却是蒙古族传统文化对人与自然乃至人类自身社会关系综合把握的理论与方法，体现出深刻的蒙古族传统文化的特征。蒙医药学既是医药学，又是蒙古文化的一个子系统。因此，蒙医药学既具有自然科学的特点，也具有蒙古民族文化学的人文社会科学的特点。

（3）基础与临床不可分割特点

蒙医药学的理论体系是围绕临床现象建立的，一切理论都是为了说明生命活动现象与自然、社会活动的内在联系，调整人在自然和社会某种特定环境下的临床失衡状态。蒙医药学是一门实践性很强的学科，并在实践的基础上，通过抽象概括升华到理论，然后运用理论进一步指导医疗实践活动。[7]

（4）蒙医与蒙药不可分割特点

蒙药是在蒙医药理论指导下的独特的用药方式，根据疾病的不同症候，按照组方的方法和原则，选择适宜的数种药物，以适当的比例配合在一起，制成一定剂型后使用。蒙医与蒙药不分家，蒙药的药性理论与蒙医药理论的关系以及临床应用的规律都需在蒙医的指导下进行。蒙医学科未来的发展也应以维护和提倡蒙医与蒙药不可分割的学术特点进行知识创新为重点。[8]

（三）中国蒙医药药物管理制度现况

蒙医药作为我国民族医药的重要组成部分，其在发展过程中受到了国家和各地政府的高度重视，政策助力之下蒙医药及民族医药未来将拥有更好的发展前景。[9]

1. 民族医药发展的扶持政策

为了全面了解民族医药的政策扶持情况，本文对2000—2020年以来民族医药相关政策进行了梳理，具体情况如表14-1所示。

表14-1　民族医药扶持政策情况

年份	文件名称	颁布单位
2007	《国务院办公厅关于印发少数民族事业"十一五"规划的通知》	国务院
2007	《关于切实加强民族医药事业发展的指导意见》	国家中医药管理局等11部门
2009	《国务院关于扶持和促进中医药事业发展的若干意见》	国务院
2016	《国务院关于印发中医药发展战略规划纲要（2016—2030年）的通知》	国务院
2016	《关于促进医药产业健康发展的指导意见》	国务院
2016	《"十三五"促进民族地区和人口较少民族发展规划》	国务院
2016	《中医药发展战略规划纲要（2016—2030年）》	国务院
2017	《中华人民共和国中医药法》	人大常委会
2018	《关于加强新时代少数民族医药工作的若干意见》	国家中医药管理局等13部委局

资料来源：根据各地区政府官网整理。

从表14-1的数据来看，自2007年至今，我国国家层面对于民族医药扶持的相关政策共计9条，自2007年国家开始重视民族医药，逐步出台相关扶持政策，2016年之后，国家对于民族医药扶持政策的制定相对密集。

2. 蒙医药发展的扶持政策

在蒙医药政策扶持方面，内蒙古自治区出台了一系列政策促进蒙医药的全面发展。从2000年开始，出台的政策内容涵盖蒙医药战略、蒙医药规划、蒙医药人才、蒙医药保护及蒙医药贸易等多个方面，具体政策如表14-2所示。

肆 中国民族医药篇

表 14 - 2　蒙医药扶持政策情况

年份	文件名称	颁布单位
2000	《蒙药开发研究"十五"规划纲要》	内蒙古自治区古卫生厅
2002	《内蒙古自治区重点蒙中医专科专病建设实施方案》	内蒙古自治区卫生厅
2005	《关于成立自治区蒙医药标准化建设领导小组的通知》	内蒙古自治区人民政府
2006	《关于进一步扶持蒙医中医事业发展的决定》	内蒙古自治区人民政府
2006	《蒙医药发展战略与创新》	内蒙古自治区人民政府
2007	《内蒙古自治区医疗机构院内蒙药制剂调剂使用暂行办法》	内蒙古自治区卫生厅、食品药品监督管理局
2008	《关于切实加强民族医药事业发展的指导意见的实施意见》	内蒙古自治区卫生厅
2010	《内蒙古自治区蒙医蒙药条例》	内蒙古自治区人大常委
2010	《关于印发内蒙古自治区老蒙医中医专家学术经验继承工作实施方案的通知》	内蒙古自治区卫生厅、人事厅、财政厅
2011	《关于正式解决全区蒙医药中医药人才紧缺的通知》	内蒙古自治区人民政府
2013	《关于扶持和促进蒙医药中医药事业发展的决定》	内蒙古自治区人民政府
2014	《关于促进蒙中医药服务贸易发展的实施意见》	内蒙古自治区商务厅
2014	《关于规范蒙医服务项目价格的通知》	内蒙古自治区发改委、卫生厅
2015	《关于推进蒙中医药县乡村管理试点一体化的通知》	内蒙古自治区卫计委
2015	《关于在卫生计生工作中加快蒙医药事业发展的意见》	内蒙古自治区卫计委
2016	《蒙医药中医药发展战略规划纲要（2016—2030年）》	内蒙古自治区人民政府
2016	《蒙医药中医药健康服务发展规划（2016—2020年）》	内蒙古自治区人民政府
2016	《内蒙古自治区蒙药材蒙医药材保护（2016—2020年）》	内蒙古自治区人民政府
2016	《内蒙古自治区蒙医药中医药事业"十三五"发展规划》	内蒙古自治区蒙中医药管理局
2017	《内蒙古自治区"十三五"深化医药卫生体制改革规划》	内蒙古自治区人民政府
2017	《"健康内蒙古2030"实施方案》	内蒙古自治区人民政府
2017	《内蒙古自治区促进医疗产业健康发展实施方案》	内蒙古自治区人民政府
2017	《关于促进蒙医药养生保健服务发展的实施意见》	内蒙古自治区卫计委
2017	《关于促进蒙医药中医药健康旅游发展的实施意见》	内蒙古自治区卫计委
2018	《内蒙古自治区振兴蒙医药行动计划（2017—2025年）》	内蒙古自治区人民政府
2018	《关于推进基层卫生机构蒙医中医综合服务区（蒙医馆、中医馆）建设的通知》	内蒙古自治区卫计委
2018	《蒙医中医医术确有专长人员医师资格考核注册管理暂行办法》	内蒙古自治区卫计委
2019	《关于深化改革审评审批制度鼓励药品医疗器械创新的实施意见》	内蒙古自治区人民政府
2022	《内蒙古自治区"十四五"中医药（蒙医药）规划》	内蒙古自治区人民政府

资料来源：根据各地区政府官网整理。

肆　中国民族医药篇

三、中国蒙医药发展的关键问题及未来发展路径

（一）中国蒙医药发展的关键问题

1. 蒙医药标准化需加强

提高蒙药的整体技术水平及和核心竞争力，必须解决蒙药有效成分不清晰、质量标准不完善，剂型工艺不够先进的现状[10]。应在蒙医药理论的指导下，针对蒙药特性开展药效物质基础研究。结合中药现代化的成功模式探索蒙药现代化的共性技术，开展网络药理学预测作用靶点及通路，并通过药效实验进行验证，结合使用分子对接技术筛选活性成分有目标地进行提取分离；通过体内外特征图谱和谱—效关系进一步筛选药效组分建立基于质量标志物的全程质量控制体系等研究，加快完成蒙医药标准化建设[11]。

2. 蒙医药产业化需推进

蒙医药产业小、散、弱，规模化、长期存在标准化、现代化水平不高等问题，蒙药繁种育苗、药材种植、饮片加工、提取物、成药制造、延伸产品等环节全链协同不足。蒙医药产业信息化发展水平较低，产业数据信息和统计体系方法还不够健全。蒙医药科学研究体系在中医药体系中的独特性、系统性体现还不够突出。蒙中西医结合治疗方面还缺乏有说服力、重大影响力的成果。蒙药材种植栽培涉及农业农村局、食药监局、卫健委等多个部门，其间政策协同机制、政策合力和持续性有待加强。蒙药产业发展基础与其他支柱产业相比体量较小，所获得国家及自治区政策和资金支持的机会较少，不利于持续稳定支持蒙医药产业发展和产业集群建设发展。

在蒙药生产方面，蒙医药现代化初级与精深加工技术不足、蒙中药材加工企业建设缓慢，企业体量小、品牌少、市场开拓能力有限，工业基础较薄弱。蒙医药产业与传统中医药和其他民族医药产业相比，无论是在影响力还是产业规模上差距都非常大。针对蒙医药特色、符合国家相关中医药法律法规的标准、规程以及方案等尚未明确，蒙中医药要实现加速全国辐射和国际化发展，必须通过建立符合蒙医药药理学、诊疗等蒙中医药医疗自身特色的标准体系，从而支撑规模化、产业化、品牌化和国际化发展。蒙医药产业与通辽丰富的旅游资源和厚重的蒙古族文化资源结合还不够紧密，没有起到相辅相成、互相促进的放大效益。

（二）中国蒙医药的发展路径

蒙医药学历史悠久，源远流长。蒙医药学以独特的理论体系，独到的临床疗效为中华民族的繁衍昌盛做出了应有的贡献。但是，随着科学技术的进步和现代医学的冲击，蒙医药学正在面临着前所未有的挑战。蒙医药学怎样才能在新世纪的科技浪潮中逐步成长，如何面对现代化，面对未来呢？这是我们蒙医界一项迫切的、艰巨的任务。下面就蒙医学如何进行开发研究作一些初步的探讨。

1. 促进蒙医药中医药高质量发展

开展服务能力提升和人才队伍建设行动，进一步加强服务体系建设，改善群众就医环境，填平补齐医疗设备。加强名、老蒙医药专家学术经验继承、住院医师规范化培训等人才培养工作，强化重点学科专科、蒙医馆中医馆、制剂室等的建设，保持和增强蒙医药中医药特色优势。尤其，蒙医骨科应不断保持并提升其特色优势，在蒙医骨科方面加快标准化建设。根据《中医药（民族医药）标准化发展规划（2010—2020年）》的部署，在"十二五"期间，根据蒙医骨科学医疗、教学、科研和管理的实际需要，以名词术语类基础标准、医疗服务质量与安全类技术标准和行业准入类管理标准为主，研究制定4项国家标准和行业标准（国家标准2项、行业标准2项），初步建立蒙医骨科标准基本体系。同时建立健全蒙医骨科标准管理体制和运行机制，纳入法制化和规范化的轨道，构建以标准实施监督和标准保障服务为主体的蒙医骨科标准推行体系，进行四大体系建设，即构建蒙医骨科基础标准体系、充实完善蒙医骨科技术标准体系、建立健全蒙医骨科管理标准体系以及鼓励和推动蒙医骨科工作标准体系建设

2. 培育蒙医药中医药发展新动力

蒙药的快速发展，必须依托蒙药的产业化建设。首先，搭建校企合作平台，争取政府经费和政策支持，加大科研投入，加大蒙医药科研成果转化力度。其次，采用计算机辅助药物设计、天然产物仿生药物结构改造与合成为一体的创新蒙药开发方式，加强蒙药明星产品开发。最后，以患者为导向从蒙药产业链源头做起，实现全链条质量管控，促进蒙药产业化发展。

3. 融入现代人文科学的成就

蒙医药学在产生和发展的过程中，除受当时自然科学的影响外，人文科学更是起主导作用。蒙医药学基本理论无不留有当时人文科学的痕迹，阴阳、五元、五行、三根、七素三秽、脏腑理论等都受当时哲学、伦理学、军事、艺术等人文科学的重大影响。因此，蒙医药学既是医学，又是蒙古文化的一个子系统。蒙医药学的

这一特征使它在医治具有社会属性的人的过程中有很大优势。但是，蒙医药学发展至今，却未及时吸收当代人文科学的最新成就，正逐渐丧失这一优势。

4. 改进蒙医方剂及疗术器械

学科的方法论对该学科发展起主导作用，而该学科的模式必须体现其所用的方法论。蒙医药和西医不同的方法论正是两者不同发展过程的根本原因。启动蒙医药科学研究创新行动，加快推进蒙医药中医药传承创新工程项目建设，加强临床研究基地建设和重大疑难疾病蒙医药攻关，支持蒙药新药研发，开展蒙药材、中药材普查，加快蒙医药标准化工作步伐。蒙药和疗术器械是蒙医治病的主要工具，是实现医疗目的的最重要手段，亦是蒙医与患者联系的桥梁。因此，蒙药和疗术器械的革新和发展是关系蒙医临床发展的根本问题，甚至可以说是关系蒙医生死存亡的问题。目前蒙药和疗术器械的质和量的标准难以控制，导致使用相对不方便，疗效相对缓慢等。为了取得更好疗效，为了扩大蒙医药的竞争优势，必须对蒙药方剂及疗术器械进行改进。

蒙医学以独特的理论体系，独到的临床疗效为蒙古民族繁衍生息、发展壮大做出了应有贡献。同时，蒙医药以安全、质优、有效、价廉等特点深受广大群众的信赖。相信在党和国家的正确领导下蒙医药学的明天更为辉煌！

参考文献

[1] 董竞成. 中国传统医学基本结构 [C] // 2011 年多种传统医学与现代医学诊治若干常见疾病异同性比较专题研讨会. 中国中西医结合学会，2011.

[2] 陶克涛. 蒙古族发展史概述 [M]. 呼和浩特：内蒙古人民出版社，1957：37.

[3] 樊志强，马红杰. 古代蒙医学发展的历史进程及与中医学的交流 [J]. 内蒙古医科大学学报，2009（S1）：147 – 149.

[4] 朱小玲. 蒙药的发展历史与研究进展 [J]. 中华中医药杂志，2021，36（2）：4.

[5] 满达呼. 草原文化与蒙医预防医学 [J]. 中国民族医药杂志，2017，23（1）：2.

[6] 策力木格，松林，刘梦娇，等. 蒙医药特色与发展思路 [J]. 中国中医药图书情报杂志，2016，40（6）：4 – 9.

[7] 孟根斯立木，梁洁，金蓉，等. 蒙医药治疗肝病的研究进展 [J]. 中国民族医药杂志，2018，24（8）：60 – 63.

[8] 刘同洲. 蒙医药著述出版研究 [D]. 合肥：安徽大学，2018.

[9] 段莉敏，范艳存，杜惠峰，等. 内蒙古自治区 70 年卫生事业发展历程和成就 [J]. 中国卫生经济，2019，38（9）：7.

［10］朱翔慧，伊乐泰，李旻辉. 蒙古族医药标准化的现状解析与战略思考［J］. 中国中药杂志，2018，43（16）：3412 - 3416.

［11］巴虎山，王青春. 标准化及其对蒙医骨科学发展带来的契机［J］. 中国民族医药杂志，2014，20（9）：3.

肆　中国民族医药篇

HB. 15 中国藏医药发展报告

任广喜[①]

摘　要： 本报告应用文献检索的方法对国内主要数据库中的藏医药文献进行了梳理分析，并对西藏藏医药大学及其他藏医药研究机构的专家进行了走访，充分了解了藏医药在萌芽及初步发展时期、快速发展时期、补充和完善时期及发展新时期不同阶段发展的特色及背景，分析了当今藏医药在发展中所面临的人才与资源匮乏、服务体系仍不完善等问题，总结出藏族及其周边民族日益增长的健康保健需求与藏医药发展相对缓慢之间的矛盾是目前藏医药发展的主要问题。同时结合其他传统医药和现代社会与自然科学发展的经验给出了解决方式，主要集中在藏医药人才培养、强化基础、资源可持续及服务体系和知识产权保护方面。总体希望通过本报告的总结，给世人呈现较为清晰的藏医药发展历程，以及藏医药发展方向和动力。

关键词： 藏族；藏医药；发展；资源；文化；人才培养

　　青藏高原（Qinghai Tibet Plateau），为亚洲内陆高原，是世界海拔最高的高原，被称为"世界屋脊""第三极"。总面积约250万平方千米，包括中国西藏全部和新疆、青海、甘肃、四川、云南的部分，以及不丹、尼泊尔、印度、巴基斯坦、阿富汗伊斯兰共和国、塔吉克斯坦、吉尔吉斯斯坦等地的部分或全部[1-2]。这种特殊的生态环境和地理环境为藏医药的形成和发展提供了基础和条件。青藏高原上世代繁衍的人们在寻找食物以及与高寒、低氧的恶劣自然条件和各种疾病进行斗争的过程中，逐渐寻找到了缓解疾病、解除病痛的植物、动物、矿物等，积累了利用各种药物以及方法治疗各种疾病和延年益寿的经验，并且借助其地理优势吸收和融合了中医、阿拉伯及古印度医学等传统医学的精华，在历代医家的不断探索和总结下，逐步形成了符合雪域高原人民生活规律的、较为完备的以丰富的实践经验及独特的诊

---

　　① 任广喜，医学博士，北京中医药大学中药学院，讲师。

疗技术为特征的藏医药学理论体系，是迄今世界传统医学体系中原始形态保存最完整的医学之一[3]。

一、藏医药的形成和发展

藏医药从逐步形成发展到今天已有3800多年的历史，是藏民族与大自然和平共处的过程中，治疗疾病与增强体质的医药文化的积累和藏民族人民智慧的结晶。藏族人民通过不断的实践和总结，并吸纳周边其他传统医学的宝贵精华，逐渐形成了一门包括人体生理、病理、诊断、治疗以及方剂等各个方面的传统医学。藏医药以独特的理论体系和特殊的治疗方法，为藏族人民的繁衍及西藏社会发展和进步做出了重要的贡献。在藏医药逐步形成和发展的过程，各个时期的藏族人民及藏医药专家，根据不同时期、不同地域、不同气候环境的特点，总结出许多具有地方特色的配方，并广泛应用于各种疾病的治疗。总体来讲，整个藏医药的发展过程可以分为以下几个阶段，并在每个阶段具有其各自特点。

（一）萌芽及初步发展时期

藏医药的起源和当时的苯教有着密切的关系，公元前18—前17世纪，苯教是当时比较重要的原始宗教。"苯教"其创立了"五源理论"即水、火、土、风、空。这个时期，苯教的巫师有很高的地位和威望，他们为藏族人民卜卦祈福，为生病的人祈求神药，息灾送病，这种巫术与医术混合发展的情况，表明当时医术已经萌芽[5]。另外，在昌都卡若遗址发掘出土了"6枚骨凿子"，经过藏医学专家结合藏医理论及实践分析，这"6枚骨凿子"是新石器时代生活在卡若文化遗址中的人们"为患者伤口取脓，或为患者放血治病的医疗工具。"[6]

进入吐蕃王系时期（指公元6世纪后半叶以前的时期），这个时期吐蕃王系的两位君王聂赤赞普和拉托托日年赞为藏医药的形成和发展发挥了主要作用。在聂赤赞普在位时期"用药物来治疗毒物"的说法开始出现，可见此时藏族人民已经初步掌握了用药物来对毒物毒性产生的病症进行治疗的医药知识；拉托托日年赞时期（公元254—374年），通过加强与周边国家、地区的交流（其中医药方面的交流是主要方面），并注重医药实践，使藏医药学得到了较快发展。但在吐蕃王系时期，藏医药的发展主要涉及较为初步的药事活动及较为初步的保健性医疗，其水平还有待提高。另外，在吐蕃王系时期除了一些较为初步的医疗活动外，也出现了一些较为著名的医学著作，如杰普赤西著成的《治疗·白色万药论》和《治毒坚固聚》；

贡曼曲德勒所著的《昌迪丹书》；藏医学史上记载的最早的藏医学家董格托觉坚总结的"医疗生活五纲"，即诊病切脉纲、生活饮食纲、内治药物纲、外治针灸纲、创伤外敷纲；董格托觉编纂了《诊病切脉纲》等五部医典[5]，这些医学著作表明，当时不光有了初步的医疗活动，也有了初步的医学理论。

（二）快速发展时期

这段时间主要为公元6—9世纪，在这段时间内藏医药与周边地区进行广泛的医药学知识交流，汲取各地医学之精华，特别是中医药和印度医药的精华，形成了多部藏医药的经典著作，奠定了藏医药的理论基础，标志着藏医药学已经成为一个成熟的理论体系。

其中松赞干布时期和唐朝联系频繁，并且在此期间文成公主入藏（公元640年），不光将内地的医学理论著作带到了西藏，而且还带来了药方、医疗器械和诊疗方法。由当时的吐蕃译师达玛郭卡和汉医马哈德瓦和尚将文成公主带来的中医药学书籍与当地的象雄医学结合起来，编译成《医学大全》（又称《医学大典》）。另外，松赞干布时期编著而成的《敏吉村卡》（译名《无畏的武器》）是由松赞干布请来汉族人韩王杭德、大食人嘎林诺和印度人巴热达札3位名医共同编著而成，是具有民族和地方特色的藏医药学雏形。该书着重介绍了中医学、印度医学和西方古代医学3种医学体系的精华。其核心内容为隆、赤巴、培根，与中医的气、血、津液相匹配。三大因素是人类生命活动的基础，三者之间相互协调、相互制约，完成各项生命活动。当某一种因素发生变化时，三者之间相互协调的关系将被破坏，从而导致机体产生疾病。因此在对疾病治疗时需要对三者进行调整，使其恢复相互协调、相互制约的状态，从而使身体达到健康的状态。三因理论经过千百年的发展，其内涵广泛而丰富，是藏医学的理论核心之一[4]。赞普赤德祖赞时期金成公主入藏时（公元710年）又带入了中医医师和中医药书籍，在这个时期，由汉医马哈亚娜和尚和大译师毗如赞纳及其他学者协同编著了著名的藏医药学著作《月王药诊》，该著作在系统总结藏医药实践经验的基础上，同时也吸收了中医学和吠陀医学以及其他邻国的医学精华，奠定了藏医药学的理论基础。这个时期最重要的理论著作成书于8世纪下半叶，当时杰出藏医药学泰斗宇妥宁玛·云丹贡布（人称老宇妥）拜内地著名中医和邻国名医为师，汲取众家医学精髓（包括《医学大典》《月王药诊》《无畏的武器》《紫色王室保健经函》《黄色保健经函》等医学名著），并广泛搜集和研究藏民族地区民间医学，总结藏民族地区民间医学经验，编纂了不朽的藏医药学名著《四部医典》，形成了当时完备的藏医药学理论和实践体系，在国内外传统医学领域影响极大，在今天仍然为学习藏医药学的必修课本。《四部医典》的著成标志着藏医药学体系已经发展到成熟阶段。宇妥宁玛·云丹贡布也因此被后人尊称为藏医药的"医圣"[7,8]。

(三) 补充和完善时期

《四部医典》作为藏医药的经典著作，系统而全面地总结了藏医药学的经验和当时的实践，而后人根据不同时期的特点，又对《四部医典》进行了补充和完善。这个时期，主要为公元13—20世纪初，创建藏传佛教噶举派的塔布拉杰和萨迦派四祖贡噶坚赞，都是当时著名的藏医药学家。

13世纪后，当时著名藏医药师宇妥萨玛·云丹贡布（被称为新宇妥或小宇妥）在学习前人的宝贵经验的基础上，根据西藏地区的地理和气候特点，对《四部医典》在内容上进行了补充，使《四部医典》的内容更加完善。14世纪中叶，藏医药思想较为活跃，并逐渐形成了南北两大学派。名医强巴·朗杰扎桑首先创建了藏医药北方学派。北方学派擅长温热药物的使用，并且所组方剂药味较多，在治疗方式上精于艾灸、放血等操作技术，且擅长风湿类疾病的治疗。继北方学派形成之后名医苏卡·娘尼多吉创建了藏医药的南方学派。南方学派擅长使用清热类药剂，所组方剂中药味较少，在技术上精于药物的鉴别、应用，以及温热类疾病的诊疗，并且编著了著名的藏医药著作《千万舍利》。南北两大派别竞相争鸣，进一步对《四部医典》的内容进行了丰富，对藏医药学理论体系的发展起到了促进作用。

17世纪50年代，五世达赖喇嘛·阿旺洛桑嘉措对藏医药事业非常重视，并创办了藏医教育机构，比较著名的有布达拉宫拉旺角、日喀则索日常松堆白林、桑普尼玛塘、哲蚌寺索日卓翻林等藏医学校。同时代的桑杰嘉措第司将各派名医召集起来，对《四部医典》进行了集体校注，并于1688年编纂了《四部医典》的通俗版注释《蓝琉璃》。《蓝琉璃》成为自此以后《四部医典》的标准注释版本。同时桑杰嘉措还召集领地内的著名画家绘制了一套包含60幅《四部医典》图画的彩色教学挂图[9]。并在此基础上经多次补充完善，至18世纪增至80幅。《四部医典》彩色教学挂图的完善对藏医学的传播产生了深远的影响。在这个时期，著名的藏医药学家帝玛·且增平措撰写了藏药本草学巨著《晶珠本草》，其收载的药物数量多达2294种，在历代藏医药著作中达到顶峰，而且考证全面，订正确切，内容丰富，已经被列入我国经典本草著作。1916年，"拉萨门孜康"即"拉萨医学历算院"成立。"门孜康"是一所培养藏医药人才和天文历法人才的藏医药教育机构，同时又是推算藏历、诊治疾病的综合性机构。当时的历算、藏医药大师钦绕诺布担任首任院长，他广招学员，传播藏医药理论与实践经验，同时还创立了当时比较先进的藏医理论的树枝形象教学法，撰写了《药草标本集要·奇妙金穗》《根本续植株·医学海藏》《药物配方甘露宝瓶》《后续总义·打开经典之匙》《接生法·利众月宝之鉴》《放血疗法总义·童子语饰》《后续切脉查尿补注》等多部藏医药著作[7]。

（四）发展新时期

自 1951 年西藏和平解放，藏族人民中国共产党在民主改革以及各项建设上都取得了耀眼的成就。同时藏医药学取得了巨大进步，发生了根本性变化。

1959 年 9 月，经西藏自治区筹委会决定将药王山利众医学院与"门孜康"合并建成拉萨市藏医院，院长为钦绕诺布大师，副院长为钦绕诺布大师的高徒强巴赤列，并对其下设科室进行了调整，将原有的综合门诊改编为内科门诊、外科门诊、妇儿科门诊、针灸科门诊及配药室等，使其由主要的藏医药人才培养机构发展为以教学、医疗并重的机构。建成的藏医各个门诊部设 32 张病床，成为藏医历史上的第一所分科门诊和第一个住院病房。1978 年医院重新新建门诊大楼，在扩大业务范围的基础上对就医条件进行了改善。同时开展了采药制药业务。最为重要的改进是根据藏族人民的游牧生活的特点，在农牧区系统组织巡诊。这极大方便了牧区藏族人民的就医，增加了藏族人民的健康保障[7]。

党的第十一届三中全会及改革开放以后藏医药事业迎来了前所未有的发展机遇。1980 年 9 月 1 日，原拉萨藏医院更名为西藏自治区藏医院。从此以后，西藏自治区藏医院成为藏医药学医疗、科研、制药及教学中心。在这个时期，西藏下属地区陆续成立地区藏医院，并在各县成立藏医科。被列入西藏自治区重点建设项目的西藏自治区藏医院住院部在 1985 年 8 月竣工，当时拥有病床 150 张。1996 年再次扩建后床位达到 250 张。

在藏医药人才培养方面，1989 年 9 月经西藏自治区人民政府批准创建了西藏大学藏医学院，并在 1993 年 2 月，西藏大学藏医学院独立设置为药王山藏医学院；2001 年，更名为西藏藏医学院；2018 年 12 月，更名为西藏藏医药大学。西藏藏医药大学开设了藏医药博士、硕士、本科、大专、中专和成人大专等层次的学历班，并同北京中医药大学、中央民族大学等建立合作关系，共同对藏医药人才进行培养。另外，藏药研究也取得了巨大进步，共申请藏医药加工炮制工艺专利多项，其中仁青芒觉胶囊获得了国家保密证书。截至目前，载于《中国药典》、部颁《药品标准》（藏药分册）、局颁《国家药品标准》的藏药成药剂型有丸剂、散剂、膏贴剂、颗粒剂、胶囊剂、口服液等，共计 300 多个品种，并在全国各大中城市的多家临床医院进行了应用[10]。西藏自治区藏医药事业的发展也为其他省区藏区医药事业的发展提供了契机和宝贵经验，使藏医药事业如雨后春笋般在青藏高原开花结果，为藏族人民及其他各族人民的健康事业做出了重要贡献。

习近平总书记在会见世界卫生组织前总干事陈冯富珍时提出，中医药是中华文化伟大复兴先行者。在新时代，民族医学的兴起和发展对民族医学人才的发展提出了更高的要求。作为世界传统医学中具有魅力的藏医药学，也得到了前所未有的发展和关注[10]。

二、藏医药发展存在的问题分析

近年来，藏医药事业同其他社会各项事业均在稳步推进。藏医药系统在藏区的医疗保健、基本医疗卫生保障网络构建及人才培养等方面发挥了重要作用。但是，在此期间人民群众对医疗服务的需求也是日益增长的，而且在民族地区由于牧民群众长期形成的用药习惯改变较慢，藏医药事业发展与群众的需求还不相适应。因此，藏医药发展过程中存在的问题主要围绕在藏族及其他各族人民对健康保健快速增长的需求与藏医药事业发展较慢之间的矛盾方面，主要表现在以下几个方面。

（一）藏医药高等人才相对缺乏

藏族及其他各族人民对健康保健快速增长的需求对藏医药人才提出了新的要求。虽然目前藏医药教育事业有了很大发展，但藏医药专业人才依然匮乏，数量不足、质量不高、结构失衡、人才断层的现象没有得到有效解决，现有人员普遍存在综合素质不高、服务能力低下的问题。而且从藏医药人才的分布情况看，从事藏医药工作的人才多数来源于藏区。而由于藏区的系统教育起步晚、水平发展相对缓慢，藏医药的受众面相对较小，其他民族转到藏医药行业的人才较少，所以导致专门从事藏医药产业的人员较少，理论与实践兼备者更少。另外，在从事藏医药行业的人员中，有些从业人员并无较为完备的知识体系，不具备现代医学及科学知识体系，无法实现学科交叉。而在内地开设的藏医药专业虽然在向汉族或其他民族学生招生，但因语言文字障碍和生活习惯的差异，并不能很顺利地领会到藏医药理论精髓，仅仅掌握藏医药表面的知识，导致内地藏医药优秀人才培养存在困难。从而阻碍了藏医药学的现代化发展。

（二）藏药资源越来越匮乏

藏药资源多数分布于海拔较高、温差较大、日光照射强的高原地区，这种较为严苛的地理环境造成该地区生产的药用资源优于其他同类别的药材，但也造成了多数藏药资源生长缓慢，成药时间长等问题。近年来，随着藏医药事业的发展，藏医药在某些疾病方面的特殊诊疗效果被越来越多的人接受，增加了对藏药资源的需求。同时，藏药企业的产业化和规模化逐渐形成，对藏药资源进行了较为集中的采集和收购，使藏药资源越来越匮乏。虽然部分藏药资源开始进行人工栽培或者驯养，但由于繁殖等关键技术的克服尚存在一定难度，使其能够满足藏族及其他各族人民的健康需求还存在一定距离。另外，藏药资源在应用时，特别在植物药方面，多数存在同属甚至同科植物被作为同一种药材进行应用的情况，但这些植物均存在一定程度的差异，随着藏药现代化的发展越来越精细，这种差异表现得越来越明显，对其治疗效果也产生了影响，甚至会引起副作用。

（三）藏医药体系仍然有待完善

藏医药作为世界著名的传统医学体系，其形成和在不同阶段发展的主要出发点是满足当前时代的相应人群的健康保健需求。时至当今，藏医药学体系已经取得了很多重大成就，对藏族及周边民族的生存和繁衍起到了至关重要的作用。但自改革开放以来，藏族地区生活水平日益提高，使藏族及其他民族对健康保健的要求越来越高。但是由于资金和从业人员的缺失，藏医药医疗系统所具备的健康保健优势并不能在藏族地区乡镇一级的医疗机构得到体现。而村一级的医疗系统，由于藏族地区特殊的生活方式和地理气候条件，现代藏医药体系发挥特色的难度将更大。

另外，藏医药作为藏族文化精髓的体现，同时也是藏族文化现代化的经济载体，具有较高的附加值。并且由于藏文化及其藏医药被其他各族人民所接受，以及知识产权管理相对滞后，造成藏医药体系相关产业的商标侵权、假冒伪劣等现象时有发生，致使拥有相应知识产权的企业的利益得不到法律的保护，阻碍了藏医药产业的长远发展，进而阻碍了藏医药事业的发展。

三、藏医药发展的思路分析

（一）实施藏医药人才培养战略

人才是一个国家，一个地区，一个行业发展的核心。从藏医药发展的过程中也可以看出，其每一个突出成就的取得都是在社会经济相对发达的时代，一批贤明达士在总结前人经验，利用当代先进技艺文化将藏医药推向一个又一个发展高潮。

目前，应该在制定藏医药长期发展规划的指引下，实施积极的培养人才战略。在人才培养战略中，一方面应培养藏医药理论和实践的传承人、藏医药教授及博士、硕士等高层次人才，以完成藏医药理论和实践的传承、创新和机制原理的解析。另一方面，应该在藏区推行藏医药职业教育，开办藏医药职业院校培养基层藏医药服务人才，使广大牧区藏族人民享受到经济和藏医药发展带来的成果。同时，在培养专业人才的同时，应加强其管理和经营能力的培养，在藏区各大专院校应择优选送至现代企业或内地高校进修学习包括藏医药专业知识、管理和经营知识在内的各项知识体系，逐步培养一定数量的既懂藏医药专业又懂管理经营的复合型人才，从而促进藏医药产业的发展。人才培养方式，除了通过将专业人士送到更高一级的藏医药院校、内地高校或企业进行进修外，还可以借助目前互联网发展带来的机遇，以讲座等形式丰富继续教育的内容，满足在岗藏医药从业者对继续进步的要求和藏族人民对于健康保健的要求。同时藏区各个组织机构应最大化采用援藏人才带来的机遇和理念，为促进藏医药发展提供动力。

（二）强化藏医药学基础研究

藏医药体系在几千年的发展过程中，为藏民族及周边各族人民的生命健康和繁衍生息做出了不可磨灭的贡献。发展至今，在世界哲学和自然科学均达到了高速的发展时期，为包括藏医药学等传统医学提供了新的发展条件。

藏医药体系的整体观和二元论以及和中医药体系相通的辨证论治的诊疗模式和藏药所具有的疗效确切、无耐药性等方面的优势，已经在世界范围内引起了不断升温的藏医药热。因此，应该不断建立和完善藏医药科研平台，在继承藏医药先进理论的基础上，引进并吸收先进的科学技术，特别是分子生物学技术，其在细胞的微观分子结构、生命物质的基础上，又因为组学的不断发展来反映人体的整体水平的功能规律，从而可以为研究藏医药系统阐明藏医和藏药两者之间的内在关系，使藏医药在客观化、定量化上与综合演绎的方法联系在一起，并能够填补藏医药在微观还原分析部分的空白，将抽象的藏医药思维建立在具体深刻的实验科学研究的基础上，从而推动藏医药理论和实践体系的再发展[11]。

另外，分子生物学中的分子条形码鉴定技术在解决藏药材品种整理方面具有巨大优势，因此将分子生物学的知识和技术体系引入藏医药中，也会给藏医药的发展注入新的活力。

（三）实行藏药资源的可持续发展战略

青藏高原药用资源丰富，为藏区人民提供了丰富的药物资源，但藏医药的发展对资源的需求量持续增大，如依然按照原有的方式对其药用资源进行仅开采不抚育的方式，藏医药无药可用不是危言耸听。

因此，各级藏药材收购部门应对当地农牧民进行相应的培训，使其了解藏药材的生长发育规律和采挖技巧，并在解决野生驯化和栽培技术难题的基础上引导鼓励农牧民采用生态种植的方式栽培藏药材，从而保证藏药资源的持续供应。另外，引导藏药企业建立专门藏药材生产基地，并借助先进种养殖技术建立现代化的生产工厂，从而为藏药企业生产提供充足、优质的藏药原料，比如现代化的冬虫夏草驯养工厂为以冬虫夏草为原料的医药企业提供了有保障的原药材，实现了藏医药产业的可持续发展。同时在国家重大科技专项支持方面，应在藏药特需药材的野生变家种技术体系研发、标本库建设、种子基因库建设以及替代资源的开发等方向予以重点支持，在藏药资源的源头上加强管理，解决好藏医药产业发展中对原材料的需求问题，从而确保藏医药体系和产业的可持续发展[12]。

（四）推进藏药发展的现代化发展

要想使藏医药学造福藏族及其他世界各族人民，真正走向世界，就必须充分借助现代科学技术的发展成就，逐步完成自身的现代化，从而在藏族人民生活的牧区、城市及其他地区适应节奏快、标准高的现代生活的需要。

因此，需要加强藏药的现代药剂建设的投入力度，根据技术发展情况和社会发展要求提升藏医制剂设施，在藏药生产工艺流程和剂型方面进行改造提升，提高藏药制剂生产的科技含量，保证人民群众用药的安全性和有效性。具体可以通过对藏药制剂企业进行整合和资源重组，建立现代化的藏药制剂研发中心，推进藏药制剂生产的规范化、标准化和科学化，同时建立以藏医院或藏医特色科室为中心，进行辐射状发展。

（五）完善藏医药的服务体系和知识保护体系

藏医药是藏区发展起来的医学体系，是藏族人民在特殊的自然环境条件下生存和繁衍需求的一种表现，因此藏医药最应该做好的首要事情是为青藏高原地区人民的健康服务。

通过资金、项目、科研、管理、人才等方面的有力支持，加快推进藏中药事业发展。在城镇职工基本医疗保险、城镇居民基本医疗保险、新型农村合作医疗等医疗保障制度中，将符合政策规定的藏医药服务技术、项目、院内制剂等纳入报销范围，在价格制定、临床应用、医保报销比例等方面给予政策倾斜和支持，研究制定扶持藏医药医院开展院内制剂的优惠政策。采取灵活多样的方式和管理模式，引进民间资本，享受同等待遇，促进藏医药事业的发展。因此，在青藏高原地区加强藏医药对藏族及其他民族人民的整体服务能力建设是藏医药事业发展的根本。要想做好服务体系的完善，需要从人力、财力和物力上加大藏医药服务体系的投入，改善县以下行政级别藏医药服务机构的服务条件，主要包括基础设施建设和诊疗设备改进。并通过政策引导、鼓励藏医药人才强化基层服务意识，使藏医药人才能够在接受系统教育培训的基础上了解青藏高原地区各民族的生活和生产方式，加深对藏医药诊疗理论和实践经验的理解，从而树立对藏医药特色体系的信心。另外，加大对藏医药服务系统应用软件开发和普及的投入，建立藏医药服务平台和服务系统实现信息化，在一定程度上使青藏高原不同地区的藏族人民和其他各族人民能够实现资源共享。

另外，藏医药学作为我国和藏区重要的传统医药资源，在民生与经济发展的当今世界，其产业资源优势更加明显，加之其千年积淀的情感依赖和文化精神，对其实施知识产权保护更具有深远意义。虽然目前国内现行知识产权法律保护制度在完全保护民族传统文化知识方面存在一定程度的不足，但可以在目前知识产权法律制度基础上构架特殊的知识和文化形态保护制度，从而对藏医药文化知识产权的保护进行有效规制。同时，可以借鉴包括秘鲁和印度等国家在对其传统医药文化保护方面的经验进行特殊立法，来保护包括藏医药在内的传统医药文化[13]。

四、藏医药未来前景分析

藏医药在藏族及青藏高原周边民族的广大群众中深受认可和欢迎，同时其经典著作还被翻译成多国文字，在世界范围内流通。因其确切的疗效、低廉的价格等，藏医药的受众逐年增多，藏医药相关行业的工作者坚持以人为本、服务惠民的基本原则，在党的政策支持下，对藏医药体系继承好、发展好，以满足人民群众的健康和保健需求为目标，抓住藏医药发展为了人民、藏医药成果惠及人民的医学本质，使人民群众能够充分享有安全、有效、廉价、方便的藏医药服务。

参考文献

[1] 贾文毓，李引. 中国地名辞源 [M]. 北京：华夏出版社，2005.
[2] 张镱锂，李炳元，郑度. 论青藏高原范围与面积 [J]. 地理研究，2002，21（1）：1-8.
[3] 王亚峰，吴世政. 藏医药学与现代医学融合发展新思维之浅见 [J]. 高原医学杂志，2016，26（2）：60-61.

［4］李淦昌．藏医药保健价值与三因学说探析［J］．亚太传统医药，2015，11（14）：28－30.

［5］吉木色，甘秋兰，黎千榕，等．藏医药学发展历程和民族特色及未来展望［J］．亚太传统医药，2019，15（7）：50－52.

［6］格桑陈来．藏族医学史（藏文）［M］．北京：中国藏学出版社，1997.

［7］占堆，多吉次仁，梅之南．藏医药学发展简史［J］．医药导报，2019，38（4）：456－460.

［8］中国社会科学院边疆考古研究中心．前吐蕃与吐蕃时代［M］．北京：文物出版社，2013.

［9］强巴赤列．中国的藏医［M］．北京：科学出版社，2013.

［10］索朗加布．藏医药发展的思考［J］．中医药管理杂志，2017，25（8）：130－132.

［11］索南东主．藏医药现代化的思考与探索［J］．中国民族医药杂志，2017，7（7）：9－11.

［12］毛萌，任小巧，卢乃杰，等．西藏藏药产业发展现状及发展战略［J］．中国中医药信息杂志，2015，22（11）：6－9.

［13］魏莉．西藏自治区藏医药相关知识产权法律保护研究［J］．法治社会，2018，11（22）：31－36.

HB.16 中国维医药发展报告

毛克臣①　王宏蕾②　阿尔甫·买买提尼亚孜③

摘　要：本文主要概述维吾尔医药的历史、教育与科研、医疗水平，以及维吾尔药学的历史及发展情况。通过检索论文，查阅书籍、地方志、年鉴，查询国家政策法规等方法，以历史发展为轴，围绕维吾尔医药发展历史、教学方式、院校招生、科研方向、基金支持情况、医疗机构概况、特色诊疗技术、名老维医药专家、维吾尔药论著、成药产业化等方面进行阐述。在此基础上，剖析了目前维吾尔医药存在的问题，提出了促进维吾尔医药进一步发展的思考和建议。维吾尔医药是中国传统医学的重要组成部分，具有丰富的实践经验和独特的理论内容，值得进行深入挖掘和传承，为促进世界各族人民的健康做出更大的贡献。

关键词：维吾尔医药；历史；传承；发展

维吾尔医药学是千年来维吾尔族人民与疾病作斗争的智慧结晶，经千年来历代维医名家的艰苦努力，创立并发展为具有浓郁民族气息的医学体系[1]。维吾尔医药学是在中国新疆维吾尔民族丰富的文化及传统医学的基础上，吸收东西方医学精华，长期与疾病不断做斗争而逐步形成的民族医学，是中国传统医学的重要组成部分[2]。

新疆古称西域，位于中国西北边陲，地处亚欧大陆腹地，在历史上是古丝绸之路的重要通道，现在是"第二亚欧大陆桥"的必经之地，作为东西方联系的纽带，受到东西方医学的影响，维吾尔人曾使用过回鹘文、察合台、阿拉伯、波斯等多种

①　毛克臣，首都医科大学附属北京中医医院主任药师，北京市第四批、第五批、全国第六批名老中医药专家学术继承工作指导老师，研究方向：医院药学及传统制剂。

②　王宏蕾，临床中药学硕士，首都医科大学附属北京中医医院主管中药师、主治医师，研究方向：临床中药学及传统医药。

③　阿尔甫·买买提尼亚孜，维医医师，新疆维吾尔自治区卫生健康委员会中医民族医药管理处原处长、中国民族医药协会副会长，研究方向：民族医药、维吾尔医药。

肆　中国民族医药篇

语言来书写医学著作[3]。维吾尔族祖先曾被称为塞种、吐火罗、丁零、匈奴、大月氏等，中国古籍历代书写不统一，北魏时期称为"袁纥"；隋朝称为"乌纥""韦纥"；唐朝、五代、宋仍称为"回纥""回鹘""回鹘"；元朝除称为"回纥""回鹘"外，还有"辉和""辉和尔""畏兀""畏兀尔"等[4]。直到1934年，政府正式统一使用"维吾尔"这一称呼。新疆位居大陆中心，属温带极端大陆性气候，地域辽阔，地形复杂，自然环境多样，在古代，农业和畜牧业是其最主要的两种经济形态，维吾尔医药学也深受这两种方式的影响。各个历史时期大量的医籍文献，记录下了维吾尔医药理论和学术发展的轨迹以及诊疗用药的宝贵经验。

一、维吾尔医药的历史

维吾尔医药经过上千年的积累，主要经历了萌芽时期、发展时期、兴盛时期以及新生时期[5]，其吸收东西方医药的精华，形成了比较完整、独特的理论体系[6]。

（一）萌芽时期

公元前西域多为原始的游牧部落，以寻觅水草和狩猎为生，经常受自然灾害的威胁。因此，在与疾病的斗争中，维吾尔族的先人们学会了一些利用自然因素应对简单疾病的方法，比如用黏土、蒜汁、香草涂于肢体驱逐害虫，用盐、温泉浴、涂奶汁、埋热沙等方法解除寒性关节疼痛，用放血减轻沙漠干热性头痛等。

有史书记载，于阗国（今新疆和田）有位著名医药学家哈孜巴义（公元前450—330年），其拥有丰富的临床经验，尤其重视药材，将维吾尔先人公元前4世纪以前的医药学成就与自身经验和调查研究相结合，经过收集整理，80岁时用佉卢文撰写《哈孜巴义药书》，详述包括植物、矿物及动物类等312种药材的别名、生态、性味及功能主治，在当时引起国内外极大的关注。

（二）发展时期

由于西域的民族迁徙及发展、丝绸之路的开辟，西域和内地来往频繁，维医药随之有了高度的发展。《于阗医学文献》发现于古代于阗国早期的祠堂和寺院的遗址上，这些文献形成于4—7世纪，收录了两份保存基本完好的梵语医学文书，现保存在德国等国的图书馆内。其中一本为古代西域龟兹（今新疆库车地区）医药学家耆婆撰写的《耆婆五脏论》，她的儿子（著名佛经翻译家）鸠摩罗什在公元383年将其译成汉文，该书论述五脏功能、五脏劳伤、十月胎象、药名、五常等。在宋·

郑樵《通志·文艺略》、《宋史·文艺志》，南宋·陈自明《妇人大全良方》、朝鲜的《医方类聚》等书中均有引用。

公元 9 世纪前后的医籍多由回鹘文撰写，反映了高昌回鹘（今新疆吐鲁番地区）的医学水平，在德国柏林仍有留存。1979 年开始，新疆维医研究机构及相关人员先后编译了《回鹘医学文献》《回鹘文医书摘译》《古回鹘医杂疗方手册》等书，分析了回鹘医学的内外治法、病因病理概念、治疗病种等内容[7]。

盛唐时期，维医高度发展，名医四起、著书成风、东西交往频繁，形成了四大物质学说和气质学说。《隋书·经籍志》记载医方类 256 部，其中五部和六部是西域名医著作。巢元方的《诸病源候论》、孙思邈的《千金要方》、王焘的《外台秘要》对西域医学理论均有引证。唐《新修本草》收载"胡桐泪、绿盐、阿魏"等西域民族医药 844 种。这一时期的维医及著作对后来的藏医名著《四部医典》有很大的影响。

（三）兴盛时期

公元 10 世纪新疆处于喀喇汗王朝时期（今新疆喀什、和田地区），使用突厥语系的文字。王朝初期，有一位杰出的科学家、哲学家、天文学家、医药家艾勤·法拉比（公元 870—950 年），他在整理研究西域回鹘医学和中亚其他民族文化的基础上，编著的医学著作有几十部，包括《论人体结构》《论神经学》《论器官的功能》《论精神力》《医药大全》《医学的根源》等。他的相关著作对中西医药学产生了巨大影响，为后来的《阿维森纳医典》奠定了基础。阿维森纳（又称伊本·西拿）在公元 980 年出生于喀喇汗王朝的中亚布哈拉城（现乌兹别克斯坦共和国），他所著的《阿维森纳医典》吸收了中国、印度、波斯等国的医药学成就，汇集了欧亚两洲许多民族的医学成果，被世界医学界奉为"医学经典"，体现了当时世界医学和药物学的先进水平，在中国新疆维吾尔族医学界仍把《阿维森纳医典》作为必读课本。《阿维森纳医典》中记载的 800 种药物中有 200 多种是中国中原和新疆的药物[8]。危亦林的《世医得效方》记载用"架梯法"治疗肩部脱臼的方法，《普济方》及《本草纲目》中记有"白定眼药"方，据考证这些治法和方药均出自《阿维森纳医典》[9]。这一时期著名的维吾尔医古籍文献还有《名医史》《白色宫殿》《注医典》《单味药汇编》等流传至今，在印度、巴基斯坦等国有较大影响，甚至作为医学院教材使用[2]。

元代统治者对维吾尔族医药比较重视。现存最早的回医药经典著作《回回药方》约成书于元代，内容基本以汉字书写，夹杂大量阿拉伯文及其音译[10]。据文献记载，库车著名维医药学家胡都优木汗·阿吉（1567—1658 年）1619 年参与《回回药方》编撰工作，其中收载的药方就有维医的内容。元代在大都和上都均设"回回药物院"，维药学家答里麻曾任院长，回鹘外科医生聂只耳曾任令君。元代著名的医学家、营养学家忽思慧编著的《饮膳正要》，涉及蒙、汉、藏、维吾尔等各族的饮食营养和食疗医学，是对元代以前我国养生食药成就的总结[11]。

明清时期维医有了进一步的发展，也有众多维医著作问世，如《医学之目的》《突厥文身心之爽快》《健康的条件》《医学经验》《益用医源》《医学康复》《医学大全》等。明《本草纲目》中记载了阿魏、羚羊角、胡黄连、玉、玛瑙等300多种维药。

民国时期，由于西方医药知识的输入，维医药与中医药一样受到排挤和歧视，但仍有一些维医药学家对维吾尔医药的延续和发展做出了贡献。维吾尔医学家太节力（1850—1930年）撰写了《太节力验方》，他教授出来的学生，许多是中华人民共和国成立后维吾尔医药事业发展的奠基人。

（四）新生时期

中华人民共和国成立后，党和政府高度重视传统医药的继承和发展，政府根据实地考察情况，陆续出台了系列民族医药保护、发展政策。1951年12月颁发了《全国少数民族卫生工作方案》，指出"对于用草药土方治病之民族医，应尽量团结与提高"。1980年5月，卫生部、国家民委、教育部发布的《关于加强少数民族地区医学教育工作的意见》要求发展民族医学教育。1982年"发展我国传统医药"写入了《中华人民共和国宪法》。2017年7月实施的《中华人民共和国中医药法》专门提出"加大对少数民族医药传承创新、应用发展和人才培养的扶持力度，加强少数民族医疗机构和医师队伍建设，促进和规范少数民族医药事业发展"。截至今日，已经建立了包括新疆维吾尔医学专科学校、维吾尔医民族医院、维吾尔医研究所、维药试验药厂，形成了医疗、教育、科研及生产相配套的发展格局，为维医药事业的进一步发展奠定了坚实的基础。

二、维吾尔医药的教育与科研

维吾尔医学在上千年的发展过程中，充分吸收汉族及其他民族的精华，构成了具有独特理论体系的民族医学，其教育体系受到同时期的宗教信仰、政治格局等多方面的影响，经历了口传心授、以师带徒、学堂教育、现代培训、高等教育等模式，其中师承最为广泛[12]。维吾尔医药的科学研究主要在改革开放之后，在国家及新疆各级政府部门的高度重视和大力支持下，建立了中国科学院新疆分院理化所、新疆维吾尔自治区维吾尔医研究所等科研机构，高校及医疗机构共同申请和承担了国家、省部级、厅局级等科研项目，对维吾尔医药展开了系统性研究，促进了维吾尔医药的现代化进展[13-14]。

（一）维吾尔医药的教育概况

维吾尔族祖先创制了回鹘文。回纥主要通过口传心授传授生产和生活经验，并学习汉文。回纥西迁后分为高昌回纥与喀喇汗王朝，形成两个文化体系。高昌回纥继承汉文儒学教育，汉族地区的教育、办学形式都在高昌地区盛行。喀喇汗王朝的学堂教育为主要教育形式。叶尔羌汗国时期将维吾尔民族信仰和语言文字进行了统一[15]。各地学堂教育成为主要教育方式，主要分为初级学堂和高级学堂两种。初级学堂称为马克塔布（阿拉伯语为经文小学），主要针对儿童和青少年等教授语言文字和基本的经文知识，成绩优异者可升入高级学堂继续学习。高级学堂称为麦德力斯（阿拉伯语为宗教学府，音译后在各类文献有多种写法，包括麦德勒斯、麦德里斯、买德里斯等），麦德力斯作为高等学府一般开在宫廷附近或较大的城市，著名的高级学堂与世家名门有着千丝万缕的联系[16-17]。麦德力斯学堂教授历史、天文、哲学、医学、文学、地理等知识，一些著名高等学府吸引了中亚、西亚地区的许多学者[18]。麦德力斯培养了众多维医学家，他们撰写的维医著作对后世影响深远（见表 16-1）。

表 16-1　麦德力斯学堂培养的维医大家及其著作

序号	姓名	生活年代	代表著作及意义
1	热西德·本·艾力喀什噶日	10 世纪	将维医经验介绍给伊朗著名医学家穆罕默德·孜克尔亚·拉齐
2	阿老丁·穆罕默德忽炭尼	1150—1222 年	《非克赫提比也》（医学法规）、《祖比代土力卡瓦尼力依拉吉》（治疗法则）等
3	贾马勒·卡尔西	13 世纪	《苏拉赫词典》（明净词汇词典）、《木勒艾哈提》（名医史传）
4	阿吉再努勒·艾塔尔	14 世纪	《拜地依药书》记载了 1500 多种维吾尔药物
5	毛拉阿日甫·忽炭尼	1564—1655 年	《古丽代斯台依阿非也提》（保健药园）、《木加日巴提阿日非》（阿日甫验方）、《土耳克斯土如力依拉吉》（突厥文治疗指南）。今作为维吾尔医学的主要工具书使用
6	胡都优木汗·阿吉	1567—1658 年	1619 年完成主持《回回药方》三十六卷的编撰工作
7	木拉德拜克·艾里拜克	17 世纪	《艾格拉孜提比也》（医学之目的），成书于 1737 年，至今作为维吾尔医主要工具书使用

肆　中国民族医药篇

续表

序号	姓名	生活年代	代表著作及意义
8	毛拉那·赛依非·叶尔坎地	18 世纪	《木排日勒·库鲁比》（身心之爽快）
9	毛拉·穆罕默德·沙地克	18 世纪	《祖比代图细·西法》（康复精华）
10	赛依德·穆合塔尔·布拉克拜克	18 世纪	《提比·西法》（医学康复）：维医基础理论，各科疾病的验方、秘方
11	霍加·热依木阿洪	18 世纪	《提比·充》（医学大全）
12	穆罕默德·热依木沙·布瓦	19 世纪	《满百依·福瓦依德》（益用医源）
13	毛拉·玉苏普·叶尔坎地	19 世纪	《特日库力·依拉吉》（治疗方法）
14	白德尔丁·苏皮	19 世纪	《西法欧里·库鲁比》（身心之康复）
15	穆罕默德·伊明·塔孜胡尼	19—20 世纪	《阿大依库力·艾地维也》（药物之园）《台斯日胡力 艾地维也》（药物之秘）

　　新疆的学堂教育从 18 世纪以来，因各种原因而逐渐衰落[19]，清朝为了巩固其统治，开始发展新疆地区的教育，本着"齐其政不易其宜"的政策，在学堂教育的基础上增加了义塾教育，教授《千字文》《三字经》《百家姓》等，至 1883 年新疆的义学堂有 77 所。新式学堂教育也逐步兴起，国家兴办高等学堂、实验教育讲习所等，由政府建立和管理的称为"公立学校"；民间创立世俗学校，如扎依提创办的第一所世俗学校"伊犁学校"、玉音因·穆萨巴耶夫创办的"玉音因尼亚学校"[20]；维吾尔族文化促进会（简称维文会）建立"会立学校"，这些学校都采取了现代学校教育制度。传统的学堂教育未被禁止，但是其教学内容以宗教为主[17,19]。

　　近代由于西方医学的传入，维医药学和其他民族医学一样，受到歧视和排挤，一度仅存有分散的师徒传承形式[21]。民国期间，政府开办的医学院校有新疆中医传习所、迪化医药速成学校、伊犁医士学校，此外还有各类药剂训练班、接生婆传习班、护士助产训练班等短期培训班，培养维医、维药人才[22]。新疆和平解放后，维医的学校教育从中专教育开始，喀什、和田、乌鲁木齐地区的卫校开设了大、中专的维医、维药专业班。

　　为了使维医药教育规范化，1984 年政府组织筹建了"新疆维吾尔医学专科学校"，1989 年经原国家教委批准正式成立，它是中国第一所也是唯一一所专门培养维吾尔医药学类人才的高等学府，2006 年年底和田卫校并入新疆维吾尔医学专科学校。招生专业有维吾尔医学医疗、药学、护理、康复、产科、检验等，至今已培养学生 4 万多名，毕业后走向工作岗位。2004 年新疆医科大学开设维吾尔医学院，医科大学维医药系成立于2006年（2012年更名为维吾尔医学院），据不完全统计已毕业本科生500余名，研究生100余名。经教育部民族教育司协调批准，于2005年江西中医药大学招收维吾尔医方向专业，与新疆维吾尔医学专科学校合作共同培养维吾尔医本科生7期，共350名学生。维医学专业人才不但学习传统维医的基础理论、医疗技术等，同时学习中医理论、现代医学理论等方面的基本知识和技能。维医药专家编写出版了《维吾尔医学基础理论》《维医病理学》《维医诊断学》《维医治疗技术学》《维药学》等教材。高等学校维医药学科的建设，实现了维吾尔医药学教育从传统的师带徒方式向正规化现代高等教育方式的转变。

民族医学作为一个专门的学科成立得较晚，1998年学科专业目录中首次出现了"民族医学"，2009年发布的《中华人民共和国国家标准学科分类与代码》中，一级学科中医学与中药学（360）项下出现了民族医学（36020）。《普通高等学校本科专业目录（2012年）》中出现了"1005中医学、100505K维医学"。除了中西医及民族医学专科学校外，综合性大学也开设了"民族医学"专业，对民族医学进行多角度的研究[12]（见表16-2）。

表16-2　维吾尔医药相关院校招生情况

序号	院校名称	大专	本科	研究生
1	新疆维吾尔医高等专科学校	1987年维吾尔医学 1989年维吾尔药学	—	—
2	新疆医科大学维吾尔医药系	—	2007年维医学	2012年中医学（维医方向）
3	江西中医药大学 新疆维吾尔医高等专科学校	—	2005年中医学（维吾尔医方向）联合培养	—
4	中国中医科学院中国医史文献研究所	—	—	1987年中医医史文献（少数民族医学史研究方向）硕士和博士
5	成都中医药大学	—	—	2009年民族医学硕士和博士
6	北京中医药大学	—	—	2011年民族药学（硕士） 2014年民族医学（博士）
7	中央民族大学	—	—	2008年民族医学硕士及博士

（二）从期刊文献看维吾尔医药教学发展

通过万方、cnki进行相关文献检索，检索词"维吾尔医""教学"，截至2021年12月31日共检索出151篇文献，经过筛选后，符合分析要求的文章55篇，包括期刊论文41篇，学位论文6篇，会议论文8篇。

肆　中国民族医药篇

1. 年度文献发表量

2005 年新疆维吾尔医学高等专科学校的阿吉·阿布都热合曼在中国民族医药杂志发表了《如何做好新形势下维吾尔医学的临床教学工作》，此后维吾尔医药相关的教学论文发表数量波动上升，2016 年达到 16 篇，之后数量又有所下降（见图 16－1）。

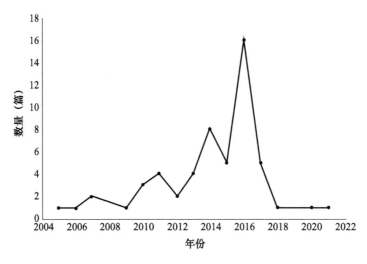

图 16－1　维吾尔医药教学相关文献年度发表数量

2. 基金资助情况

55 篇文献中 18 篇文献有基金支持，主要来源国家级、自治区、学会、院校的教学研究项目（见表 16－3）。

表 16－3　维吾尔医药教学相关文献基金资助情况

序号	基金项目	数量
1	国家教育部第二类特色专业建设项目	5
2	维吾尔自治区医学重点产业紧缺人才专业建设项目	4
3	新疆医科大学教育教学改革与研究项目	2
4	自治区中医民族医药管理局 2010 年度中医民族医药青年科技人才专项课题	1
5	自治区科协"科普资源开发与共享"项目	1
6	中华医学会医学教育分会和医学教育专业委员会 2016 年医学教育研究立项课题	1
7	维吾尔医学卓越医生五年制本科人才培养模式改革试点项目	1
8	国家中医药管理局"十二五"中医药教育教学改革研究重点课题	1
9	国家自然科学基金	1
10	新疆维吾尔医学专科学校校级课题	1

3. 作者及机构分析

55 篇文献中 22 篇作者为维吾尔族，占 40%。发表文献机构以新疆维吾尔医学高等专科学校、新疆医科大学维吾尔医学院为主，尚有维医医院及综合性学校如大连理工大学、电子科技大学、西南大学等学校进行维吾尔医药的教学研究（表16-4）。

表16-4 维吾尔医药教学相关文献支持机构名称及数量

机构	数量	机构	数量
新疆维吾尔医学高等专科学校	20	西南大学	1
新疆医科大学维吾尔医学院	15	西南民族大学民族医药研究院	1
新疆医科大学	5	新疆维吾尔自治区维吾尔医医院	1
新疆医科大学基础医学院	5	新疆医科大学第二附属医院	1
大连理工大学	1	云南中医学院	1
电子科技大学	1	中国民族医药学会	1
喀什地区维吾尔医医院	1	中国中医科学院	1

4. 文献期刊分布

55篇文献分别发表于27种期刊，其中"医学信息""新疆维吾尔医学专科学校学报（维文版）""医药前沿""中国民族医药杂志"收录3篇以上，以民族医药、医学教育类期刊为主（见表16-5）。

表16-5 维吾尔医药教学相关文献发表期刊名称及数量

期刊	数量	期刊	数量
医学信息	6	特别健康	1
新疆维吾尔医学专科学校学报（维文版）	3	外语教育研究	1
医药前沿	3	医药卫生	1
中国民族医药杂志	3	西部素质教育	1
科技视界	2	校园英语	1
科教文汇	2	心理医生	1
课程教育研究	2	新教育时代电子杂志	1
华夏教师	1	新课程	1
继续医学教育	1	医学教育探索	1
教育探索与实践	1	中国高等医学教育	1
科教导刊	1	中国民族民间医药	1
临床医药文献电子杂志	1	中国组织化学与细胞化学杂志	1
年轻人	1	中医药管理杂志	1
世界最新医学信息文摘	1		

（三）从期刊文献看维吾尔医药科研发展

通过万方进行相关文献检索，检索词"维吾尔医""维吾尔药""研究"，排除

肆 中国民族医药篇

"教学"类文献，检索出920篇文献，包括期刊论文458篇，学位论文322篇，会议论文140篇。从年度文献发表量（见图16-2）、关键词（见图16-3）、基金支持（见表16-6）、研究机构名称及数量（见表16-7）、发表期刊及数量（见表16-8）情况进行统计分析，可以看出，维吾尔医药相关的研究自1991年至今逐年增加，2016年达到了93篇之多。维吾尔医药相关的科研以化学成分、药理作用、制剂工艺、临床疗效等为主。相关机构以新疆医科大学发表文献最多，维医医院、维医学校、维医药研究所为主，此外尚有北京中医药大学、中央民族大学、中国中医科学院等开展相关研究。收录和发表维吾尔医药科研相关期刊以《中国民族医药杂志》《中华中医药杂志》为主，此外医药类综合杂志也有收录和发表。研究经费得到了国家级、自治区级、学会及校级科研基金支持，包括基础研究、传承项目、重点专科建设等多种类型。

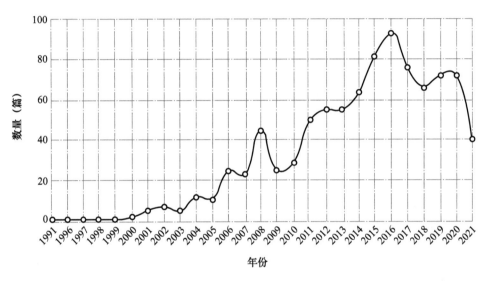

图16-2 维吾尔医药科研相关文献年度发表数量

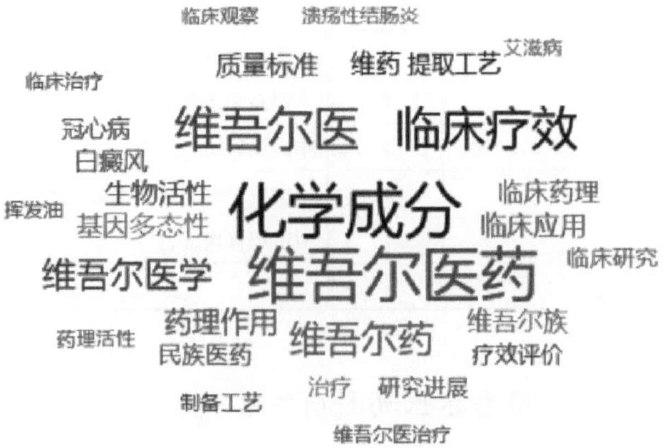

图16-3 维吾尔医药科研相关文献关键词频次

表 16 –6　维吾尔医药科研相关文基金支持情况

基金名称	发文量	基金名称	发文量
国家自然科学基金项目	22	全国名老中医药专家传承工作室建设项目	3
新疆维吾尔自治区自然科学基金资助项目	8	新疆维吾尔自治区科技支疆项目	3
新疆维吾尔自治区科技计划项目	5	中国民族医药学会科研项目	2
国家"十一五"科技支撑计划项目	5	全国中药特色技术传承人才培训项目	2
国家中医药管理局"十二五"重点专科建设项目	4	国家文化科技创新项目	2
新疆地产中药民族药新药研发培育项目	4	新疆医科大学科研创新基金项目	2

表 16 –7　维吾尔医药科研相关文献支持机构名称及数量

机构名称	发文量	机构名称	发文量
新疆医科大学	231	库尔勒市维吾尔医医院	15
新疆维吾尔自治区维吾尔医医院	77	新疆医科大学附属中医医院	15
中国科学院大学	49	北京中医药大学	13
新疆维吾尔自治区人民医院	40	和田地区维吾尔医医院	13
石河子大学	35	新疆医科大学第一附属医院	10
新疆维吾尔自治区医药研究所	30	新疆维吾尔自治区药物研究所	10
新疆喀什地区维吾尔医医院	28	中央民族大学	9
新疆维吾尔医学专科学校	24	中国中医科学院	8
新疆大学	21	新疆维吾尔自治区中医医院	8
中国科学院新疆理化技术研究所	19		

表 16 –8　维吾尔医药科研相关文献发表期刊名称及数量

期刊名称	文献量	期刊名称	文献量
中国民族医药杂志	87	医学信息	6
世界最新医学信息文摘	38	医药前沿	6
中国中药杂志	12	中国医药	5
中华中医药杂志	9	中国医药导报	5
中国民族民间医药	9	中国药学通报	5
中成药	8	亚太传统医药	5
中国中医药信息杂志	7	时珍国医国药	5
世界中医药	6	世界最新医学信息文摘	4
中国保健营养	6	临床医药文献电子杂志	4
中草药	6	大医生	4

在国家、自治区相关政策支持以及维吾尔医药相关工作人员的共同努力下，维吾尔医药相关研究取得了长足的进步，在国家科技进步奖、中华医学科技奖、国家中医药管理局科技进步奖、新疆科技进步奖等科技成果评选中取得诸多奖项。高等

院校、医药企业、科研院所在充分挖掘经典文献、传承传统技艺的基础上，积极利用国际先进技术，加大合作力度，一定能进一步提高自治区医药科技创新水平。

三、维吾尔医的医疗水平发展

维吾尔医药的先辈们在各种民族传统医药思想的碰撞和东西方文化交融中，博取诸家之精华，促使维吾尔医药不断演变、发展，形成了独特的理论和学术思想，积累了丰富的诊疗经验，具有鲜明的新疆地域特色和民族特色。

（一）维吾尔医医疗活动

传统维吾尔医主要以个体行医为主，个体诊所的医师自行采药、炮制、加工以及制剂，主要通过后代继承以及带徒的形式传承医术，有的名医开设医学校或支持高级宗教学堂的建设。维吾尔医个体行医一般在家或者诊所诊治患者，有时也走乡串户巡诊。中华人民共和国成立后，政府重视维吾尔医药的发展，1949 年底全疆个体开业行医的维吾尔医有 200 余人，1951 年开始施行的《全国少数民族卫生工作方案》曾指出："对于用草药土方治病之民族医，应尽量团结与提高。"1951 年 8 月政府发布《关于组织联合医疗机构实施办法》，鼓励私人开业的卫生人员自愿结合为联合医院或诊所[23]。1954 年以后，喀什、乌鲁木齐、伊犁、哈密、和田等地区的 100 余名维吾尔医在卫生行政部门协助下，先后建立 20 多个县、区维吾尔医联合诊所，成为集体所有制医疗机构的医务人员，使千百年来一直处于个体经营状态的维吾尔医走上集体行医的道路。在中华人民共和国成立初期，公共卫生资源极其匮乏，严重传染病流行，联合诊所成立后名老维吾尔医捐献秘方，献计献策，按照《联合诊所章程》，为广大基层民众提供了有效的医疗和疾病预防服务。至 1960 年，维吾尔医联合诊所增至 30 余所，医药技术人员增加至 600 余人。联合诊所陆续过渡为维吾尔医医院、门诊部或卫生院（见表 16 – 9）。

表 16 – 9　部分维医联合诊所及其发展沿革

序号	建立时间	联合诊所名称	人员数量（人）	发展沿革
1	1955 年	喀什维吾尔医联合诊所	9	1959 年喀什市民族医院 1976 年喀什地区维吾尔医医院
2	1956 年	乌鲁木齐民族医联合诊所	4	1964 年乌鲁木齐市天山区民族医联合诊所 1976 年乌鲁木齐市民族医院 1984 年乌鲁木齐市维吾尔医医院 1989 年新疆维吾尔自治区维吾尔医医院

续表

序号	建立时间	联合诊所名称	人员数量（人）	发展沿革
3	1956 年	和田县民族医联合诊所	15	1959 年和田县民族医医院 1975 年和田地区维吾尔医医院
4	1962 年	伊宁市维吾尔医联合诊所	20	1962 年伊宁市维吾尔医医院

1978 年以后，维吾尔医医疗机构发展迅速。1985 年，全疆有维吾尔医医院 25 所，至 2022 年 3 月已在新疆维吾尔自治区各地、州市、县建立了公立维医医疗机构 40 所（见表 16 - 10），包含 3 家三级甲等维医医院，这些大型维吾尔医医院已经形成了集医疗、教学、科研于一体的综合性医院[24]。

表 16 - 10　维吾尔医专科医疗机构名录

序号	医院第一名称	行政隶属
1	新疆维吾尔自治区维吾尔医医院	自治区级
2	喀什地区维吾尔医医院	地州级
3	和田地区维吾尔医医院	地州级
4	吐鲁番市维吾尔医医院	地州级
5	哈密市维吾尔医医院	地州级
6	阿克苏地区维吾尔医医院	地州级
7	克孜勒苏柯尔克孜自治州维吾尔医医院	地州级
8	新疆维吾尔医学专科学校第一附属医院	地州级
9	博乐市维吾尔医医院	县级
10	鄯善县维吾尔医医院	县级
11	托克逊县维吾尔医医院	县级
12	轮台县维吾尔医医院	县级
13	库车市维吾尔医医院	县级
14	沙雅县维吾尔医医院	县级
15	新和维吾尔医医院	县级
16	拜城县维吾尔医医院	县级
17	温宿县维吾尔医医院	县级
18	阿瓦提县维吾尔医医院	县级
19	乌什县维吾尔医医院	县级
20	阿克陶县维吾尔医医院	县级
21	伽师县维吾尔医医院	县级
22	麦盖提县维吾尔医医院	县级
23	莎车维吾尔医医院	县级
24	疏附县维吾尔医医院	县级
25	疏勒县维吾尔医医院	县级

肆　中国民族医药篇

续表

序号	医院第一名称	行政隶属	
26	叶城县维吾尔医医院	县级	
27	英吉沙县维吾尔医医院	县级	
28	巴楚县维吾尔医医院	县级	
29	墨玉县维吾尔医医院	县级	
30	于田县维吾尔医医院	县级	
31	洛浦县维吾尔医医院	县级	
32	伊宁市维吾尔医医院	县级	
33	且末县维吾尔医医院	县级	
34	岳普湖县维吾尔医医院	县级	
35	泽普县维吾尔医医院	县级	
36	策勒县维吾尔医医院	县级	
37	皮山县维吾尔医医院	县级	
38	民丰县维吾尔医医院	县级	
39	和田县维吾尔医医院	县级	
40	和田市维吾尔医医院	县级	

＊本表由新疆维吾尔自治区卫生健康委中医处提供。（截至2022年3月）

新疆维吾尔自治区卫生厅先后制定了《维吾尔医医疗机构基本标准》《维吾尔医医疗机构分级管理标准》《维吾尔医医疗机构分级管理实施办法》《维吾尔医医疗机构分级管理分评细则》《维吾尔医病案书写规范》等标准，以规范维吾尔医医院的建设[25]。2001年维医学启动了国家执业医师考试，2004年首次实行统一命题，维医药相关专家共同制定了《维吾尔医执业医师/执业助理医师考试大纲》《维吾尔医执业医师实践技能考试大纲及应试指南》[26]。考试采用民族语、汉语相结合，考试内容除了民族医和现代医学，还包括中医学，以及民族医、中医、西医基础及卫生法规等。政府积极支持160个乡镇卫生院和社区开展中医民族医诊疗区的建设。

（二）维吾尔医特色诊疗技术

维吾尔医药在皮肤科、内科、骨科及外科诸多疾病上均有擅长，通过吸收现代医学技术，不断总结提高，形成了系列特色诊疗技术。其中埋沙疗法、蒸汽疗法、接骨疗法最具特色，此外还有药浴疗法、药熏疗法、芳香疗法、烟熏疗法、裹兽皮疗法、涂石墨法、涂油疗法、兜吊疗法、取嚏疗法、含漱疗法、土盐炕疗法等[1]。卫生行政部门非常重视，专门建设了相关的疗养院，培训医护人员，接待来自世界各地的患者[22]。2013年有4项维吾尔医诊疗技术录入《中国民族医药特色诊疗技术年鉴（2013卷）》[27]（见表16-11）。

表 16 –11　维吾尔医特色诊疗技术及其负责人

序号	项目	项目单位	负责人
1	维吾尔医日光浴疗法治疗白癜风技术	喀什地区维吾尔医医院	阿依努尔·阿部都热依木
2	维吾尔医尼克巴布（药蒸）疗法治疗银屑病技术	新疆维吾尔自治区维吾尔医医院	依力哈木·伊布拉音
3	维吾尔医孜玛得疗法治疗乳腺增生技术	新疆维吾尔自治区维吾尔医医院	尼罗法·赛提瓦尔地
4	维吾尔医孜玛特土盐热敷疗法治疗腰痛技术	新疆维吾尔自治区维吾尔医医院	艾尼瓦尔·买明

　　2014 年新疆维吾尔自治区中医民族医药管理局下发了《自治区中医民族医药传统知识保护技术研究项目实施方案》[28]，经过"培训—调查—督导—再培训—再调查—完善"的流程，面向维吾尔地区的维吾尔医医院和民间医生收集包含中医、维吾尔医、哈萨克医、蒙古医等多民族医学传统技术 107 项，包含传统诊疗技术 30 项，传统制剂方法 3 项，单验方 74 项，对中医药传统知识保护起到了推动作用。2015 年 9 月中国民族医药学会发布《维吾尔医常见病诊疗指南》以及《维吾尔医常见病疗效评价标准》，包括 14 项维吾尔医临床技术标准，包含白癜风、寻常型银屑病、膝关节骨性关节炎、稳定型心绞痛、溃疡性结肠炎、宫颈炎等[29-31]。自 2011 年至 2021 年共有 6 项维吾尔传统医药技艺被纳入中国非物质文化遗产名录（见表 16 – 12）。

表 16 –12　中国非物质文化遗产名录中维吾尔传统医药相关内容

序号	名称	公布时间（年份）	申报地区或单位	保护单位
1	维吾尔医药（维药传统炮制技艺）	2011	新疆维吾尔医学高等专科学校	新疆维吾尔医学专科学校
2	维吾尔医药（木尼孜其·木斯力汤药制作技艺）	2011	新疆维吾尔自治区和田地区	和田地区维吾尔医医院
3	维吾尔医药（食物疗法）	2011	新疆维吾尔自治区莎车县	莎车县维吾尔医医院
4	维吾尔医药（库西台法）	2011	新疆维吾尔自治区维吾尔医药研究所	新疆维吾尔自治区维吾尔医药研究所
5	维吾尔医药（沙疗）	2014	新疆维吾尔自治区吐鲁番市	吐鲁番市维吾尔医医院
6	维吾尔医药（和田药茶制作技艺）	2021	新疆维吾尔自治区和田地区策勒县	策勒县文化馆

　　国家"十一五""十二五"重点专科建设评选中，维吾尔自治区已获评中（维）西医结合临床、维吾尔医皮肤病学、维吾尔医骨伤科学、维吾尔医妇科学、维吾尔药学等国家重点学科，通过组织专家组定期进行评定，确保了维医药各特色

学科的建设能取得更大的进步[32]。

（三）维吾尔医名医评选

近代的维医药名家对维医药学的延续和发展做出了一定的贡献。如名维医太节力（1850—1930），著有《太节力验方》，以及一些关于维医药学各科的手抄本。他创办医学堂，教授出的学生许多是中华人民共和国成立后维医药事业发展的骨干力量，如和田的吐尔迪、喀什的玉素甫、阿克苏的巴斯提、伊犁的瓦哈甫·卡日、吐鲁番的阿在里等。此外还有，和田的吐尔地·买买提·阿洪，喀什的祖农卡日，吐鲁番的木提拉卡日，哈密的阿斯甫·阿洪，乌鲁木齐的巴义·艾则孜等，这些名老维医药专家为维医联合诊所、维医专科医院的建立献方献药，献计献策。巴义·艾则孜（1888—1981）新疆乌鲁木齐市近代名医，乌鲁木齐市维吾尔医医院（现自治区维吾尔医医院前身）创始人之一。他于1975年写信给自治区党政领导，信中说："当前拯救维吾尔医学是一项很重要的工作，为此需要对它进行开发、整理、发展、继承，并重视培养年青一代。因此，可能的话，建立一所全民所有制的综合性维吾尔医医疗部门是必要的。"这个意见受到自治区党政领导的重视，1976年6月1日经自治区和乌鲁木齐市革委会批准，乌鲁木齐市天山区民族医联合诊所改为乌鲁木齐市民族医院，即新疆维吾尔自治区维吾尔医院前身。

维吾尔医名医巴黑·玉素甫（1934.7—2014.4）被评为国医大师，沙依甫汗·吐尔迪艾合买提、艾山江·司马义等维医被评为全国名老中医专家，并建立全国名老中医药专家传承工作室。喀什地区维吾尔医医院艾则孜·坎吉、和田地区维吾尔医医院毛依丁·阿帕尔、和田地区维吾尔医医院阿布都吾布尔·吐尔迪、墨玉县维吾尔医医院肉孜巴克·阿卜杜瓦依提等被评为自治区中医民族医名医。这些名老民族医的评选和表彰为维医药专家学术经验的继承和发展提供了有力的保障。

四、维吾尔药学研究进展

维吾尔药物学是根据维吾尔医药学理论体系研究我国维吾尔传统药物基本理论，实践经验以及药物药性、药物性级、功能、主治、用法、用量、使用注意、矫正药、代用药和来源、采收、炮制等一系列有关知识的一门科学，是维吾尔医药学的重要组成部分[2]。新疆自然地貌多样，可以概括为"三山夹两盆"，包括巍峨的天山、昆仑山、阿尔泰山，塔里木盆地、准噶尔盆地。森林、草原、雪山、戈壁、绿洲遍布各种神奇的药用植物，有"白癜风克星"之称的驱虫斑鸠菊，昆仑山脚下的"天山雪莲"，产自罗布泊的罗布麻，伊犁河谷的薰衣草，世界四大药用干果之一的巴旦木……古丝绸之路上道地、纯正、丰富的维吾尔药材，为西域各族人民的健康、防病治病、保健养生、康复、繁衍昌盛做出了不可磨灭的贡献。

从古代到20世纪初，维吾尔药物学专著达100种以上，如公元前4世纪哈孜巴义编纂了《哈孜巴义药书》，记载有茴香、堇菜、食盐、肉等312种药。7—11世纪的《于阗医学文献》《回鹘医学文献》记录了石榴、茜草、胡椒、牛角、乳汁、羚羊角等维吾尔药材。之后的药物学专著还有《药物精华》《拜地依药书》《药物宝库》《药物之园》等。中国的中原地区历代医药专著对维吾尔药物也有记载，《黄帝内经》中记载"西方者，金玉之城……其病生于内，其治宜毒药，故毒药者，亦从西方来。"唐代《新修本草》有114种药来自新疆，明代《本草纲目》中记载300多种维药，如阿魏、茜草、胡黄连、胡桃、金、玉等。唐代贝母、羚羊角、鹿茸等作为皇室贡品或出售；宋元时期，维吾尔药材品种600余种，医方300多个，维药被运往中原及中亚、西亚地区。明清时期，药材品种及制药方法不断增多，逐渐形成了一定的医药经营规模。民国时期，维吾尔医大多在"巴扎"（集市）摆摊售药，由于药材缺乏，很少加工为成药。中华人民共和国成立后，曾进行过四次中药资源普查。新疆地理环境、气候条件和生物资源多样，中药民族资源丰富，第三次和第四次中药资源普查统计新疆药用植物、动物、矿物等共1917种，1208味，基本掌握了维吾尔医药材分布、品种和蕴藏量。1988年第三次中药资源普查期间，出版了《新疆维吾尔自治区中药资源名录》[33]。1998年《中华人民共和国卫生部药品质量标准（维吾尔药部分）》颁布，收载维吾尔药202种，为维吾尔药的现代化加工以及规范化管理提供了依据。截至2020年，维吾尔药相关的书籍有10余部（见表16-13）。

表16-13 近代维吾尔药学相关著作

序号	书名	出版日期	出版社	作者	内容
1	新疆的药材	1957年	新疆人民出版社出版	中国药材公司新疆维吾尔自治区公司	29种植物类药材与15种动物类药材
2	维吾尔医常用药材	1964年	新疆维吾尔自治区卫生厅内部发行	维医临床及药学工作者编写	近400种常用药材
		1980年修订	新疆维吾尔自治区卫生厅内部发行	维医临床及药学工作者编写	
		1992年翻译	新疆科技卫生出版社翻译出版	顾永寿、顾永福翻译	

续表

序号	书名	出版日期	出版社	作者	内容
3	新疆中草药	1976 年	新疆人民出版社	新疆维吾尔自治区革命委员会卫生局，新疆生物土壤沙漠研究所	423 种药物
4	新疆药用植物志	1977—1984 年	新疆人民出版社	现代中国科学院新疆生物土壤沙漠研究所	先后出版 3 册，每册收录 100 种药材
5	维吾尔药志上册	1986 年	新疆人民出版社出版	刘勇民，沙吾提·伊克木	维吾尔医常用药材 124 种，其中包括进口药材 30 种
6	维吾尔自治区中药资源名录	1988 年	新疆中药资源普查办公室	新疆中药资源普查办公室	中草药原植、动、矿物 2210 种、药物 1382 味
7	维吾尔医药材栽培技术	1995 年	新疆人民卫生出版社	不力米提·玉素甫阿吉	60 余种维吾尔医常用药材的栽培方法
8	中华人民共和国卫生部药品标准（维吾尔药分册）	1998 年	新疆科技卫生出版社	中华人民共和国卫生部药典委员会编	维吾尔药材 115 种、制剂 87 种
9	维吾尔药志下册	1999 年	新疆科技卫生出版社	刘勇民	维吾尔医常用药材和少部分民间用药 195 种，其中包括进口药材 33 种
10	中国医学百科全书维吾尔医学分卷	2005 年	上海科学技术出版社	易沙克江·马合穆德	维吾尔药 400 余种；方剂 400 余剂
11	中华本草：维吾尔药卷	2005 年	上海科学技术出版社	阿不都热依木·卡地尔	423 味药物
12	维吾尔医实用药材	2005 年	新疆人民卫生出版社	尼木吐拉·买买提江	维吾尔医常用较规范药材 530 种
13	新疆维吾尔自治区维吾尔药材标准	2010 年	新疆人民卫生出版社	新疆维吾尔自治区食品药品监督管理局 苏来曼·哈力克	国家药品标准未收载，而在新疆药品生产、医疗机构制剂配制中使用及临床习用的药材 35 种（其中维吾尔药材 31 种，哈萨克药材 4 种）
14	新疆中草药	2017 年	新疆人民卫生出版社	新疆人民卫生出版社编委会	300 多种常用新疆中草药
15	维吾尔自治区中药维吾尔药饮片炮制规范	2020 年	中国医药科技出版社	新疆维吾尔自治区药品监督管理局	183 种中药维吾尔药材的 215 个饮片炮制规格

1972 年新疆维吾尔自治区陆续引进国内外 30 多种维吾尔医药材种植。至 2016 年全疆已划定筹建 10 处中药资源保护区（基地），对新疆出产的部分大宗草药和 11 种地产维吾尔药材及 3 种进口维吾尔药材开展了人工种植与规范化生产。

维吾尔药物常用炮制方法有净制、切制、燥法、炒法、去毒法、灸法、炼法、洗法、蒸馏法、取汁法、取油法、浮沉法、取膏法、研磨法等[34]，维药传统炮制技艺极具特色，2011 年被评为国家级物质文化遗产。维吾尔传统制剂主要有 4 种剂型，即膏状制剂、硬状制剂、散状制剂、液状制剂。早期维吾尔医的成药加工，由各地维吾尔医医院制剂室承担。1959 年，喀什维吾尔医医院制剂利用传统工艺和设备首先成批生产各种剂型成药。1978 年以后，各维吾尔医医院制剂室引进现代化制剂设备，增加了注射液、胶囊、片剂等新剂型。1985 年，34 所维吾尔医医院（所）能够生产 13 个剂型 300 多个品种的维吾尔医成药。2013 年新疆维吾尔自治区食品药品监督的管理局颁布《新疆维吾尔自治区维吾尔医医疗机构制剂标准》，收录 204 个制剂标准。2017 年维医医疗机构制剂室 19 家，有维药医院制剂 1244 个[29]。"十二五"期间，维药产业作为战略性新兴生物医药产业，被列入新疆重点发展培育项目。为促进维药产业发展，从 2010 年开始，自治区政府连续 5 年每年都投入 3000 万元用于开发和研制维药。维吾尔自治区生产维药的企业有新疆维吾尔药业、新齐康维吾尔药业、新疆和田维吾尔药业、新疆喀什昆仑药业、新疆银多兰维药有限公司等 12 家通过 GMP 认证，生产国药准字维药品种 55 个[35]。2004 年基本药物目录收载品种 2 个，国家医保目录收载 9 个，"苦豆子油搽剂"等 17 个民族药品种纳入自治区基本医疗保险。2016 年新疆维吾尔自治区人民政府办公厅印发《新疆维吾尔自治区中药民族药资源保护与产业发展规划（2016—2020 年）的通知》，从组织、政策及资金 3 方面设立了发展目标、具体指标、重点任务，为维吾尔药用资源的发展指引了方向，提供了保障。

五、维吾尔医药存在的问题及发展展望

自改革开放以来，国家和地方政府对于维吾尔医药高度重视并大力支持，在新疆医药专业人士的不懈奋斗和努力下，维吾尔医药取得了很大的成绩，在维医药古文献资料挖掘整理、维医临床应用与研究、维药基础理论研究、维医药专业人才培养、维药产业化等方面有了飞速发展。但是总体来看，维吾尔医药与藏医药、蒙医药、壮医药、苗医药、彝医药等相比，无论是在社会声誉方面还是在现代化水平、产业化能力等方面，都存在一定差距[14]。

（一）维吾尔医药目前存在的问题

1. 维吾尔医药古籍的整理和挖掘难度大[3]

（1）维吾尔医药古籍的收藏情况较为分散，一部分珍贵、罕见的古籍由于散藏在民间，甚至流失至国外，无法得到保护与利用。

（2）维吾尔医学古籍语种多样，成书年代跨度大，著作种类纷杂，翻译维吾尔医学古籍难度很大。

（3）维吾尔医学古籍对应的汉译本少，限制了维吾尔医学文化和知识的推广与传播。

2. 维吾尔医药专业人才培养水平不高[36]

（1）教师素质偏低，培养能力不足。维吾尔医药专业带教教师多数仅通过家传或师授方式完成教育过程，未经过研究生教育、教师培训体系的严格训练，因此对学生的培养过程不够科学，导致培养质量相对不高。

（2）学生的来源单一，专业素养较弱。维吾尔医学专业的学生绝大多数来自新疆，以专科及本科生培养为主，有少量的研究生培养。学生毕业后就业的单位性质首选医疗机构事业单位，其次是医学相关的公司和企业，这些就业单位也主要分布在新疆维吾尔自治区。由于新疆特殊的语言、饮食和风俗与内地差异较大，很难吸纳到内地学生。本地学生出不去，内地学生进不来，人员的流动性不足，学历层次偏低。

3. 维吾尔医药研发缺乏标准，知识产权保护意识不足[37-38]

维吾尔药国家标准《中华人民共和国卫生部药品标准（维吾尔药分册）》于1998年颁布，收录于《中国药典》2010年版的维吾尔药只有3种，没有收录成药。新疆历版地方药品标准收载维吾尔药材及药品有数百种，维吾尔医临床大量使用的维吾尔药为医院制剂，但是其质量标准简单，多数只有性状和1~2项鉴别，药品质量控制水平较低，需要进一步加强、提高药品质量可控水平。由于相关标准的缺乏，制约了维吾尔医药的研发。此外，维吾尔医药的知识保护机制没有得到很好的建立，知识产权保护意识淡薄、研究管理体制不完善、对传统医学资源保护不够，相关知识及机制亟待建立和宣传。

（二）维吾尔医药的发展展望

维吾尔医药传统医药历史悠久，为新疆各族人民防病治病和促进各民族的繁衍发展做出了突出贡献。维吾尔医药的发展需要国家政策的支持，进行更深入的调研，加强宣传力度，组建高层次研究团队，建立相关标准，产学研协调发展，发挥各自优势，提高现代化程度，建议从以下几个方面着手。

1. 加强人才培养，重视借鉴交流

维医药的发展离不开人才的培养，需要多语种、教学、高层次科研等多跨民族的综合人才。古籍文献的抢救、挖掘、继承是促进维医药事业发展的基础性工作，将维医药古籍中精华部分翻译成汉语、英语等多种语言，以及开展科普宣教有助于维医药文化的普及和推广。维吾尔医药的人才培养，需要国家提供更有力的支持，吸引更多跨民族的优秀学子加入学习、应用维医药的行列，让更多的高校开展维医药的培养及研究。维医药的发展可以借鉴中医或者其他民族医药的发展模式，比如西医学中医的模式，开办西医学维医、中医学维医的培训，广纳人才。

2. 制定相关标准，促进传承创新

在充分挖掘维医药古籍、名老中维医学术经验、维药工传统技艺等的基础上，借助现代化的研究方法和手段，制定符合维医药发展规律的特色技术、维药质量相关标准。国家中医药管理局于 2012 年印发了《中医药标准化中长期发展规划纲要（2011—2020 年）》，提出加强民族医药（含维医药）标准的研究制定，为维医药的标准化提供了制度保障。在标准化的过程中，组建学术创新团队，从产、学、研、管各个方面，统筹协调，发挥各自优势，走全面、协调、可持续发展的道路，推动维吾尔医药的现代化水平，带动维医药的整体发展。

新疆维吾尔自治区具有地理地貌多样性、气候多样性、自然资源多样性、民族多样性、语言文字多样性、医药文化多样性等，多个多样性、多元性文化相互渗透融合，促进和丰富了维吾尔医药学的传承与发展，成为祖国医药学宝库中珍贵的文化遗产[1]。为保护和开发新疆维吾尔自治区丰富而独特的维吾尔医药资源，推动医药卫生体制改革和中药民族药产业升级，国家级自治区政府发了系列政策指导文件，包括《中医药发展战略规划纲要（2016—2030 年）》《"十四五"中医药发展规划》《国务院关于扶持和促进中医药事业发展的若干意见》（国发〔2009〕22 号）《中药材保护与发展规划（2015—2020 年）的通知》（国办发〔2015〕27 号）《关于印发中医药健康服务发展规划（2015—2020 年）的通知》（国办发〔2015〕32 号），以及自治区人民政府《自治区促进中医药传承创新发展的实施意见》、《关于扶持和促进中医民族医药事业发展的意见》（新政发〔2013〕64 号）、《印发关于推进新疆丝绸之路经济带核心区医疗服务中心建设方案的通知》（新政发〔2015〕85 号）等文件精神。对于维吾尔医药的科技创新、资源保护、产业发展、产业升级提供了政策保障及具体可实施的指导意见。相信在中国共产党的民族政策和卫生工作方针的指引下，维吾尔医药学必将为保障和增进各族人民的健康做出更大的贡献！

致谢：维吾尔医药研究所文献研究室主任艾尔肯·卡斯木教授补充了维吾尔医特色诊疗技术、维吾尔医药教学情况等内容，对全文用词的准确性给予了宝贵的指导意见。在此致以衷心的感谢！

参考文献

[1] 阿尔甫·买买提尼亚孜. 祖国医药学宝库中的一颗璀璨明珠——古丝绸之路维吾尔医药学（第三部分：维吾尔医药学多元性，多样性的民族文化与它的特色和优势）[C] //第三届民族传统医学与现代医学国际学术大会暨第十三次全国中西医结合防治呼吸系统疾病学术研讨会论文集. 2014：71 - 83.

[2] 伊沙克江·马合穆德. 中国医学百科全书维吾尔医学分册 [M]. 乌鲁木齐：新疆人民卫生出版社，1988.

[3] 胡颖翀，古丽其克热·海比布. 中国维吾尔医学古籍保护与整理刍议 [J]. 新疆医学，2017，47（9）：970 - 972.

[4] 索文清. 中国地学通鉴 [M]. 西安：陕西师范大学出版社，2019.

[5] 张吉仲，刘圆，尹巧芝. 中国民族医药学概论 [M]. 成都：四川科技出版社，2013.

[6] 顾政一. 维吾尔医药学的发展历史、现状与前景展望 [C]. 全国医药学术交流会暨临床药理学研究进展培训班资料汇编，2006：47 - 51.

[7] 职慧勇. 医药：告别野蛮的洗礼 [M]. 北京：中国民族摄影艺术出版社，1999.

[8] 宋岘. 古代波斯医学与中国 [M]. 北京：经济日报出版社，2001.

[9] 宋岘，宋莉. 对《普济方》和《本草纲目》中的回回医方的考证 [J]. 回族研究，1992（2）：31 - 35.

[10] 马建春. 元代东迁西域人及其文化研究 [M]. 北京：民族出版社，2003.

[11] 鄂兰秀，额尔德木图，程立新.《饮膳正要》蒙医学理念探析 [J]. 内蒙古医学院学报，2012，34（4）：331 - 336.

[12] 闫慧茜. 中国民族医学高等教育发展史 [D]. 北京：中国中医科学院，2017.

[13] 张燕，何星亮. 近40年中国少数民族医学研究进展与前瞻 [J]. 中南民族大学学报（人文社会科学版），2020，40（3）：68 - 77.

[14] 黄秀兰，周秋兰. 维吾尔医药发展现状及存在问题分析 [J]. 中央民族大学学报（自然科学版），2007，16（3）：223 - 228.

[15] 白振声. 中国民族百科全书 [M]. 长春：北方妇女儿童出版社，2004.

[16] 田晓岫. 中华民族发展史 [M]. 北京：华夏出版社，2001.

[17] 任红. 新疆维吾尔族伊斯兰教经堂教育的历史及其影响 [J]. 中国穆斯林，2009 (5)：36 - 39.

[18] 中国伊斯兰百科全书编委会. 中国伊斯兰百科全书 [M]. 成都：四川辞书出版社，1994.

[19] 夏米西丁·哈吉. 维吾尔族与伊斯兰教经院教育 [J]. 文史知识，1995 (10)：8 - 10.

[20] 陈连开. 中国近现代民族史 [M]. 北京：中央民族大学出版社，2011.

[21] 刘振民，崔文志. 实践与探索 中国高等中医药教育四十年 [M]. 北京：中国中医药出版社，1998.

[22] 新疆维吾尔自治区地方志编纂委员会，《新疆通志·卫生志》编纂委员会编. 新疆通志 [M]. 乌鲁木齐：新疆人民出版社，1996.

[23] 郭彩霞. 20 世纪 50 年代联合诊所始末——以广东省为例 [D]. 广东：广州中医药大学，2011.

[24] 中国中医药年鉴（行政卷）编委会. 2017 卷中国中医药年鉴 [D]. 北京：中国中医药出版社，2017.

[25] 董竞成. 中国传统医学比较研究 [M]. 上海：上海科学技术出版社，2019.

[26] 中国中医药年鉴编委会编. 中国中医药年鉴 2005 [M]. 北京：中国中医药出版社，2005.

[27] 朱嵘. 中国民族医药特色诊疗技术年鉴（2013 卷）[M]. 北京：中国中医药出版社，2014.

[28] 新疆维吾尔自治区中医药传统知识荟萃 [M]. 乌鲁木齐：新疆人民卫生出版社，2019：10.

[29] 何江，王宏，张论理，等. 维吾尔药复方的研究现状及其建议 [J]. 中国中药杂志，2017，42 (7)：1220 - 1224.

[30] 中国民族医药学会. 维吾尔医常见病诊疗指南：T/ZGMZYYXH001—007—2015 [S]. 北京：中国中医药出版社，2015.

[31] 中国民族医药学会. 维吾尔医常见病疗效评价标准：T/ZGMZYYXH008—014—2015 [S]. 北京：中国中医药出版社，2015.

[32] 中国中医药年鉴（行政卷）编委会编. 中国中医药年鉴 2016 行政卷 [M]. 北京：中国中医药出版社，2016.

[33] 古丽斯坦. 新疆中药资源及其开展全国中药资源普查中的几点思考 [J]. 中国实验方剂学杂志，2012，18 (21)：348 - 350.

[34] 刘霞，阿依提拉·吾甫尔，胡慧华. 维药常用炮制方法概述 [C]//中华中医药学会中药炮制分会 2011 年学术年会论文集. ，2011：95 - 99.

肆 中国民族医药篇

［35］辛海量．新疆维药产业发展的思考［C］//首届全国中医药博士后论坛论文集．2009：523 – 526.

［36］刘旭敏．新疆维吾尔医学专科学校维医药专业与产业对接研究［D］．重庆：西南大学，2018.

［37］苏来曼·哈力克，孙磊，吴光翠，等．维吾尔药质量标准现状分析及发展建议［J］．中国药事，2015，29（12）：1256 – 1262.

［38］伊河山·伊明，哈丽旦·艾尼瓦尔．维吾尔医药事业发展中的知识产权保护问题及思考［J］．中国民族医药杂志，2009，15（11）：74 – 76.

HB. 17 中国傣医药发展报告

聂　曲①　林艳芳②　佟宇帆③　姚斌彬④　刀会仙⑤　张龙剑锋⑥
玉罕的⑦　马旌倚⑧

摘　要：本报告运用文献研究、专家访谈等方法梳理了傣医药的起源、傣医药文献、傣医药发展史上的重要人物、傣医药的核心理论以及傣医药发展的现状、存在的困难和问题，并根据傣医药发展的特点提出针对性对策建议。第一，傣医药的传承发展要靠国家政策、专业人才、科学技术和国家财政的切实投入。第二，促进傣族医药事业发展，必须从培养高素质人才出发。第三，要健全傣医药科研机构，提升傣药研发能力。第四，规范傣医药种植基地，提高傣药质量品质。第五，要发挥傣医药特性，打造傣医药品牌；第六，组建傣医药大联盟，推动傣医药产业转型。第七，利用"互联网＋"，提高傣医药知名度。

关键词：傣医药；传统医药；传承与保护

傣族传统医药学是指起源和发展于以中国西南为主要地域的一门民族医学科学，是以傣族贝叶文化为背景，以"四塔五蕴"为核心，以聚居区天然药物为资源，以适应本民族生产、生活的行医方式为医疗模式，以本民族为主要服务对象，研究人的生命规律和疾病的发生、发展以及防治规律，通过不断实践总结积累、独

---

① 聂曲，中文学士，滇西应用技术大学教授，研究方向：教育管理。
② 林艳芳，傣医学学士，主任医师、国家傣医学首席专家，滇西应用技术大学，研究方向：傣医学。
③ 佟宇帆，环境与资源保护法硕士、滇西应用技术大学副教授，研究方向：法学。
④ 姚斌彬，针灸推拿博士、北京中医药大学副教授，研究方向：中医药数字化研究。
⑤ 刀会仙，傣医学学士、西双版纳州傣医医院急诊科副主任医师，研究方向：傣医学。
⑥ 张龙剑锋，民族医学硕士、医师，滇西应用技术大学，研究方向：傣医学。
⑦ 玉罕的，民族医学硕士、未定级，滇西应用技术大学，研究方向：傣医学。
⑧ 马旌倚，傣医学学士，助教，滇西应用技术大学，研究方向：傣医学。

立创造而自成体系的传统民族医学[1]。从西双版纳《国土资源》第一节推断的时间来看，公元 536 年傣族便有了属于自己的医药[2]。傣族传统医药学具有悠久的历史，是祖国医学的重要组成部分，1983 年被国家列为重点发展的"四大民族医药"（藏、蒙、维、傣）之一。

一、傣医药简史

（一）傣医药的起源

《贝叶经》记载，2500 多年前傣族就有了自己的医药[3]。傣医药的起源主要分为远古时期（滇腊萨哈）——傣医药的萌芽，原始时期（波腊萨哈）——傣药复方的出现，米腊萨哈（中世纪以后）——傣医学理论体系的形成时期。

（二）傣医药古代文献

中世纪以后，佛教的传入和傣文的产生扩大了傣族视野，傣医药进入了用文字记载医药经验和知识，用文字论述医药原理的新时代。在漫长的岁月里，傣族人民在同各种疾病作斗争的过程中不断总结经验，撰写了许多医药学著作，为后世留下了宝贵的遗产。主要著作如下。

1.《嘎牙山哈雅》（傣医人体解说）

傣医最早关于人体解说的著作。据说是佛祖释迦牟尼的徒弟阿仑达听于公元前 924 年前后，根据古经书中记载的医药知识编著而成的。

2.《戈沙腊》（无汉字翻译）

傣医较早的经典著作（公元前 575 年）。本书详细讲述人生来就有"塔都档细"（四塔），而人体的生理现象、病理变化不外 3 类，即沙列、比、拢勒（痰液、毒素、气血）。3 类病理变化互相影响、互相滋生，形成了各种疾病。

3.《帷苏提玛嘎》（清净道论）

一部讲解傣医人体生理解剖学比较全面的古代文献。本书从病理生理变化的角度较系统地论述了人体"土水火风"（"四塔"）的动态平衡关系，并专题记述了人类生命的起源和人体的基本结构"夯塔档哈"，即色识受想行"五蕴"。

4.《阿批坦麻桑几尼》（法集论）

本书（公元前 94 年）主要论述了傣医"四塔"的医学理论。

5. 《麻哈奔摩雅占波兰章》（兰掌/澜沧王国种类大药典）

傣医最早的药物学著作（公元前 18 年）。记载了 42000 多种动、植、矿物药的临床用法、配方等，配有很多傣药图谱。

6. 《摩雅鲁帕雅借帕甘》（医生看病的七种诊断方法）

该著作（公元前 18 年）论述了傣医应用天文数理学的知识来诊断辨别疾病的方法，摩乎拉都帕牙（天文诊断法）、腊哈拿都帕牙（病变部位诊断法）、底沙都帕牙（居住环境诊断法）、腊萨拿都帕牙（气味诊断法）、嘎亚都帕牙（人体内外诊断法）、宾帕牙对安代都帕牙（疫疠之气诊断法）、南麻扎龙都帕牙（南麻扎龙诊断法）七种诊断方法。

7. 《桑比打嘎》（论经学说）

该书又称《三论经学》，书中介绍这部著作是释迦牟尼的 4 个弟子，根据原始宗教时期口头相传下来的医药学知识，集中记录、整理、编纂成册的。本书的第一、第二册论述人类的生命起源、机体的成长、发育过程和人体的基本组织结构。

8. 《嘎比迪沙迪巴尼》（傣医药经典）

该书进一步论述了傣医理论（约公元 1323 年前）。论述了人体在不同年龄阶段容易引发的疾病、用药规则、采药时间和部位与药物功效的关系以及傣医传统经方及傣医单验秘方等，其内容较为丰富，广泛涉及内、妇、儿、外伤科疾病和一些疑难杂症。

9. 《罗格牙坦》（世间法）

该书为巴利语音译，傣语称《坦乃罗》，作者及成书年代不清。记述内容包括三个方面，一是语音学，二是文学艺术，三是医学、药物学、气功等，较集中地阐述了人与自然、季节、气候等的相互关系[4]。

10. 《档哈雅龙》（大医药书）

公元 1323 年，由帕雅龙真夯（懂医药的土司）从《嘎比底沙迪巴尼》（傣医药经典）一书中摘录编写而成，是一套反映傣族传统医学的综合性巨著，是傣医临床学和药物学的专著之一，也被傣医誉为傣医药典。

（三）传统傣医学医祖

龚麻腊别，在东南亚一带被誉为传统医学医祖。很多文献记述："龚麻腊别是一千多年前傣族医学理论的主要编著者、传播者，他不仅在中国傣族地区有着很高的声誉，在泰国等东南亚国家的民间也有传颂。"据许多傣文医药学资料显示，傣医药学著作《档哈雅龙》的作者就是龚麻腊别。

肆 中国民族医药篇

（四）古代八大名医

1. 帕牙比沙奴

研究创立了"雅麻哈比扎哈聋"主治风湿麻木、关节疼痛、偏瘫、腰痛、头痛等症。誉为治大病有效的方药。

2. 帕雅迪沙把莫哈

研究创立了"雅叫维细萨腊甘"，主治胸腹满闷、腹泻、淋病、湿疹、头昏、四肢酸痛、水肿、睾丸炎、妇女产后诸疾等疾患。

3. 帕纳来

研究创立"雅阿他纳来"，主治哮喘、胸闷、心慌、小儿高热、腹痛腹泻、头昏眼花、失眠等症。

4. 波迪先

研究创立"雅勒罗松桑"（天下宝药），主要功能为治疗贫血、心慌乏力、食欲不振、消瘦、尿痛、黄疸等，曾被誉为"天下宝药"。

5. 西达俄

研究创立了"雅桑"，主治风湿麻木、痿软偏瘫、头痛耳聋、尿路感染、各种出血、黄疸、死胎不下等症。

6. 腊西达迭

研究创立"雅达尖达巴帕"（宝康药），主治黄疸病、各种出血病、偏瘫疼痛、腹胀腹泻、心慌、头晕、风湿酸痛、小儿高热等疾病（被誉为"宝儿药""宝康药"）。

7. 腊西达叫

研究创立"雅叫帕中朴"（亚洲宝丸），主治发热、心慌头晕、脘腹满闷、恶呕作痛、全身酸痛、烦躁不安、虚弱乏力等症，具有调气和胃、止痛安神之功。

8. 腊西达菲

腊西达菲研究创立"洒随"（今称"雅给"，即解毒药），具有清热解毒之作用，对各种饮食不洁、胸腹不适、头昏眼花、心烦欲吐、汗出乏力等症均有较确切的疗效[5]。

二、当代傣医药发展史上的重要人物

当代著名傣医

1. 康朗仑（1904—2002 年）

男，傣族，云南景洪市人。从小随父学医，1980 年被调到西双版纳州民族医药研究所工作，专门从事傣医学的临床研究。1990 年经国家批准为全国第一批 500 名名老中医（民族医）药专家学术经验继承工作指导老师。1996 年 11 月，经省人民政府批准授予康朗仑为云南省荣誉名傣医。

2. 岩拉（1920—2007 年）

男，傣族，云南勐海县人，四代傣族接骨世医。少时在缅寺当和尚求学，16 岁还俗后与其祖父、父亲学习祖传接骨秘方秘技。1996 年被国家列为全国第二批名老中医（民族医）药专家学术经验继承工作指导老师[6]。

3. 波问图（1921—1989 年）

男，傣族，云南景洪市人。随父学医，对应用傣医药知识治疗妇科病、风湿、结石、外伤接骨方面有一定经验。擅长治疗泌尿系结石、肾炎、各种出血、急性黄疸型肝炎（甲肝），尤其是擅长用外敷傣药方治疗风湿性关节炎、老年性骨关节病。

4. 波玉波（1927—2021 年）

男，傣族，云南景洪市人。1978 年波玉波因通晓傣文，掌握较为广泛的傣医药典籍知识，熟悉傣药千余种，对治疗风湿、妇科病方面具有一定专长，被县卫生局吸收安排到县民族医药推广站（后改称傣医傣药研究所）工作，开展傣药临床研究和傣医傣药文献发掘，收集、整理工作。

5. 康朗腊（1930—2011 年）

男，傣族，云南景洪市人。擅长医治妇科病、妇女产后杂症、乙肝病、风湿病、皮肤病、淋证、癫痫及各种精神分裂症等病症。1978 年调入西双版纳州民族医药研究所，专门从事傣医药科研临床工作。2000 年 8 月被云南省卫生厅批准为云南省首批名老中医（民族医）带徒指导老师。2005 年被科技部、卫生部列入国家"十五"攻关项目——全国 100 名老中医抢救对象，对其学术思想临床经验进行了系统整理。

6. 林艳芳（1958— ）

女，汉族，云南景洪人。傣医药主任医师，国家傣医学首席专家，享受云南省政府津贴，云南中医药大学特聘教授，硕士博士生导师，滇西应用技术大学特聘教授。从事傣医临床、科研及教学工作近 40 年。1988 年在西双版纳州民族医药研究所（傣医医院）工作，先后任傣医科、科研科科长。1990 年经卫生部、人事部、教育部批准为全国名老傣医康朗仑的徒弟。2000 年被西双版纳州人民政府批准为傣医药学科带头人、具有突出贡献的科技人员。2003 年经卫生部、人事部、教育部批准为第三批国家级师带徒傣医药指导老师。能熟练应用中、傣、西医理论诊治临床常见病、多发病，对一些疑难杂症的治疗也有显著疗效。先后发表了 50 多篇有关傣医药的学术论文，翻译出版傣医学著作、教材。承担了 20 项国家级、省级、地州级科研课题，为傣医药的发掘、继承、研究和发展做出了巨大的贡献[7]。

7. 依专（1952—　）

女，傣族，主任医师。云南景洪市人，1995—2008 年任西双版纳州傣医医院院长。1997 年 4 月至 2000 年 4 月经国家中医药管理局、国家人事部、国家卫生部的批准，拜傣医骨伤名医岩拉老医生为师，将总结研发的傣医温热水正骨按摩疗法、三条筋跌打接骨膏用于临床，疗效满意。

8. 康朗香（1932—　）

男，傣族，云南景洪市人。1949 年在佛寺当和尚求学，1957 年还俗随父兄在民间行医，能自制傣药，熟练应用傣医理论诊治临床常见病、多发病和部分疑难杂症。1988 年 4 月，调入西双版纳州傣医医院工作至 2002 年退休，被返聘回医院成立专家工作室，为培养更多的傣医药人才做出了应有的贡献。1991 年、1996 年被评为云南省卫生系统模范工作者和全省中医药工作先进个人。擅长医治各类风湿病、乳腺病、内妇儿科、皮肤科、骨伤科等[8]。

9. 波燕（1924—2007 年）

男，傣族，云南勐腊县人。祖传 6 代傣医，自幼跟随父亲学医，后又跟出国部队医生学习中医药知识。行医特点为傣、中医结合，特长为治疗胃癌、脑瘤、脑癌、胸膜炎、中风偏瘫等多种疑难疾病，以癌症的治疗在民间享有较高声誉。

10. 岩朗（1939—不详）

男，傣族，云南景洪市人。自幼跟随父亲学医，长于治疗骨折外伤，痔疮、癌瘤、风湿病、胃病、肾炎、水肿病、皮肤疔疮脓肿、高热病、菌痢。医术高明，诊治患者众多。识傣药千余种，并可自制傣药酒剂、散剂、丸剂等。

11. 布来俄（1913—1986 年）

男，傣族，云南耿马县人。著名傣医。擅长治疗常见的妇科、贫血、腹痛胀闷、消化不良、风湿、麻风等多种疾病。1961 年入职孟定卫生所，从事麻风病的防治，兼傣医门诊[9]。

12. 方克辉（1951—2020 年）

男，傣族，云南德宏芒市人，祖传傣医。16 岁开始学习傣药，年轻时候加入了缅甸共产党领导的人民军，在战场上，方克辉用傣医医术救治了大量伤病员。擅长治疗肝炎、胃溃疡、妇科。

13. 康朗庄（1932—　）

男，傣族，云南景洪市人，祖传傣医。除傣族民间医生最常用的草药外，擅长用动物药治疗疾病。治疗方法主要都是靠药物混合调理，擅长治疗风塔疾病，如腿疼、手脚疼、头痛等，治愈最多的是皮肤病，从古籍中寻找治愈红疹的方法。

14. 康朗龙（1938— ）

男，傣族，云南勐腊县人，师从祜巴英达和缅甸医生波涛勐。1959 年还俗，作为"乡村医生"在大小村寨为人解除病痛，1982 年参加"中西结合"培训班，取得"乡村医生执业证书"。擅长治疗胆结石、神经衰弱、癫痫病、月子病。

15. 岩尖勐（1940— ）

男，傣族，云南省勐腊县人，祖传傣医，师从祜巴英达，1958 年还俗。常年研习傣医药的相关书籍并到西双版纳州傣医医院坐诊，主要擅长治疗风湿骨病、肝病、妇科杂症、头晕头痛、破伤风等常见疾病。

16. 朗波岩坐相（1958— ）

男，傣族，云南德宏芒市人，祖传傣医。经常在近处野外的森林，时常到相隔百里的缅甸古林寻药，是一名资深的草药专家。自制骨科药酒，对接骨、粉碎性骨折有显著的治疗效果。

17. 双岩（1976— ）

男，傣族，云南德宏芒市人，祖传傣医，毕业于德宏州职业学院临床医学专业。建立民间傣医傣药堂，引种栽培稀缺草药，收集、使用傣药 400 余种。

三、傣医药学的主要内容

（一）四塔五蕴理论

"四塔五蕴"理论是傣医药学的核心理论，是阐述人之生命起源、生长发育过程，以及阐述人体生理和病理变化，指导预防和诊断治疗疾病的理论。

（二）三盘学说

"三盘"学说是傣医用以划分人体部位及其所属内脏，解释人体的生理现象、病理变化、确定病位、诊断疾病，并指导临床辨证论治及用药的理论。

（三）雅解学说

"雅解"为傣语，意译为解药，其核心内容是"未病先解、先解后治"和"雅解"方药的应用，在疾病的防治中起着重要作用。

（四）风病论

傣医把许多复杂多变的疾病归属于风证论治，凡具有"动"性质的疾病，均可从风论治。傣医经书中所记载的以风辨病、以风字命名的疾病就有 300 多种[10]。

（五）傣医病因病理学

傣医学认为，四塔与五蕴之间平衡和协调是人体健康的基础，疾病产生的原因分为内因和外因。傣医学从整体上认识疾病发生、发展和变化规律，确立了以四塔、五蕴失调为中心的病理观。

（六）傣医诊断方法与辨病机理

傣医在长期的诊治疾病过程中，总结医疗经验，创立了"尼该档细"即"望、闻、问、摸"诊断方法，还提出了"塔都档细"（四塔）辨病、"夯塔档哈"（五蕴）整体辨病等辨病机理。

（七）傣医治病方法及方药

傣医治病方法分为内治法和外治法两大类，其中外治法是最具傣医特色的治疗方法。傣医用药选方因时、因人、因地、因症而定，有相应的"四塔药""四塔方"。

（八）傣医疾病预防与养生

数千年来，傣族人民在与疾病作斗争的过程中，在预防疾病方面积累了丰富的经验和知识，提出了许多预防与保健养生的理论和方法。

四、傣医药发展现状

1. 相关政策支持到位

2021 年云南省人民政府办公厅印发《关于加快中医药特色发展若干措施的通知》。2017 年西双版纳州人民政府颁布了《关于印发西双版纳州傣医药南药产业发展规划（2016—2030 年）的通知》，明确提出力争到 2030 年，全州傣医药南药产业总产值达到 100 亿元，年均增长 15% 以上[11]。2021 年 11 月，云南省卫生健康委、云南省医疗保障局在云卫财务发〔2021〕36 号通知中，明确了新增 11 项傣医适宜技术服务价格项目编码。

2. 傣医药药材（傣药、中药通用）种植初具规模

2015 年通过西双版纳州傣药材资源调查，建立了 688 份傣药标准图文数据库。完成了西双版纳州药材资源种养及加工情况调查统计；编制了《西双版纳州中药材种植产业化发展规划》，以"公司＋基地＋农户"的模式，大力发展石斛、重楼、金线莲、白及、黄精等为主的森林药材[12]。截至 2021 年年底，西双版纳州中傣药材种植面积 27.73 万亩，中药材产量 0.90 万吨。

3. 傣医药制造业逐步壮大

2022 年，西双版纳州有医药制造企业 6 户。西双版纳规模以上傣医药制造企业有版纳药业、佛鑫药业 2 户，生产的主要产品有双姜胃痛丸、珠子肝泰胶囊、龙血竭、傣百解等。2018 年，版纳药业药品优良制造标准（GMP）升级及傣药产品产能升级和技术提升改造、雨林制药整体搬迁及技术改造工程建设被列入省级工业转型升级重点项目，争取到省级中药饮片产业发展项目资金 700 万元。2019 年，滇西应用技术大学傣医药学院主持"傣药材和饮片标准研究制定项目"。

4. 傣医药医疗服务体系不断健全

西双版纳州已基本建成以州傣医医院为龙头，县级中傣医医院为枢纽，乡镇卫生院（社区卫生服务中心）为支撑、村卫生室（社区卫生服务站）为网底的四级中傣医药服务体系。2018 年成立了西双版纳傣医医疗集团，有 71 个成员单位，在傣医技术提升、傣药制剂推广应用等方面加快推进。社会办中傣医类医疗机构 55 个（医院 1 个、门诊部 7 个、诊所 47 个），占社会办医疗机构的 12.67%[13]。德宏州中医医院及各县市中医医院均加挂傣医医院牌子，设立民族医药科 2 个，傣医门诊 31 个，有民族医 60 余人，其中傣医药 34 人。

5. 傣医药科研开发成果显著

西双版纳州民族医药研究所在整理傣医药古籍文献的基础上，收集了 7000 多个傣医传统药方，发表论文 300 多篇，成功申报傣医药科研项目 90 余项，科研成果共获奖 33 项。先后出版了《西双版纳傣药志》《傣医四塔五蕴理论研究》《傣族传统方剂学》《中国傣医药彩色图谱》《中国傣医单验秘方大全》《嘎牙山哈雅》等 30 余部书籍，并整理出版了《档哈雅比咱哈》《档哈雅拢害沙巴》等傣医药古籍[14]。研究开发出傣药院内制剂 43 种，获云南省食品药品监督管理局医院制剂批文。2016 年，5 种傣药国药准字产品被列入云南省医保药品报销目录，其中健胃止痛胶囊、百解胶囊等 8 个品种的傣药院内制剂可在云南省中医集团内调剂使用；研究制定出傣药材标准 114 个，填补了傣药无标准的历史。

6. 傣医药基础设施建设进一步完善

西双版纳州有公立中傣医医院 4 个（西双版纳州傣医医院景洪市中傣医医院、

勐腊县中傣医医院、勐海县中傣医医院），德宏州有 4 个（德宏州中傣医医院、瑞丽市中傣医医院、盈江县傣医院、陇川县傣医院）[13]。目前，多个中傣医院不同程度争取到中央预算内资金支持，医院基础设施条件得到明显改善，为傣医药发展筑牢基础保障。

7. 傣医药人才培养稳步推进

目前，傣医药已初步建立了包括学历教育、师承教育、继续教育等多形式、多层次的人才培养体系。傣医医师资格于 2006 年在西双版纳州开考，通过考试获得傣医执业（助理）医师资格累计 500 余人。

学历教育：20 世纪 80 年代西双版纳州卫校开设傣医中专学历教育；2007 年西双版纳职业技术学院设置傣医学专科专业；2013 年，云南中医药大学设置傣医学本科专业；2017 年滇西应用技术大学设置傣医学本科专业，2019 年设置专升本和专科专业。

师承项目：1979 年西双版纳州成立民族医药研究所，1988 年建立西双版纳州傣医医院，之后建成康朗腊、康朗香、林艳芳 3 个名老中傣医药专家传承工作室。培养出了林艳芳、岩罕单、玉腊波、赵应红等一批傣医药学科带头人[15]。此外，通过国家级、省级"师带徒"的方式，培养了 8 批共 14 名国家级和省级"傣医徒弟"。2018 年 1 月，西双版纳州人民政府办公室出台《西双版纳州傣医药人才培养三年行动计划（2018—2020 年)》，于 2022 年 3 月出师 7 名。

继续教育：除申报参加国家级、省级人才培养培训项目外，西双版纳傣族自治州和德宏景颇族傣族自治州各级各类医疗机构还通过"请进来，走出去"方式积极开展傣医适宜技术培训，不断提高基层专业技术人员傣医药适宜技术实践技能水平。

五、傣医药发展存在的困难和问题

（一）傣族传统医药传承中的问题

1. 傣医药人才后继乏人

20 世纪 80 年代以后，经验丰富的老傣医所剩无几，傣医药后继乏人现象日益严重。一些名老专家居住在边远地区，也给传承带来一定困难，再加上民间傣医老龄化，一些著名老傣医相继去世。相比藏医、蒙医等民族医学，傣医发展速度缓慢，原因主要有人才十分缺乏；人才培养标准单一，培养系统过于局限封闭；傣医医师资格认定困难。

2. 傣医药文化教育、宣传力度不够

傣医药文化的形成发展与地域、文化背景、宗教关系密切，学院教育缺乏优势。而师带徒模式由于审批严格，达到条件的导师数量很少，招收规模小。寺院教育缺乏傣医药文化传承，民间传承模式受传承习俗的影响难以适应现代社会对傣医药人才的需求。另外，由于傣医药宣传推广力度小，特别是在非傣族地区，对傣医药的了解甚少，也限制了傣医药的发展。

3. 傣医药传承习俗的局限

民间傣医一般为家族传承、传内不传外，使疗效显著的验方和技术经验失传，后人无法深入研究，从而导致了民间傣医从医人员大幅减少、傣医药经验和理论面临难以传承的现状。

（二）傣药资源陷入发展困境

1. 傣医药资源短缺、研发投入不足

目前，傣医药的研发水平有限，市场竞争力不足，产业链不完善。政府对傣医药的医疗机构、基础设施、研发等方面投入不足。研发工作主要是对文献著作的整理。傣医药生产企业规模不大，企业对研发重视不够，投入研发经费不足，企业研发技术人才匮乏等原因制约傣医药研发工作的进程[16]。

2. 野生药材的保护力度不够

随着傣医药产业的发展，药材需求增大，开采增加，导致野生药材减少。同时，周边土地的开发，一定程度波及傣药材赖以生存的生态。目前，政府对药材的资源危机等问题的重视程度还不够，规模化地引种、栽培和种植傣药材产业尚未形成。截至 2021 年，整个西双版纳州中傣药材种植面积仅 27.73 万亩，且种植面积比 2018 年减少了近 2 万亩。

3. 傣医药未形成产业链

傣医药目前仅有 5 个国药准字品种，由于缺人才缺资金，43 个院内制剂要申报国药准字品种困难重重。傣药企业数量少、规模小、研发能力不足、专业技术人才匮乏等多方原因导致傣药产业发展缓慢。

六、对傣医药发展的对策建议

（一）从政府作用的角度进行传承保护

传承发展傣医药，要靠国家政策、专业人才、科学技术和国家财政的投入，要

肆 中国民族医药篇

273

想全面推动傣医药发展，需充分发挥政府职能，制定保护性的政策才能得以良性发展。

（二）从教育的角度进行传承保护

促进傣族医药事业发展，必须从培养高素质人才出发，充分发挥名、老傣医的作用，继续实施师承项目。在北京中医药大学、云南中医药大学、滇西应用技术大学等高校加大力度发展傣医药高等教育，培养适合适应现代需求的高层次、高学历的傣医药人才。同时，需充分利用国家"定向医学生免费培养计划"政策，吸引更多优秀的年轻人学习、传承和保护傣医药文化。

（三）健全傣医药科研机构，提升傣药研发能力

依托滇西应用技术大学傣医药学院为平台，联合北京中医药大学、云南中医药大学以及中国医学科学院药用植物研究所等科研院所，整合高校及科研院所的学科优势和人才资源，加强与知名药企合作，积极筹建傣医药协同创新研究院，全面提升傣药研发能力和水平。

（四）规范傣医药种植基地，提高傣药质量品质

一是政府引导行业或协会出台相关规范种植标准，建立信息采集平台。

二是探索创建"高校＋政府＋企业＋合作社＋基地＋农户"的"六位一体"产业运行模式，推动规范种植基地建设。

三是企业加强傣药材生产示范基地建设，培育傣药材知名品牌和优质药材品牌，建立保种、仿生栽培等原材料生产体系，解决大百解等著名傣药资源枯竭的问题。

（五）发挥傣医药特性，打造傣医药品牌

积极申请将傣医药发展列入云南省和国家的重点发展领域，积极引入研究机构或著名药企，从现有的经方、验方及43个院内制剂中，将疗效确切、临床用途广泛的傣药品种加入科学技术成分，提升药品功效，发挥傣药特性，打造傣药品牌。同时充分发挥傣医药医养结合的特点，进行傣医药健康食品和保健品的研发。

（六）组建傣医药大联盟，推动傣医药产业转型

充分发挥傣医药特色功效，开展特色健康服务，拓展傣医"健康旅游"项目。

从傣医药材种植到傣医药保健品研发、生产，体验傣医药健康产业链，开展傣医药"体验旅游"项目。依托云南丰富的旅游资源，促进傣医药与健康旅游相结合，探索傣医药多元化综合化发展，拓展傣医药服务新领域，从而推动西双版纳州向"傣医药—旅游—大健康产业"的转型发展。

（七）"互联网+"，提高傣医药知名度

政府出政策，企业供资本，高校给人才。定期举办"西双版纳傣医药暨生物医药产业研讨会""健康西双版纳全球共享大会"等活动，策划在全国范围内举行傣医药的学术推广会，邀请傣医药专家及学者讲解傣医药的发展历史、特色诊疗技术、临床疗效及应用领域等方面的知识。利用微信、微博等新媒体进行宣传报道，激发人们对傣医药的兴趣与信任，提高人们对傣医药的认知度，促进人们对傣医药的信任度。

参考文献

[1] 林艳芳，邓群. 中国傣族传统医药学发展概况［J］. 中国民族医药杂志，2009，15（10）：1–5.

[2] 编委会国家中医药管理局中华本草. 中华本草傣药卷［M］. 上海：上海科学技术出版社，2005.

[3] 刀会仙，林艳芳. 论傣医药文化与贝叶文化的关系［J］. 中国民族医药杂志，2007，13（6）：66.

[4] 陈士奎，蔡景峰. 中国传统医药概览［M］. 北京：中国中医药出版社，1997.

[5] 林艳芳. 发展中的中国傣族传统医药：2011 民族医药发展论坛［C］.

[6] 依专. 傣族民间接骨名医——岩拉［J］. 云南中医中药杂志，1998，1：30.

[7] 玉波罕，岩温龙，刀会仙，等. 林艳芳导师学术渊源［J］. 中国民族医药杂志，2012，18（11）：3.

[8] 岩罕金，罕华珍. 名傣医康朗香传［J］. 中国民族医药杂志，2008，14（10）：77.

[9] 张超. 傣医药学史［M］. 北京：中国中医药出版社，2007.

[10] 胥筱云，杨梅，罗艳秋，等. 傣医药学"风病论"溯源［J］. 云南中医学院学报，2009（5）：27–31.

[11] 华林，成灵慧，王柳. 民族记忆传承视域下的云南傣文宗教档案文献遗产抢救研究［J］. 北京档案，2018（4）：4.

[12] 本刊综合报道. 傣医药：彩云之南的美好礼物［J］. 中国民族，2018（2）：1.

［13］刀华丽，董宏，李伟 . 傣医药在西双版纳州基层卫生工作中的现状与作用［J］. 中国民族民间医药，2018，27（18）：3.

［14］林艳芳 . 中国傣医传统经方整理与研究［M］. 昆明：云南民族出版社，2013.

［15］玉喃哈，胡海燕，佟宇帆，等 . 云南省民间傣医职业生态调查研究［J］. 中国民族民间医药，2019，28（7）：5.

［16］王高合，佟宇帆，胡海燕，等 . 论傣医药产业面临的发展困境及其对策［J］. 中国民族医药杂志，2019（7）.

肆　中国民族医药篇

伍

综 合 篇

HB. 18 世界传统医药法律法规发展报告

高雪娟[①]　王君卿[②]　颜　涛[③]

摘　要： 传统医药法律制度作为世界卫生组织传统医学战略（2014—2023）的基础保障和重要内容，其制定和执行因各国传统医药实践的不同而有明显差异。报告从传统医学实践、传统药物监管以及执业制度等方面客观、科学地分析世界各国传统医药法律法规的实施现状，整理归纳出世界传统医药立法的特点及制约因素，并对其未来发展进行合理预测。当前，世界各国立法普遍将传统医药列为现代医学的替代或补充，区域性法制发展和侧重点各不相同，安全保障是传统医药立法的焦点问题，传统医学独立性和整合性立法任重道远。未来立法推进的重点仍将是传统医药的质量与安全，全面完善传统医药在公共卫生、医药监管、知识产权保护等领域的法律制度；加强国际交流合作，推进国际标准制定；充分发挥传统医药特色和优势，保障公民健康权，增强公民对传统医药的获得感、安全感和幸福感。

关键词： 传统医药；传统医学发展战略；补充医学

一、概述

世界卫生组织第18届工作总规划将"传统医药"定义为："传统医药是每个国家传统的一部分，并且是执业者世代相传的应用实践，受其保健人群的接受性也是世代继承的。因此，传统医药是自然区域性的，而不是从一种文化向另一种

---

① 高雪娟，法学博士，福建中医药大学副教授，研究方向：卫生法学与政策、中医药法。

② 王君卿，思想政治教育法学硕士，广州中医药大学助教，研究方向：中医药服务贸易、学生管理。

③ 颜涛，民商法学硕士，成都中医药大学管理学院副教授，研究方向：中医药文化传播、创新创业教育。

文化传播的。"[1]《世界卫生组织传统医学发展战略》（2014—2023 年）重申将传统医药纳入卫生保健系统以及监管传统医药质量与安全等战略目标，一直注重传统药物的公平性、可及性以及安全性，支持世界各国根据本国国情制定、推进和健全相关法律制度。世界各国传统医药实践经历了从初识、接纳到研究、促进的过程，在各自法制道路建设上呈现出不均衡且复杂多元的立法特点。通过立法来规范与促进传统医药的发展，营造保护传统医药的法制环境，已成为多数国家的普遍共识。

传统医药法律法规是保障传统医学（药物）战略各阶段任务落实和具体目标实现的重要手段。传统医药法律法规既根植于各国的国情和医药实践，亦与传统医药国际规则的形成息息相关。传统医药的形成是长期社会历史实践的结晶，其法制体系和发展研究必然涉及众多医药部门，包括医疗服务、草药生产、质量评估、医药贸易以及疾病防治（传染病、慢性病和常见病等）等。这些细分领域均在立法上有其独特的诉求和规范。本报告将在梳理和总结近年来世界传统医药立法成果和代表国家特色法制的基础上，重点围绕传统医学实践、传统药物监管以及执业制度等领域，进一步检视其实施现状和制约因素，也将对未来传统医药法律法规的发展趋势进行合理预测和建言献策。

二、世界传统医药法律法规概况

根据 WHO 统计，截至 2018 年，目前有 98 个国家制定传统和补充医学国家政策（见图 18 - 1），109 个国家具有有关传统和补充医学的法律或法规框架（见图 18 - 2），124 个国家制定草药监管法规（见图 18 - 3），78 个国家制定传统和补充医学服务提供者监管法规（见图 18 - 4）。[2]各国传统医药法律法规建设持续努力，不

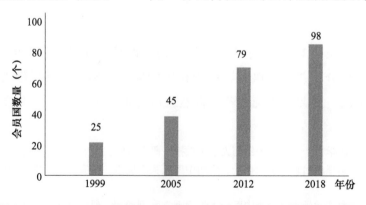

图 18 - 1　1999—2018 年制定关于传统和补充医学国家政策的会员国数量

断健全现有立法，特别是在草药法规、技术实践（针刺疗法）、知识产权以及教育与执业等方面，传统医药领域的法制成果不断涌现，最大限度确保传统医药的安全质量以保障公民健康权，并为践行世卫组织传统医学的战略目标和具体任务提供了法律指引和制度安排。

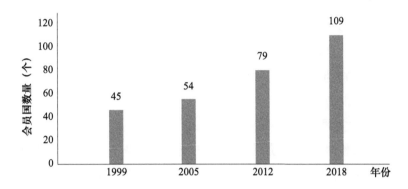

图 18 - 2　1999—2018 年具有有关传统和补充医学的法律和法规框架的国家数量

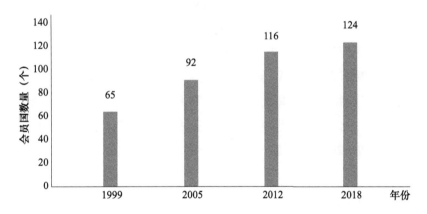

图 18 - 3　1999—2018 年世界卫生组织实施草药监管的会员国数量

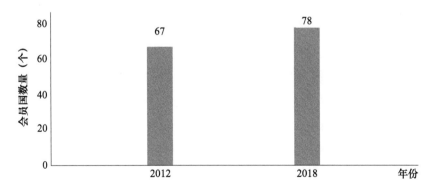

图 18 - 4　2012—2018 年对传统和补充医学从业人员进行监管的会员国数量

伍　综合篇

（一）亚洲地区

1. 总体概况

亚洲地区传统医学起源最早，发展最全面，包含了中医学、印度医学、阿拉伯医学等较为典型的传统医学。结合地缘和医学实践分类，可以划分为以中医药为主的东亚，多元传统医药的东南亚，印度传统医学"阿育吠陀"、尤纳尼医学、西达医学、瑜伽功等植物药使用为主的南亚和中亚部分，还有阿拉伯医学等补充和替代医学疗法的西亚和北亚部分。

（1）传统医学实践

亚洲多个国家和地区对传统医学（补充或替代医学）存在一定程度的认可和立法。东亚地区，以中、日、韩为典型代表，韩国政府长期采用韩医和西医并重的政策，如《韩医药育成法》《医疗法》《韩医专门医生的修炼及资格认定相关规定》；[3] 东南亚地区，以越南、马来西亚、印度尼西亚和泰国为代表，泰国构建了独具特色的傣医药理论体系，[4] 2000 年颁布《关于批准使用中医方法治疗疾病的规定》，全面规范传统医药管理；[5] 中亚地区，以吉尔吉斯斯坦、哈萨克斯坦为代表，2012 年《哈萨克斯坦共和国法律修订第 36 - V 号》规定允许哈医接受规范教育和开展合法医疗服务；西亚地区，以阿联酋、土耳其、以色列等为代表，土耳其 1991 年颁布《针灸管理法》，并于 2002 出台新规；北亚地区，以蒙古国为代表，蒙古国 2010 年卫生部签署法令，制订 2010—2018 年国家传统医学方案和行动计划，旨在通过法令强化政策执行力。

（2）传统药物监管

部分国家出台了专门针对草药的法规，主要集中在草药生产质量管理、药物准入、药方制剂和销售监管等方面；仍有不少国家对于草药的生产和销售均无明确规定。新加坡作为亚洲传统中草药和中成药最大的出口国之一，最早于 2008 年出台并不断更新《中成药产品批准申请指导》，允许进口通过我国 GMP 认证的中成药；马来西亚 2016 年发布《传统与辅助医药法令 775 条文》，本国传统医药生产需获得 GMP 认证，进口传统药品需通过 GSP（Good Supply Pratice）认证；泰国著有泰国草药药典，规范草药生产和注册标准；阿联酋 1988 年颁布了海湾国家第一部草药注册法规；土耳其于 1986 年颁布国家草药法规（1999 年重新修订），草药被作为非处方药管理；[6] 斯里兰卡出台《阿育吠陀药典》《尤纳尼药典》，对传统药物用药进行指导和监管；蒙古 2015 年更新《草药管理条例》，将草药分为处方药、非处方药和草药 3 类进行监管，[7] 承认我国《中华人民共和国药典》以及《俄罗斯药典》，传统医药市场较大。

（3）执业制度

东亚和东南亚地区的传统医学法令较为成体系，执业监管比较完善。如新加坡2000年11月通过《中医注册法令》，法案规定成立中医管理委员会，执行针灸师和中医师注册制度；新加坡2000年制定《传统中医药执业者法》《传统中医执业者管理条例》（针灸师和传统中医师）；越南2017年更新《传统医学执业者条例》；阿联酋要求取得中医行医执照须符合1975年颁布的第7号联邦法律中"关于从事医疗职业"方面的相关规定，并于2000年底颁布《传统医师执照申请办法》，承认我国中医药院校的毕业文凭。[8]亚洲国家普遍建立体系化的传统医师教育和培训制度。不少国家允许执业人员在私营部门和公立医院执业，如中国、日本、菲律宾、蒙古国、老挝；仍有一些国家仅允许在私营部门执业，如越南、柬埔寨、马来西亚。

2. 代表性国家

（1）中国

中国于2017年7月1日施行《中华人民共和国中医药法》，以法律形式系统规范了医疗、中药、针灸等内容，也包括规范和促进少数民族医药事业发展。少数民族医药包含了传统医药中的藏医药学、蒙医药学、维吾尔医药学、傣医药内容。截至2021年，中国传统医药法律法规有国家中医药管理局现行综合法规4件、新闻宣传法规2件、人事教育13件、医政管理69件、科研管理10件、外事管理1件、法规标准化建设与监督5件，初步形成涵盖传统医师教育与执业、传统药品管理以及传统医学实践等范围较为完整的法律法规体系。此外，我国逐步推进对传统医药的知识产权保障，对中医药传统功法导引和治疗技术等非物质文化遗产进行保护，开辟了新的保障措施和方法。同时，鼓励推广中医适宜技术，制定合理应用传统医药的规范指引。

（2）日本

日本对汉方药的质量管理享誉全球，也使得其生产的汉方药占据了世界市场的重大份额。日本1976年颁布《药品生产质量管理规范》（简称GMP），2003年颁布《药用植物种植和采集的生产质量管理规范》（简称GAP），2012年颁布《生药及汉方生药制剂制造与品质管理相关基准》（简称新汉方GMP），严格规范药材的研发和生产。[9]同时，出台《关于如何对待医疗用汉方浸膏制剂的问题解释》《医疗用汉方制剂管理的通知》等法规，承认针灸和物理治疗等补充疗法，设立专门学校进行教育和培训。[10]日本汉方药的知识产权保护战略，特别是国际认证制度，启发了各国加强对传统医药国际知识产权的保护。日本通过本国传统医药相关协会、高等教育和科研发展，在原引进中国中医药的基础上，不断深化汉方药的创新研究和立法保护。

伍 综合篇

（3）菲律宾

菲律宾 1987 年《宪法》规定国家应建立良好的食品和药品监管制度①。1997年，菲律宾出台《菲律宾传统和替代医学法案》，确立中医药作为传统医学的重要部分，要求设立传统及替代医学研究中心，并对针灸师执业和中医药服务进行了规范。[11]食品和药品监督管理局监管传统和替代药物。传统草药产品注册登记管理较为详细，具体细节如下。①行政资料：申请表，授权书，认证，标识，产品信息。②质量文件：药物一般信息与控制；药品描述和组成、制造、辅料及成品的控制、稳定性。③安全性根据：基于文件关于传统草药产品长期的、明显的安全作用和不存在未知潜在的系统性毒性、致癌性和至畸性的描述。④宣布应用的根据：基于医学/药物文献或类似资源或来自医学、历史、人种学的文档中的这类产品的应用知识文件（50 年）。[12]中药则参照东盟对传统药物注册标准的管理规定，不是以药物而是以食品补充剂进口。

（二）美洲地区

1. 总体概况

美洲针对传统医学的政策法规最早可溯源到 1973 年，即加拿大的魁北克省政府颁布的《医疗法》。北美大部分国家已将传统医药纳入补充与替代医学范畴，积极推进相关政策与立法；南美国家则因发展相对缓慢，相关立法未得到充分重视。[13]

（1）传统医学实践

传统医药在美洲历史发展上呈现较为显著的两极分化。美国作为世界上最早对针灸进行立法规制的国家之一，目前已有 48 个州对中医针灸进行立法规管，众议院一直致力于推动《联邦针灸法案》的出台；[14]墨西哥于 2006 年出台《传统和补充医学国家法》，承认传统医学的地位；厄瓜多尔颁布《厄瓜多尔宪法》《卫生组织法》将传统医学纳入国家医疗卫生体系；智利仅从国家政策层面承认传统医学；哥伦比亚拥有传统医学的监管框架，却无政策或法律文件规管；黎巴嫩、阿富汗、乌拉圭等国尚未建立传统医学的国家政策及法规监管体系。[15]

（2）传统药物监管

部分国家出台了专门针对草药的法规，主要集中在草药生产质量管理、药物注册要求和销售监管等方面；但仍有不少国家对于草药的生产和销售无明确规定。巴西主任合议决议规定了有关草药的注册问题；哥伦比亚出台《基于天然产品的药品

---

① 1987 年菲律宾《宪法》第 12 部分第 13 条规定：国家应建立并保持一种有效的食品和药品监管制度，并投入适当的卫生人力资源进行药品的开发和研究，以对国家的卫生需求和问题做出反应。

生产质量管理规范》，要求遵守药典和专论中有关生产的内容，以确保草药质量；加拿大将草药列为天然保健品，2008 年更新《天然保健品条例》（NHPR），要求个人若在加拿大销售天然保健品，则必须先获得产品许可证；墨西哥采用 3 部药典，即 2001 年的《草药药典》、2007 年的《顺势疗法药典》和 2005 年的《总药典》，且草药生产质量受《健康产品管理条例》监管，以确保草药生产质量管理规范和常规药物相同。[16]巴拿马、圣卢西亚、格林纳达、圣文森特和格林纳丁斯等国在传统医药的销售、生产和药品安全监管方面均无相关法规颁布。

（3）执业制度

只有少数国家出台法令进行监管，如墨西哥于 2002 年颁布针灸从业人员法规，古巴于 2015 年对传统医学执业条例做了更新，巴西和厄瓜多尔于 2016 年对传统医学执业法规做了修订，玻利维亚于 2015 年更新传统医学执业法规，哥伦比亚于 2014 年第 2003 号决议采纳了 2007 年第 1164 号法规并进一步规范执业标准；普遍特征是技术和疗法分别立法，要求执业人员应经过培训学习或高等教育并获取官方认可的执照才能申请执业。少数国家允许执业人员在私营部门和公立医院执业，如巴西、智利；多数国家仅允许在私营部门执业，如哥斯达黎加、玻利维亚、巴巴多斯。

2. 代表性国家

（1）美国

美国是一个联邦制国家，传统医学在美国起着替代医学或补充医学的作用，因此，美国尚未有统一的传统医药立法，其传统医药相关法律主要由补充及替代医学法、各州中医（针灸）法以及植物药法组成。1973 年，内华达州成立中医医务局，并成为美国首个将针灸进行合法化的州，第一部针灸法也在此诞生，其不仅是美国的第一部针灸法，同时也是西方第一部中医法，该法案规定具有 10 年以上临床经验的针灸师可以没有医生监督而施行针灸治疗①。从内华达州诞生第一部针灸法至今，美国的针灸立法历史已跨越半个世纪。[17]虽然美国联邦政府目前仍未制定适用于全美范围的针灸法，但其在 1995 年便已间接地认可了针灸疗法，使得针灸针在 1995 年 5 月被美国的食品与药物管理局列入医疗器械。2013 年 3 月，怀俄明州通过针灸法案时，美国已经拥有 48 部针灸法律，2018 年 10 月签署的代号为 H. R. 6 的法律文件是首次提到针灸的美国联邦法律。美国各州在针灸立法方面的管理大致分为两类：一类是专门为针灸制定相关的法律法规，并设置针灸师职位；另一类是摒弃针灸立法，但允许医师运用针灸疗法或在医师指导下使用针灸治疗。美国大多数州都

---

① 内华达州 1973 年通过的中医法案有 3 个特点：第一，这是全美国，也是西方第一个中医法，史无前例；第二，合法化的内容是中医，包括针灸和中药，而不仅仅是针灸；第三，法案承认中医的独立地位，而非将中医设置于西医控制之下。

允许中医针灸师依法独立行医。美国在针灸立法方面的管理方式是法律和非法律手段兼具，中央与地方共同管理，总体发展趋势是加快立法进程，规范化和科学化针灸疗法的整体运作过程，逐渐扩大针灸立法的应用范围，不断提高美国的针灸治疗水平。美国针灸立法发展的主要内容有针灸疗法的规章制度、针灸从业者的准考核和技术能力测评、针刺医疗的事故纠纷与责任负担等。随着针灸立法的不断完善，美国的中医针灸正从曾经的补充医学逐渐向主流医学进军。[18]

（2）加拿大

加拿大对于传统医药的立法主要体现在中医针灸领域。1973 年，加拿大出现了首个为中医针灸立法的省份——魁北克省，该省政府在这一年颁布了《医疗法》，法规中规定了西医医师针灸的操作要求。1985 年，加拿大立法允许非西医医师从事针灸行业，直到 1994 年，《针灸法》才被设立，至此认可了中医针灸医师的从业资格和地位。2000 年，不列颠哥伦比亚省宣告了《中医师及针灸师法规》的成立，该法规成为加拿大中医针灸立法的基石。[19]1999 年 7 月前的中医医师，只需提供受过中医针灸教育的证明，并且历年医治稳定数目的患者就可以直接发放中医医师执业许可证；但在 1999 年 7 月之后从业的中医医师必须具有中医相关的学历证明，并且要通过中医医师测试才能取得中医针灸从业执照。2008 年 4 月，加拿大卑诗省将针灸归入医保保障范围，但是仅仅针对少部分低收入省民，而且每个年度只有 230 加元，还是同物理疗法、脊柱疗法共用的。[20]目前，加拿大几个重要大省均已为中医针灸立法，推动了中医药的迅猛发展。2004 年 1 月，中医草药在加拿大被列入天然保健品，受到《天然保健品条例》的管辖，该条例第 3 部分重点说明了天然保健品药物制造和质量监督管理的细则。中医草药根据《天然保健品成品安全性和有效性证据指导文件》被纳入"证书许可"制度；同时，还采用英国、美国和欧洲的药典，但是这些药典均无强制的法定约束力。[21]

（三）欧洲地区

1. 总体概况

欧洲从地缘上分为中东欧和西欧。传统医药在西欧有良好的实践基础，也是传统医药向西方世界传播的重要纽带；相较西欧，由于历史地理和经济环境缘故，中东欧传统医药的发展相对缓慢，但与中国合作较为密切，已有不少国家，例如，俄罗斯、白俄罗斯、捷克、乌克兰等国与中国签订了中医药合作协议。

（1）传统医学实践

传统医学的认可程度在欧洲根据各国立法划分为 3 种情形：一是传统医学得到国家立法确认，部分纳入国家卫生保健体系，如德国、荷兰、波兰、西班牙、葡萄牙和比利时等国。匈牙利作为欧洲第一个中医立法的国家，于 2015 年颁布《中医立法实施细则》进一步细化中医执业规则，但中医未纳入国家保险。葡萄牙于 2013 年颁布《补充与替代医学法案》，确立 6 种疗法的合法地位。① 2018 年颁布中医药（第七非常规疗法）实施细则。二是国家认可传统医学实践，但未承认其与主流医学同等的法律地位，也仅将部分传统医学纳入国家卫生保健体系，如英国、荷兰、瑞士等国。英国规定西医可以使用针灸在内的传统医学疗法，荷兰则将各种中医药疗法、顺势疗法和指压疗法等纳入补充医学范畴。三是国家虽不认可传统医学，但默许其存在和发展，如爱沙尼亚。

（2）传统药物监管

近年来，传统药物特别是植物药在欧洲的发展态势良好，欧盟国家中草药销售市场年平均增幅达到 10%。[22]欧洲对植物药进行分类管理，分为处方药、非处方植物药以及保健药 3 种，获官方批准正式使用的有 200 多种。[23]2004 年 4 月 30 日，欧盟《传统药品法案》正式生效，对传统草药产品的推广使用确立严格程序与标准限制。[24]针对欧盟草药质量问题，《欧洲药典》提供草药及其制剂的方法、测试、鉴定等专论。绝大多数欧洲国家或在欧盟统一传统医药法令基础上进一步制定相关法制，或因地制宜规范本国传统药品。例如，奥地利 2005 年颁布植物药法规，并于 2009 年颁布植物药产品制造规则；德国以《德国药典》与《欧洲药典》为法律依据；瑞士 2006 年实施专门植物药规章——补充药物、植物药条例和植物药指令，并于 2010 年颁布具有法律效力的国家药典。[25]总而言之，欧洲各国依据传统药品制药技术的现代化发展，制定严格标准，规范药品注册与上市流程，逐步形成相对统一的法令和监管体系。

（3）执业制度

目前只有少数国家对传统医师执业进行立法监管，如奥地利对阿育吠陀医学和中医执业人员有法律监管，比利时于 1999 年出台立法对非常规治疗方法的执业人员进行认证管理，葡萄牙于 2013 年修改立法加强对 7 类非常规疗法执业人员的执照管理，瑞士只有针对正骨疗法执业人员的立法（脊骨神经医学归主流医学相关立法监管），荷兰也只是对脊骨神经医学和正骨医生进行法律管辖。这些国家当中，多数国家没有要求执业人员有高等教育背景和考试，少数国家如葡萄牙、瑞士等国家比较注重高等教育，要求至少获取学士学位文凭或通过国家级考试方可执业。部分国家允许执业人员在私营部门和公立医院执业，如英国、捷克、挪威、瑞士；部分国家仅允许在私营部门执业，如荷兰、西班牙、瑞典。

---

① 6 种疗法分别为中医针灸、顺势疗法、整骨疗法、自然疗法、植物疗法和整脊疗法。

伍 综合篇

2. 代表性国家

（1）英国

英国对传统医药一直持比较宽松的政策，传统医药的良好实践推进立法的不断跟进。1950年《顺势疗法行业法案》、1993年《整骨疗法师法案》和《整脊疗法师法案》以及与其配套的15部法规，初步架构传统医学实践的法律框架，对顺势疗法、整骨疗法和整脊疗法进行分类规范。[26]2002年始，英国卫生部成立针灸立法工作组，开始推进中医药立法，但至今却呈停滞状态，目前中医药主要由行业协会自我监管。同年，英国卫生部成立了草药师立法管理工作小组，将中医、西方草药与印度草药等统一注册成"草药师"，并把中医针灸单独注册。[27]从2014年5月开始，植物药产品须进行传统植物药注册才能在英国上市。[28]英国传统医药立法特别是中医药整体立法的结局不仅关系中医药在英国的发展命运，也将密切关系对其拭目以待的其他国家。

（2）法国

法国对传统医药立法从中医针灸开始。1962年，法国医学科学院承认针灸疗法是一种医疗行为；1985年，法国卫生部成立针灸专门委员会着手立法，属于较早对中医进行立法管理的欧洲国家。[29]依据法律，针灸师需具备医学院校文凭，通过本国国家考试，并经过审批方可执业。对于传统药物的管理，法国严格按照植物法规，将草药适用范围分为草药制品、食品与化妆品3类，草药制品又分为注册药物和不能宣传疗效的保健品、食品补充剂。作为处方药的注册药物被列入国家医保目录；而作为保健品、食品补充剂的草药制品，无须按药典标准给予审批，也因此不能作为药物上市流通。1984年以来，法国药典委员会和法国审批委员会致力于制定草药制品及其上市流通的准则要求，并建立销售申请许可制。24条国际药典标准的审查内容涵盖了质量、安全标准——毒性试验、疗效标准——临床适用等，始终对草药的质量和安全保持审慎严格的态度。[30]

（四）非洲地区

1. 总体概况

尽管传统医药在非洲国家的历史悠久，立法起步也较早，绝大多数国家的政府默许或鼓励传统医药的发展。但目前仅南非、纳米比亚以及加纳有专门立法，仍有超半数的国家未从立法上给予承认，如阿尔及利亚、赞比亚、埃塞俄比亚、坦桑尼亚等国。尚未立法的国家中有少数将其纳入国家卫生保健体系，如阿尔及利亚和毛里求斯。

（1）传统医学实践

多数国家通过本国卫生政策、发展规划或者国际合作协议等方式确立和发展传统医学。莫桑比克于 2021 年 4 月 16 日颁布《卫生政策及其实施战略的第 13/2021 号决议》，该决议要求政府加大对传统医学和替代医学的研究投入，以此寻求更多更好的医学诊疗方法；安哥拉于 2012 年颁布《2012—2025 年国家卫生发展计划》，该计划将中医的针灸、按摩等疗法作为预防和治疗某些疾病的方式；马拉维共和国于 2017 年 4 月 18 日和中国签订《传统医学领域合作谅解备忘录》，以更好开展医疗援助与传统医药合作。

（2）传统药物监管

多数国家没有单独立法，而是分散规定在各国食品、药品法律法规，传统医药进出口管理以及国际合作协议中。加纳政府于 2000 年成立传统医药管理局，制定《药品的注册条例》《药品的广告条例》等法律法规，要求药品与食品分开，药品必须经过注册方可生产和交易；埃塞俄比亚于 2014 年 1 月 24 日颁布《第 299/2013 号食品、医药和卫生保健管理和控制部长理事会条例》，规定传统医药包括植物、动物单独或混合制成的药品，同时依据《英国药典》和《美国药典》标准管理传统药品，严格审批制度，审批时间较久（如制剂类新药审批需 3 年）；马拉维相关药品法令中规定了药材植物的医用价值；马达加斯加、科摩罗、坦桑尼亚、毛里求斯等国则主要通过与中国在恶性抗疟、新冠肺炎疫情防控与治疗等方面提供医疗援助的合作中，对共同开发本国植物药或进口中药不断深入交流，达成共识。

（3）执业制度

只有少数国家对传统医学执业人员立法监管，如南非、加纳、埃塞俄比亚，一般要求执业人员经过高等教育或官方培训，方可申请执业执照。多数国家没有立法监管，部分国家有政府层面的监管且要求传统医学执业人员需有执业执照。非洲各国基本仅允许传统医学执业人员在私营部门执业，个别国家允许其可同时选择在公立医院执业，如厄立特里亚、刚果、塞内加尔等。

2. 代表性国家

与英国、葡萄牙等对传统医学疗法分类立法不同，南非对多种传统医学进行了统一规范。1982 年南非颁布《联合卫生服务职业法令》（修正案），包含了对草药医学、整脊疗法、顺势疗法和物理疗法的管理规定。[31]南非对于中医药的重要立法最早确立于 1998 年《药品及医疗监管法案》，后该法案被废除，未得以有效实施。2001 年南非《医疗改革法案》确立了中医及针灸行医的法律地位。根据 2007 年《南非传统医师法》对传统医学和传统医药的界定，中医不属于传统医学，中药亦不属于传统医药，而是归属于"补充医学"的范畴。即便如此，近年来，南非对中医药立法日臻完善。2007—2020 年《联合卫生专业法》陆续出台针对中医及针灸执业规范的实施细则，包括安全指引、中医人员的注册、使用针头的规范性行为、专业指南、专业委员会考试机构以及针灸实验等具体规范。根据《南非联合健康职业法》及《药品法》等相关法律规定，中药属于药品范畴，注册中医师可使用并销售中药饮片及中成药；中成药作为"补充药品"门类，在南非保健品监管机构有独立注册类别，可以申请注册。

（五）大洋洲地区

1. 总体概况

大洋洲民间的中医教育合作较频繁，其影响呈现中心式辐射传播。目前中医在大洋洲仍处于非主流市场定位，仅作为辅助疗法，其文化理念仍未被部分居民接受。[32]

（1）传统医学实践

澳大利亚的传统医药立法是西方中医事业发展过程中的一个里程碑，其政策核心要素在于医药的合理使用；新西兰参照澳大利亚做法，于2003年正式将中医师视为医疗人员并进行全国注册管理，经年磋商以不断完善传统医药政策，于2014年出版《传统药物》；[33]与此相反，巴布亚新几内亚与太平洋群岛多数国家和地区由于医药卫生技术水准和保障水平较低，对传统医药持"不认不禁"的态度，尚未制定传统医药法律法规，缺乏专门负责管理传统医药的政府部门。

（2）传统药物监管

澳大利亚是西方国家中第一个正式对中医立法的国家，在中草药的审批、进口、注册等监管环节，均有严格的法规；新西兰目前没有专门的草药或其他类似产品的监管体系，主要依据《食品法》制定《膳食补充剂条例》，将多种口服的天然保健品作为膳食补充剂进行监管，并与澳大利亚协议共同管理中草药的进口。[34]所罗门群岛政府于1979年正式承认在现代医药难以保障的农村地区使用传统医药作为现代医学的补充。[35]

（3）执业制度

多数国家没有立法监管，主要在私人机构执业，部分国家要求传统医师获得官方执照，持证上岗，如斐济、汤加；巴布亚和新几内亚要求中医医生在获得医学会许可后便可行医。立法相对完善者当属澳大利亚，该国在2009年的卫生执业者监管法基础上，于2010年实施针对医师执业的国家注册和认证体系，没有区分补充医学和主流医学，而是统一立法。

2. 代表性国家

2000年12月，澳大利亚维多利亚州颁布了现代西方国家第一部中医法《中医注册法》；同年，州议院通过了《中医药管理法》。2012年，澳大利亚将中医药行业纳入了全民医疗保障体系，该做法使得澳大利亚居民对中医认知程度进一步提高。

中医和中医药在澳大利亚立法的同步进展，给本土传统医药的发展提供了良好的法治环境。《中医师注册法》明确了中医师执业的内涵、范围和执业标准，立法原则反映国家对中医师执业相关事项的基本立场，也是中医师实践中从事各项医疗活动的行动指南。立法之后，中医师数量显著增加，截至 2018 年，注册中医师、针灸师共计 4882 人。[36]在草药监管方面，1989 年，澳大利亚政府通过了《药物管理法》，该法案将中药列入辅助药物管理，成为全球第一个承认中药为药物的西方国家；1999 年，澳大利亚治疗性商品管理局成立，负责监管草药；2010 年，政府发布药品生产质量管理规范指南。根据药物管理法和药物风险大小，传统药物分为注册类药物和目录类药物，并分别采取不同的注册、评价和审批程序①。此外，澳大利亚因同时采用《欧洲药典》《英国药典》以及《美国药典》等，与欧美的药品注册可以互认，意味着一旦其他国家传统医药经审核进入澳洲市场，也就同时获得欧美市场的"入场牌"。

三、世界传统医药立法特点及制约因素

世界卫生组织制定 2002—2005 传统医学战略之后，2005—2018 年是传统医药立法的爆发期。越来越多国家制定传统医药政策与法规，医学实践或草药监管方面的基础架构明显改善，传统医药相关政府或行业组织机构逐渐增加，各国传统医药国家规划以及国与国之间合作协议持续发展。在人类卫生健康共同体理念指引下，整体医学再次绽放新时代的魅力，传统医学作为与现代医学密不可分的独特体系，也进入了一个新的发展时期。但世界各国普遍将传统医学列为现代医学的替代或补充，立法保障不平衡，不可避免受到新时期各种因素的限制和全球化发展的挑战。

一是传统医药的区域性立法发展和侧重点各不相同。亚洲作为传统医药的重要发源地，其各个具体细分的区域初步形成了富有特色的传统医药立法体系，均在医疗、执业、教育方面积累了丰富的经验，但在草药监管制度与国际标准接轨方面仍有上升空间。欧洲各国对于草药的监管尤为注重，较为完备且自成体系，有草药注册体系和监管法规的会员国数量显著增加，53 个会员国中的 45 个两者兼具。[37]《欧洲药典》、《英国药典》以及《德国药典》等被多国使用并具有法律约束力，但也因欧洲草药上市标准的严苛，导致各国进入欧洲市场困难重重。美洲承认和支持传统医学实践的国家数量增长不少，但立法增长缓慢，总体指标低于全球平均水平。非洲各国（2005—2018 年）在制定传统医药政策、发展规划以及国际合作方面

---

① 截至 2018 年 6 月，澳大利亚有注册类药物 128 种，目录类药物 11493 种。

伍 综合篇

取得重大进展，但在法律法规制定方面尤其草药监管与注册依然任务艰巨。大洋洲各国对传统医学的认知度较高，但在立法监管方面两极分化严重。

二是质量与安全仍是传统医药立法所面临的重要挑战。尽管世界各国对于传统医药立法的重要性逐步达成共识，亦纷纷加入推进和完善传统医药法治建设的进程。但各国立法差距仍十分显著，有的国家在传统医药的法律地位、草药监管、医师执业、医学教育和人才培养等方面初成体系；有的国家即便有传统医药相关立法，因缺乏独立性和专业性，使得相关法律法规存在规范条款分散、重复交叉甚至矛盾冲突等诸多问题；有的国家至今尚未有一部承认传统医药的专门立法。而传统医师执业普遍缺乏规范和监管，正因如此，传统医师多在私营部门执业。目前，传统医药法律制度发展面临的重要挑战之一仍然是质量与安全，特别是医师教育与执业、传统草药种植、草药制品生产等领域相对缺乏立法监督。2020 年年初新冠肺炎疫情暴发，互联网医疗行业迎来了快速发展的战略机遇期，也催生了智慧中医的出现。受疫情影响，人们对医疗健康的需求部分从线下转移到线上，对线上诊疗与药物安全等医疗服务提出了更高的要求，也给传统医药立法带来新的思考。

三是传统医学独立性和整合性立法任重道远。人类医学发展的过程经历了"整合—细分—再整合"的不同阶段，传统医药尽管没有被各国普遍认定为主流医学，但因其治疗的特色优势而成为补充医学。各国对传统医药的界定各不相同，某种程度上影响了传统医药的独立性和完整性立法，以及人们的认知和实践应用效果。整合医学的发展前提是学科的自成体系，在此基础上才能跨学科进行有效的整合与融合。2017 年，世卫组织将"传统和补充医学"更名为"传统、补充与整合医学"。然而，多数国家仍对传统医药医学实践细分甚至分裂立法，显然与此理念不相符合。例如，英国将针灸与草药分开注册与管理的立法，严重破坏中医理论体系的完整性。[38] 传统医药立法的独立性和完整性，关系到传统医药未来的发展命运。此外，传统医药在抗击新冠肺炎疫情中发挥了独特且重要的作用，中西医结合、中西药并用是此次抗疫的有效路径①。传统医药如何更好融入公共卫生立法，是需要世界各国共同探讨的重要命题。

四是传统医药立法面临全球化发展的挑战。首先，《世卫组织 2014—2023 年传统医学战略》对"传统补充药物""传统药物""补充药物"做出定义，但同时也承认，由于地域文化、传统理念和使用经验的不同，在特定的治疗环境下，各国对传统草药的认知和使用也必然随着治疗方式方法的不同而有所差异。通过对世界区域草药监管历史和现状的梳理发现，世界各地对草药的界定、分类和监管各不相

---

① 黄璐琦代表中国中医药循证医学中心向谭德塞递交了《中医药治疗 COVID - 19 循证评价研究报告》，该报告用科学的方法系统评价了中医药的有效性和安全性。

同，种类繁多，造成当草药生产商或者制造商试图进入各个不同的国家时，将面临重大挑战。对于相同的产品，制药公司必须制定不同的档案，以符合不同国家的监管要求。[39] 其次，各国对传统医师的教育与执业规定不同，由于传统医学执业受本国传统医学实践经验、技术偏好、执业环境和医药文化等影响，在有无监管、有无立法、是否认可他国传统医学教育等方面存在较大差异，对于合作交流的传统医药适宜技术也存在不同的立法待遇。显然，这与传统医药全球化发展存在矛盾冲突。

四、世界传统医药法律法规未来发展趋势

当前，人类健康正面临着政治经济环境、国际关系、科技发展、生态环境等因素的多重挑战，新冠肺炎疫情防控形势依然严峻，对世界卫生健康治理现代化与突发公共卫生事件应急能力提出了更高的要求。对此，传统医药及其法治建设应该对此有所回应和作为。世界各国经过多年传统医药相关国家政策和基础性立法的完善，未来将在健康法治的推进道路上更趋科学化、制度化和体系化。从传统医药现有法治基础来看，各国现有传统医药基本法、细分法、国家政策以及各类型合作协议等已全面实施，为传统医药法制工作地发展打下了坚实的基础。从构建人类卫生健康共同体的角度出发，围绕《世卫组织 2014—2023 年传统医学战略》，未来立法推进的重点仍将是传统医药的质量与安全，全面完善传统医药在公共卫生、医药监管、知识产权保护等领域的法律制度，加强国际交流合作，推进国际标准制定，充分发挥传统医药特色和优势，保障公民健康权，增强公民对传统医药的获得感、幸福感和安全感。

（一）加强国际合作交流，促进传统医药法制发展

传统医药国际化是构建人类卫生健康共同体的重要路径。在过去很长的一段时间里，世界各国通过举办各种类型的国际会议来推进传统医药现代化、科技化和国际化，但多忽视传统医药法制的相互交流与借鉴。传统医药国际化发展的重要指标：传统医学长期实践并被世界各国普遍承认其合法的法律地位；传统草药经由各国立法监管可以合法上市并可以在国际上流通；传统医药不断传承创新并保持自身独特的体系和完整性。世界各国通过加强国际合作交流，推动本土传统医药的实践和发展，同时注重汲取他国立法的经验、特色与先进之处，从而推动传统医药立法发展；反之，世界各国在立法方面的相互借鉴与共通共融，亦推动传统医药的国际化。二者互为基础与前提，又互相促进。明确二者之间的关系，可以使我们从更高

伍 综合篇

的层面来看待和发展传统医药法律制度，应鼓励立法较为先进的国家帮助目前没有立法或立法相对落后的国家，以起到示范、帮助和引领的作用；让更多的国家有意识地积极主动地参与传统医药优化立法的合作路径中。促进传统医疗立法发展，是每个国家不可推卸的重要责任，在此基础上，进一步形成传统医药国际条例，作为推动传统医药国际化的有力武器。

（二）完善质量安全立法，架构草药监管技术平台

传统医药质量安全依然是关系公民生命权健康权的大事，是传统医药高质量发展的重要标志，世界卫生组织历次传统医学战略均高度重视传统医药的安全生产与质量评价。总体上看，世界各国普遍重视传统医药的质量监管，亦出台相关国家政策或法律制度给予规制，但对安全生产的立法相对较少。未来进一步完善草药安全生产和草药产品质量安全立法，持续修订质量监管制度体系，进一步落实生产工作的原则要求、强化和落实草药种植研制单位的主体责任、明确政府相关部门和组织机构的安全生产与质量监管职责以及安全生产违法行为的法律责任，最终的着力点仍将是传统草药和草药制品的健康保障。由于各国对传统医药的界定存在差异，因此应注重围绕以下几个方面完善立法：第一，进一步明确传统草药与草药产品的定义和边界，细化其分类，逐步形成国际共识；第二，采取综合配套措施强化草药制品生产制造的风险管控，架构草药产品健康标准体系和国际化贮藏物流机制，以切实保障草药产品的质量安全；第三，进一步提升草药产品的信息追溯力，特别是跨国际的草药产品溯源系统，加强国与国之间的沟通对接，制定国际溯源管理制度，依托大数据、物联网等技术，强化国际互联互通，保障草药流通的有序对接与安全；第四，注重草药产品相关主体的法律责任，健全国际的法律衔接机制，形成合理的责任标准。

（三）推动国际标准制定，强化传统医药知识产权保护

逐步确立区域内甚至国际草药评审审批和上市标准是传统草药质量安全监管工作的重要内容。传统医药尽管在许多国家仍被纳入补充医学的范畴，但依然要坚持科学精神，以安全有效为根本标准，遵循合法严谨、高效有序的原则对传统医药进行评价、注册、上市等审批程序。由于目前各国法定标准不同，对国家之间传统医药的互通互认造成困扰。如前文所述，欧洲国家对传统草药的监管出台了一系列药典标准，这些药典持续更新，日臻完善，也越发严苛，跨出国界被其他少数国家援引采用。强化中药种植、动物药使用规范，中药认证标准，方剂使用和规范标准，并结合现代药物与临床技术，形成自身独具特色产业链条，向现代医药标准化、工

业化、产业化方向发展。为促进传统医药的国际流动，世卫组织可成立草药标准评价委员会，建立国与国之间的协商机制，推动国际标准的制定。同时，加强传统医药的知识产权保护是推动传统草药国际标准化建设的重要方式，是解决民间传统医药不断流失的有利举措。人类卫生健康共同体战略呼唤更多对疗效显著的传统医药知识产权保护，以及对应配方草药的标准化制定。首先，各国通过制定国家政策或立法，以政府行为对传统医药的技术实践和草药配方进行收集整理，激励传统医药的自主创新和技术研发，为强化和推动传统医药知识产权保护提供良好的环境和制度保障；其次，通过对传统医药技术类案件的审理，加强司法保护力度，逐步形成经典判例，以供各国参考借鉴；最后，针对新冠肺炎等突发公共卫生事件中传统医药科研攻关产生的疗效较好的新技术、新疗法、新配方等，鼓励各国间共同关注紧急状态下传统医药知识产权保护以及互通互认，既保护知识产权，又保障社会公共健康，以达到最大限度的平衡。

（四）普及传统医师执业法制，建立教育互通互认机制

传统医师执业法制保障内部关系是政府、医师、医疗机构、患者相互之间的关系，与公民健康权的实现息息相关。应深化传统医师执业（行业）法学研究，用法治理论和研究方法探究医师技能要求与医疗服务中的各种问题，不断拓展传统医师执业的范围和领域。将高等教育、传统师承、官方培训、国际合作等多元化教育培训方式统一规范起来，普及传统医师执业准入基本立法规范，研究特殊领域（新冠肺炎等传染病防治）和特殊情势（公共卫生应急防控）下的依法执业问题，结合健康大数据和互联网技术的发展，完善相关执业（包括网络执业）教育与监管体系，不断提高传统医师执业水平。面对传统医学的全球化发展，在公共卫生与医疗服务中，特别是新冠肺炎常态化防控的当下，各国政府应建立起协同机制，建立传统医学教育与传统医师执业的互通互认机制，充分发挥传统医师在日常医疗服务和全球性突发公共卫生事件中的作用。专门设立传统医师教育院校的国家，通常在传统医师执业许可中更具有规范性、程序性和保障性，可以成为各国传统医师跨国执业互通互认的良好基础。因此，增强各国对传统医师教育和培训的投入和建制，基于民间传统医师力量给予一定的政策和立法支持，并相应提升民间组织的专业化水平，构建各国间信息互通、教育互认、资源共享、执业联动的制度，积极建立全球传统医师合作伙伴关系，是未来传统医学法制发展的一个重要方向。

（五）重视传统医药防疫法制，构建人类卫生健康共同体

2021 年 6 月 30 日，金砖国家共同举办线上传统医药研讨会，会议围绕"传统

伍　综合篇

医药在公共卫生体系应对新冠肺炎中的作用"这一主题进行深入探讨，并一致通过《2021金砖国家应用传统医药抗击新冠疫情在线宣言》[40]。未来传统医药立法发展，应坚持以公民健康权为中心的发展思想，坚持社会公共健康与国家安全的统一观，总结传统医药在防控新冠肺炎疫情的成功经验，并将其上升为法律制度，以推进各国国家治理体系现代化。由于世界各国经济环境以及政治体制的不同，传统医药防疫法制仍面临以下五大任务：第一，科学分配国与州之间或者中央与地方之间疫情防控的权力和立法的边界；第二，允许并充分发挥传统医药防控疫情的多元路径；第三，公民使用传统医药的知情权、监督权与政府依法管控的协调统一；第四，个人健康利益与社会公共利益的冲突与平衡；第五，处理好各国草药监管与疫情防控国际传统医药合作交流的关系。目前，新冠肺炎疫情扩散蔓延的态势依然严峻，各国对接《国际卫生条例（2005）》，健全完善传统医药参与公共卫生（事件）相关制度机制，切实提升传统医药对新冠肺炎疫情的依法防控能力。从未来立法趋势来看，基本原则是要坚持生命至上、健康第一，牢固树立安全发展理念，强化传统医药对于公共卫生的风险防控。此外，传统医药有其价廉的优势，可将其融入公共卫生抗疫的相关药品，纳入国家健康保险目录，并作为一项基础性社会保障制度。近年来，国际对社会救助法治化的要求越来越高，特别在新冠肺炎疫情等突发公共卫生事件中，亟须通过立法提升传统医药参与社会救助的法律地位，以更好构建人类卫生健康共同体。

参考文献

［1］司婷，赵敏．国外传统医药立法对我国中医药法制的启示［J］．医学与法学，2016，8（6）：77－83．

［2］世界卫生组织2019年传统和补充医学全球报告［M］．方廷钰，谢琪，刘君华主译．北京：人民卫生出版社，2021：5－31．

［3］桑滨生．各国怎样为传统医学立法［J］．家庭医药．快乐养生，2017（9）：67．

［4］杨梅，王寅，胥筱云，等．中医精气神学说与傣医五蕴学说的比较［J］．中国民族医药杂志，2007（5）：4－6．

［5］明全忠．泰国传统医学的历史和现状［J］．国外医学（中医中药分册），1997（4）：30－32．

［6］鄢良，孔丹妹，陈姝婷，等．亚太地区传统医药概述（v）［J］．亚太传统医药，2007（11）：15－19．

［7］聂文祎，石晗，Gadhavi Rajendra N，等．印度中医药发展现状与分析［J］．国际中

医中药杂志，2021，43（1）：5.

［8］李华飞，董燕，李莎莎，等. 中医药在阿拉伯联合酋长国的发展现状及展望［J］. 国际中医中药杂志，2020，42（3）：6.

［9］王诗恒，刘剑锋，等. 日本汉方药产业管理现状概况［J］. 世界中医药，2021，16（2）：351-354.

［10］司婷，赵敏. 国外传统医药立法对我国中医药法制的启示［J］. 医学与法学，2016，8（6）：77-83.

［11］海外华人中医药群集体. 国际中医药发展和立法情况概览［J］. 中医药导报，2016，22（9）：1-5.

［12］Julie Charmain O. Bonifacio. 菲律宾的传统与替代药物管理［J］. 亚太传统医药，2007（8）：21-22.

［13］王笑频，刘保延，杨宇洋. 世界针灸政策与立法通览［M］. 北京：中国中医药出版社，2020：173-193.

［14］崔钰，冷文杰，等. 美国各州中医针灸立法管理现状［J］. 中国医药导报，2020，17（11）：157-160.

［15］鄢良. 复兴之路：世界传统医药与中医药国际化综论［M］. 北京：中医古籍出版社，2012：139-153.

［16］世界卫生组织2019年传统和补充医学全球报告［M］. 方廷钰，谢琪，刘君华主译. 北京：人民卫生出版社，2021：66-P91.

［17］苏敏，杨金生. 针灸在美国的立法进程及现状研究［J］. 世界中医药，2013，8（2）：221-224.

［18］海外华人中医药群集体. 国际中医药发展和立法情况概览［J］. 中医药导报，2016，22（9）：1-5.

［19］刘保延，杨宇洋. 世界针灸政策与立法通览［M］. 北京：中国中医药出版社，2020：179-181.

［20］海外华人中医药群集体. 国际中医药发展和立法情况概览［J］. 中医药导报，2016，22（9）：1-5.

［21］世界卫生组织2019年传统和补充医学全球报告［M］. 方廷钰，谢琪，刘君华主译. 北京：人民卫生出版社，2021：66-P91.

［22］传统医药综合资讯［J］. 亚太传统医药，2006（11）：88-92.

［23］李璇，冯金朝. 欧洲传统医药体系中的几种药用植物［J］. 西北师范大学学报（自然科学版），2008，44（6）：82-86.

［24］桑滨生. 全球传统医药立法集纳［J］. 中国卫生，2017（8）：63-65.

［25］苏芮，陈岩，等. 欧洲TC249的7个P成员国传统医药立法现状［J］. 中国中医药信息杂志，2014，21（9）：1-4.

伍 综合篇

297

［26］周方．英国传统草药管理法律制度与中药英国注册策略研究［J］．环球中医药，
　　　2014，7（11）：851－855．

［27］海外华人中医药群集体．国际中医药发展和立法情况概览［J］．中医药导报，
　　　2016，22（9）：1－5．

［28］宋新阳．中医药海外发展国别研究（欧洲卷）［M］．上海：上海科学技术出版社，
　　　2020：139．

［29］廖宁．国外传统医药立法管理情况及启示［J］．中医药管理杂志，2007（4）：
　　　231－234．

［30］宋新阳．中医药海外发展国别研究（欧洲卷）［M］．上海：上海科学技术出版社，
　　　2020：195－196．

［31］王笑频，刘保延，杨宇洋．世界针灸政策与立法通览［M］．北京：中国中医药出
　　　版社，2020：195．

［32］王笑频，刘保延，杨宇洋．世界针灸政策与立法通览［M］．北京：中国中医药出
　　　版社，2020：173－193．

［33］世界卫生组织2019年传统和补充医学全球报告［M］．方廷钰，谢琪，刘君华主
　　　译．北京：人民卫生出版社，2021：66－91．

［34］世界卫生组织2019年传统和补充医学全球报告［M］．方廷钰，谢琪，刘君华主
　　　译．北京：人民卫生出版社，2021：172．

［35］鄢良．复兴之路：世界传统医药与中医药国际化综论［M］．北京：中医古籍出版
　　　社，2012：68．

［36］李佳烨，柴铁劬．澳大利亚中医药全面立法后的发展现状［J］．世界中医药，
　　　2020，15（20）：3169－3173．

［37］世界卫生组织2019年传统和补充医学全球报告［M］．方廷钰，谢琪，刘君华主
　　　译．北京：人民卫生出版社，2021：3．

［38］梅万方．诸子蜂起　百家争鸣（二）——英国中医药的现状与展望［J］．天津中医
　　　药，2010（6）：520－522．

［39］Werner Knoess，Jacqueline Wiesner. The Globalization of Traditional Medicines：Per-
　　　spectives Related to the European Union Regulatory Environment［J］．Engineering，
　　　2019，5（1）：50－71．

［40］于文明强调：中医药在防治新冠肺炎中发挥了重要作用［N］．中国中医药报，
　　　2021－07－05（5489）．

HB. 19 世界传统医学组织发展报告

刘国栋[①]

摘 要：依据世界卫生组织（WHO）推动下的全球传统医学发展报告，结合世界传统医学发展过程中的重大历史事件、发展战略文件及其发布的各项法律法规和政策，基于世界传统医学在未来人类卫生健康工作中的地位和作用，进一步研究世界传统医学组织在实施推动传统医药在重大疫情及卫生健康领域的重大作用，强化国家和地区层面的传统医学组织的协同合作，加强世界传统医学组织架构和组织创新体系的建设，发挥世界各国传统医学组织在全球重大疫情中的作用，实现合作共赢。

关键词：传统医学组织；世卫组织；合作中心；组织作用

组织是为了达到某些特定目标经由分工与合作及不同层次的权力和责任制度而构成的人的集合。在现代社会生活中，组织是人们按照一定的目的、任务和形式编制起来的社会群体，其职能是为了有效实现组织目标，建立组织结构，配备人员，使组织协调运行的一系列活动。在一定的时期内通过设定目标，提出计划和解决方案，进行组织战略目标的自我调整或更新，有计划变革的过程，称之为组织发展。

一、世界传统医学组织的发展概述

（一）世界传统医学组织概述

世界传统医学组织是指在世界卫生组织的指导和协调下，由世界卫生组织会员国政府组织及其非政府组织发起，为了实现"人人享有初级卫生保健""初级卫生

---

① 刘国栋，秘书长，北京中医生态文化研究会，研究方向：中医药文化、中药产业规划。

保健""全民健康覆盖"的目标，着眼于当今世界，为了继承传统医药遗传下来的医药经验和技术，发挥传统医药在保护个健康作用，而建立起的统一协调、优势互补的传统医药群体和系统。

在过去的 50 多年里，世界传统医学组织在推动传统医药纳入世界各国的初级卫生保健、全民健康覆盖、公共卫生健康体系方面，发挥了巨大的作用，特别是在许多发展中国家，传统医学组织在推进传统医药满足本国基本保健需求方面起到了极其重要的作用。

（二）世界传统医药组织分类

1. 传统医药组织的体系分类

传统医药组织体系包括传统医学组织、传统药物组织和传统医学相关组织 3 部分。

（1）传统医学组织是指主要从事历史上传承下来仍在继续应用的医药经验和技术（也即现代医药以前的各个历史发展阶段的医药经验和诊疗技术）的集体和团体。

（2）传统药物组织是指以各国历史上流传下来的药物（主要是动、植物药和矿物药）的研究、生产、开发、应用及传播推广为主导的集体和团体。传统药物是传统医学重要的工具，是与传统医学相伴而生的产物。传统药物组织与传统医学组织相互交叉、相互影响、相互促进。

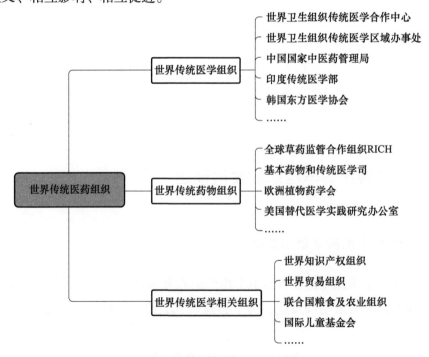

图 19 - 1　世界传统医药组织体系

（3）传统医学相关组织，如国际儿童基金会、世界知识产权组织、世界贸易组织、联合国粮食及农业组织，这些都是与世界传统医学组织紧密联系与合作的组织机构。

2. 世界传统医学组织按照国际国别和合作类型的分类

（1）国际性组织

① 世界卫生组织（WHO）；

② 全球传统医学合作中心；

③ 世界卫生组织地区办事处。

（2）国家（地区）合作型组织

① 俄罗斯中国传统医学医师协会；

② 中国—上合组织医学中心。

（3）会员国家型组织

① 中国国家中医药管理局；

② 印度传统医学部；

③ 韩国保健社会部（卫生部）。

（4）传统医药非政府组织（如教育与研究、传统医学知识与技能传承）

① 世界中医药学会联合会；

② 世界针灸学会联合会；

③ 全球传统医学大学联盟；

④ 韩国东方医学协会。

世界卫生组织对传统医学（TM）、补充医学（CM）、传统医学和补充医学（T&CM）分别做了定义，传统医学和补充医学"涵盖产品、实践和技术服务提供者"，其中的"产品"包含了"药物产品和服务产品"。世界卫生组织对传统医学和补充医学的工作任务之一就是"通过制定和提供用于研究产品、实践和技术服务提供者的国际标准、技术指南和方法，形成传统和补充医学的指南"。因此，"传统医学组织"也涵盖了"传统医药组织"，并且是世界卫生组织统一概念，在本报告名称中统一采用了"传统医学组织"概念。

二、世界传统医学组织的发展状况

（一）传统医学组织发展历史

1. 萌芽期（1969—1978 年）

1969 年 7 月第 22 届世界卫生大会上通过的 WHA22.54 号决议中，WHO 意识到

伍　综合篇

"不同种类的传统医学在许多国家有着广泛的应用"。

1978 年阿拉木图会议《阿拉木图基本保健宣言》提出了"促进和加强基本保健体系、人人享有卫生保健"的目标，并呼吁世界卫生组织各会员国将传统医药纳入其基本保健系统，并认可传统医药的行医者和保健服务提供者，借此，世界卫生组织的传统医药项目得以成立。

2. 成立期（1981—2009 年）

以世界卫生组织为引领，由会员国政府主管机构传统医学合作中心组成，标志着世界性的传统医学组织正式建立。

（1）1981 年 3 月，世界首家世界卫生组织传统医学合作中心（WHO Collaborating Centre for Traditional Medicine）在美国芝加哥伊利诺伊大学药学院成立。1983 年 5 月，中国首家世界卫生组织传统医学合作中心在复旦大学成立。

（2）多年来，世卫组织积极发展传统医学，成立了基本药物和传统医学司的传统医学处，并在 2002 年第 55 届世界卫生大会上发布了《2002—2005 年世界卫生组织传统医学战略》报告。

（3）2003 年 5 月 28 日，WHO 第 56 届世界卫生大会通过了《2002—2005 年世界卫生组织传统医学战略》，WHO 总部和地区官员在广泛征求各会员国、国际组织和非政府组织及基金会意见的基础上制定了第一份全球性传统医学发展战略，它为 WHO 及其合作伙伴提供了一个行动框架，旨在使传统医学/补充和替代医学在降低人类特别是贫困人口的过高死亡率和患病率方面起到更为重要的作用。

（4）2007 年 10 月 16 日，世界卫生组织西太平洋区域办事处和中国国家中医药管理局联合公布《传统医学名词术语国际标准》，传统医学术语国际标准的制定成为传统医学发展历程中的一座里程碑。

（5）2008 年 11 月在北京召开的世界卫生组织传统医学大会专门针对传统医药问题进行了讨论，大会最终通过并发布《北京宣言》，总结传统医药在卫生服务中的作用，突出其发展、挑战和未来的方向，为感兴趣的政府提供一份指导性文件；并呼吁会员国和其他利益相关方进一步发展传统医药，促使将传统医药纳入卫生服务系统。中国等 11 个发起国的卫生部门以《北京宣言》为基础，着手起草关于传统医学的决议内容，以争取各会员国支持传统医学，并将其纳入初级卫生保健体系。

（6）2009 年 5 月 22 日，世界卫生组织执委会在第 62 届世界卫生大会上提交的《传统医学决议》，经过 193 个会员国的代表讨论获得通过。《传统医学决议》是 WHO 有史以来第一次以专门决议的形式敦促会员国全面发展传统医学的一份决议。

伍 综合篇

3. 发展期（2010—2014 年）（单一组织向多元化组织转变）

2010 年，WHO 在世界各地设立的传统医学合作中心已达 19 个，其中，中国 7 个（复旦大学、中国中医科学院中药研究所、中国中医科学院针灸研究所、中国中医科学院中医药信息研究所、南京中医药大学、上海中医药大学、中国医学科学院药用植物研究所），美国、日本、韩国各 2 个，挪威、意大利、澳大利亚、阿联酋、苏丹以及越南各 1 个。世界上 57 个国家建立了国家传统或类似的医药专家委员会，100 多个国家已制定草药管制条例；37 个国家有传统医学研究所，43 个草药研究所。[1]

2014 年 5 月 24 日，在瑞士日内瓦召开的世界卫生组织第 67 届世界卫生大会上，审议并通过了《世卫组织 2014—2023 年传统医学战略》。这个决议敦促各会员国根据本国的实际情况，来调整、采纳和实施《世卫组织 2014—2023 年传统医学战略》，并将其作为国家传统医学和补充医学规划或工作计划的基础，根据实际情况制定和实施，将传统医学纳入卫生服务体系，特别是初级卫生保健中的工作计划。决议要求世卫组织支持各国制定国家政策、标准、法规，来加强传统医学服务的能力建设，以发展传统医学。确定了今后 10 年传统医学发展的战略方向和行动，提出了 3 项目标任务：一是要建立传统医学信息库，为制定国家政策提供支持；二是要求加强监管，保证传统医学产品及服务的质量、安全、适当使用和有效性；三是要求促进传统医学服务的全民覆盖。[2]

4. 成熟期（2015—2019 年）

2019 年 5 月 25 日，第 72 届世界卫生大会审议通过了《国际疾病分类第十一次修订本（ICD‐11）》，首次纳入起源于中医药的传统医学章节。这也是各国传统医学组织历经十余年持续努力所取得的宝贵成果。

5. 融合创新期（2020 年至今）

2019 年年底，席卷世界各国的新冠肺炎疫情暴发，对世界公共卫生防疫体系提出了挑战，传统医学与现代医学也面临着挑战。

（1）2020 年 12 月 21 日，经中国中医科学院联合世界中医药学会联合会、世界针灸学会联合会、中国中药协会向全球发起倡议，国际传统医学防治重大感染性疾病联盟在中国北京成立。记者从国际传统医学防治重大感染性疾病联盟成立大会暨学术研讨会上了解到，该联盟旨在团结全球范围内有关医疗、科研、教育、产业机构及学术团体，会聚相关领域的专家学者，紧紧围绕防治重大感染性疾病的作用机制、药物研发、临床研究及诊疗方案推广等开展合作，为构建人类健康命运共同体作出贡献。目前，已有来自六大洲 30 个国家和地区的 60 余家机构、70 余位专家加入"国际传统医学防治重大感染性疾病联盟"。

伍 综合篇

（2）2022 年 3 月，中华人民共和国政府和马来西亚政府举办了《关于传统医学领域合作的谅解备忘录》续签仪式。中国国家中医药管理局与马来西亚卫生部就落实备忘录举行了双边技术合作会议，并协商建立中医药产学研一体化合作机制，确定了共享中医药救治新冠肺炎方案、派遣中国中医药技术人员赴马指导、实施第十一版国际疾病分类传统医学章节、分享中药和药材质量控制经验、起草制订马来西亚草药典、进行中药临床试验操作培训、帮助马方完善中药材生产加工技术规范、开展传统医药循证研究以及中药抗衰老研究等具体合作领域及相关项目。

（3）中国国家中医药管理局开展了一系列对上合组织国家的传统医学交流合作工作，相继与吉尔吉斯共和国卫生部签署了《关于中医药领域合作谅解备忘录》，与印度传统医学部签署了《传统医药领域合作谅解备忘录》，与尼泊尔卫生与人口部签署了《关于传统医学合作的谅解备忘录》。

（二）传统药物组织发展状况

传统药物是传统医学的医疗手段和载体，是传统医学不可分割的组成部分。世界传统药物的广泛应用也随着传统医学在国际地位的提高而日益增加。

随着传统医学的不断发展，传统医学疗法和药品应用日益增加，也面临着新的问题和挑战。如传统药物的安全性、有效性和质量，传统药物的可及性和可负担性，传统药物的合理使用及风险评估，传统药物的组织机构相伴而生。

1. 世界卫生组织传统药物组织及其他传统药物相关机构

1976 年 WHO 第 29 届世界卫生大会第 72 号决议里首次强调了传统医药对人类健康作出了巨大贡献，呼吁各会员国予以重视；在以后各次会议及相关专业会议上一再强调开发应用传统药物，加强传统药物的管理、安全性研究。WHO 和美国芝加哥依利诺伊大学药学系合作开展"药学科学合作研究计划"并在那里建立了草药库。1997 年出版了 WHO 草药汇编，收载了全球不同地区广泛使用的草药。

（1）国际植物药监管合作组织（ International Regulatory Cooperation for Herbal - Medicines，IRCH ）

成立于 2006 年，是由世界卫生组织（WHO）基本药物与传统药物技术合作司与多国政府发起成立的国际性合作组织，致力于通过完善植物药监管规章，保护并促进公众健康与安全。IRCH 的成员为国家或地区的药品监督管理机构，目前包括阿根廷、亚美尼亚、澳大利亚、巴西、文莱、加拿大、智利、中国、中国香港特别行政区、古巴、加纳、德国、匈牙利、印度、印度尼西亚、意大利、日本、马来西亚、墨西哥、阿曼、巴基斯坦、秘鲁、葡萄牙、韩国、沙特阿拉伯、新加坡、南非、阿联酋、英国、坦桑尼亚、美国等各个国家和地区，也包括东盟、欧洲药品管理局和拉丁美洲议会。2017 年，该组织正式加入 WHO 的工作网络，其国际规模及影响力正在逐步扩大。IRCH 通过在植物药安全、质量、有效方面的监管经验、信息和知识共享，形成国家/组织相关监管和立法机构的共识，促进和加强成员间合作。

（2）上合组织传统药物合作组织

近年来，中国政府不断推进"一带一路"建设，特别是面对新冠肺炎疫情发生，上合组织各国传统医学领域交流与合作迎来了新的历史机遇和发展局面。国家中医药管理局开展了一系列对上合组织国家的传统医学交流合作工作，相继中国—俄罗斯中医药中心（莫斯科）、中国—俄罗斯中医药中心（圣彼得堡）、中国—吉尔吉斯斯坦中医药中心、中国—哈萨克斯坦中医药中心、中国—尼泊尔中医药中心、中国—巴基斯坦中医药中心和中国—白俄罗斯中医药中心。由江西中医药大学参与在乌兹别克斯坦设立了"中乌传统医学中心"，与白俄罗斯共建中白工业园，携手发展传统医药产业。

2. 欧盟传统药物组织

草药在欧洲 OTC 市场销售量很大，自 1997 年以来，由于各国在草药制品质量、安全性、有效性等评价方面出现了分歧，因此，欧盟 1997 年创建了"草药制品工作组（HMPWG）"进行协调。欧洲科学协会也于 1997 年 6 月出版了《欧洲科学协会植物治疗专集》，作为欧洲药典的补充（欧洲药典以药物标准鉴别和质量为主）。为了使美国和其他国家认识了解欧洲植物药研究工作进展，植物药应用和质量控制及管理，欧洲植物药学会经常和美国化学会联合召开世界性会议，促进了世界天然药物发展。欧洲厂家还组成了欧洲美国植物药联盟（European American Phytomedicine Coalition，EAPC）以维护和协调与 FDA 或其他机构之间的草药贸易关系。

（1）德国

政府相关部门积极为植物药疗法立法，在 1976 年联邦药品条例明确了植物药疗法是一种由植物提取出药物疗法，并制定准予使用标准。联邦德国保健局（相当于美国 FDA）下属 E 委员会负责标准的制定。

（2）法国

作为欧洲第二大草药市场，经中法两国卫生部门倡议，欧共体、联合国教科文组织在 WHO 协助下，1996 年于巴黎开设第一家中医院。中医药在法国被确认为医学一部分，可以享受医疗保险。法国有 2800 个中医诊所，年进口中药材 4.3 万吨。1999 年，中国国家食品药品监督管理局（SFDA）与法国健康产品卫生安全管理局（AFSSAPS）成立了双方成员共同组成的中法植物药工作小组，促使中国的中药材被法国药典或 EP 收载，继而其产品（成品和/或专利）进入法国或欧洲，保证日后可能在法国销售的中国草药或其中成药的质量和安全。

伍 综合篇

3. 英国传统药物组织

在亨利八世（1401—1547 年）时将草药作为医疗保健手段以法律形式确定下来。1983 年英国草药协会出版了《英国草药药典》，1990 年修订作为第 1 卷，1996年再次修定增至 169 个药用植物。英国伦敦皇家学院还建立了天然产物中心，目标是对从植物、微生物和其他天然来源的提取物和化合物提供广泛、高效率筛选。

4. 美国传统药物组织

在美国，100 多年前草药也是主要治疗剂。1991 年 10 月众参两院讨论批准成立替代医学实践研究办公室（Office of Alternative Medicine，OAM），具体任务是对草药、针灸、自然疗法、顺势疗法、营养疗法、按摩等进行科学研究及评价。1994 年美国国会通过了《食用辅助品、健康和教育法案》，草药从原来只能作为食品添加剂改为食用辅助食品。同时，国家卫生研究院（NIH）建立一个食用辅助品办公室，负责收集、汇编、实施并协调关于食用辅助品科学研究。"食用辅助品标签总统委员会"则制定了《植物药开发指导原则》。2001 年 8 月，FDA 出台《天然植物药品研究指南》（草案），对天然药物的开发提出了不同于常规药品的管理方式。斯坦福大学还设立了"美国中药科学研究中心"，集中人才从事研究开发。

5. 亚洲传统药物组织

（1）中国

1988 年国家中医药管理局成立，将中医药对外交流与合作列入《1988—2000 年中医事业发展战略规划》。

世界针灸学会联合会、世界中医药学会联合会自成立后，定期举办国际学术会议和专题学术会议，加强了与其他国际组织的联系与合作，致力于促进国际科技合作与交流。1997 年开展国际针灸资格（水平）考试，出版《国际针灸学教程》。1998 年，与世界卫生组织建立非政府性正式关系，派代表参加第 51 届世界卫生大会，参与世界卫生组织的国际《针灸术语标准化》《经穴部位国际标准》等文件的起草、制定及有关针灸标准地区性协议的推广工作。

截至 2018 年，中医药已经在全球 183 个国家和地区得到运用，有 86 个国家政府和中国签订了有关中医药的协议，配合"一带一路"建设在国外合作成立了 40 个中医药海外中心，制定了一批国际中医药标准，建立了一批中医药走出去合作基地。

（2）日本

亚洲可以说是天然药物应用比较广泛的地区，日本特殊农产物协会选定 52 种汉方药于国内生产。传统药物的相关组织机构有：

① 基础实验研究单位：富山医药大学的天然药物研究所，东方药学研究中心；

② 临床研究单位：北里研究所的汉方药学部、研究生院，北海道药科大学；

③ 其他传统药物学会组织：日本东方药学会，日本药学会和日本药理学会。

（3）韩国

1945 年创立东方医学协会；1987 年 TKM 进入国家健康保险体系；1993 年设立传统医药办公室；1996 年设立传统医药政策局；2005 年 12 月设立"韩医药发展审议委员会"。在传统医学管理方面，政府保社部负责对医药卫生事业做出宏观规划及政策、制度的制定，具体事务性工作大部分由韩医师学会负责。与韩医药物有关的行业组织有大韩韩药学会、韩国制药协会、韩国医药品输出入协会、京东药令市场协会等。

（4）印度

在传统药物组织方面，印度政府于 1970 年建立了印度医学中心委员会；1995 年印度政府在卫生和家庭福利部设立了印度医学和同种疗法系统司两个机构，采取了鼓励传统医学与主流医学融合的政策并制定了有关规划。

（5）其他地区

据世卫组织资料，非洲地区目前有超过 34 家研究机构致力于开发传统医药，15 个非洲国家定期从公共资金中拨款用于传统医药研发，有近 90 个市场开发部门获得许可销售中草药，40 多种中药纳入了国家基础药物清单。非洲地区设立的传统药物组织有：

① 南非卫生部传统医药处、坦桑尼亚卫生部"药品储备部"（MSD）；

② 尼日利亚医药主要管理机构为联邦卫生部，卫生部下设国家药品管理局，负责监督管理医疗器械、医药和其他化学产品（包括原料）的技术标准；

③ 中国与非洲国家合作机构"中医药中心"。

（三）传统医学组织发展现状

根据《世卫组织 2014—2023 年传统医学战略》及《世界卫生组织 2019 年传统和补充医学全球报告》，截至 2018 年，世卫组织共有 179 个会员国，传统医学和补充医学在 170 个世卫组织会员国得到应用，范围已遍布全球。在参与调查的世卫组织会员国中，109 个会员国制定了关于传统医学和补充医学的法律法规，107 个会员国为传统医学设立了国家级办公室；传统医学和补充医学的研究机构数量也在迅速增加，75 个会员国设立了国家级研究机构；98 个会员国制定了传统医学和补充医学的国家政策，此外，124 个会员国制定了关于草药的法律法规，125 个会员国有草药注册系统，78 个会员国对传统医学和补充医学服务提供者进行监管，45 个会员国将传统医学和补充医学纳入医疗保险体系；43 个国家有草药研究所，世界卫生组织在世界各地设立的传统医学合作中心已达 18 个，其中中国 7 个（复旦大学，中国中医

伍 综合篇

科学院中药研究所、针灸研究所、中医药信息研究所，南京中医药大学，上海中医药大学，中国医学科学院药植所），美国、日本、韩国各 2 个，挪威、意大利、澳大利亚、阿联酋以及越南各 1 个。

三、世界传统医学不同组织职能的比较与分析

（一）世界卫生组织职能

《世卫组织 2014—2023 年传统医学战略》提出了世界卫生组织在传统医学和补充医学发展战略中的职能，成为世界卫生组织比较系统的传统医学组织的工作职能。

（1）通过协助会员国在这一领域内制定本国的国家政策，以利于把传统和补充医学纳入国家卫生系统；

（2）通过制定和提供用于研究产品、实践和技术服务提供者的国际标准、技术指南和方法，形成传统和补充医学的指南；

（3）通过支持关于传统和补充医学安全性及有效性的临床研究项目，促进对传统和补充医学的战略研究；

（4）通过促进传统和补充医学的循证使用，倡导其合理使用；

（5）通过作为便利信息交换的情报交流中心，传播传统和补充医学的信息。

侧重点：世界卫生大会传统医学会议、传统医学发展战略制定。

影响力：世界性。

（二）世界卫生组织（WHO）传统医学合作中心职能

传统医学合作中心是由世卫组织总干事指定的诸如研究所、大学院系等机构，是 WHO 建立的机构间合作网络的一部分，酌情支持 WHO 在国家、国家间，区域、区域间和全球各级的规划。遵照 WHO 相关政策和战略，其合作中心的职能体现在信息、服务、研究及培训方面，支持国家卫生发展。

传统医学合作中心的职能：主要围绕着理论与方法研究、实验与临床研究、信息与知识传播、技术支持与建议、国际交流与合作、人才教育与培训等方面开展工作，并侧重结合各自中心的学科优势与研究专长，积极关注 WHO 重点工作范畴和最新政策发布，主动围绕其优先发展的领域开展研究和相关活动，不断密切加强与WHO 和其他各中心之间的合作。[3]

侧重点：传统医药科研合作项目的临床研究与实验，国际传统医学教育、培训。

影响力：在传统医药基础研究与评价传统和补充医学安全性、质量及疗效方面具有权威性、客观性。

（三）会员国政府传统医学组织职能

根据既定国家立法和机制酌情调整、采用和实施 WHO 的传统医学战略，作为国家传统医学规划或工作计划的基础；同时酌情制定和实施本国关于传统医药及补充医学的国家政策和条例，以支持适当使用传统医学并根据本国情况将其纳入国家卫生保健系统。

侧重点：本国传统医药宏观政策的制定、发展战略规划、公共卫生防疫、传统医药纳入公共医疗健康保障、传统医药应用监管。

影响力：对确保传统医药的产品质量和安全性的标准、政策和法规制定，以及传统医学以及补充医学世界性的传播与应用具有较强的推动作用。

（四）传统医学社会组织（非政府组织）职能

（1）促进世界传统医学专业领域之间的了解和合作，加强专业领域国际学术交流，为传统医药产品研究、实践和技术服务提供者提供技术或学术交流。

（2）积极参与传统医药教育、科研、临床以及信息交流，参与传统医学人才教育与培训、信息与知识传播、国际交流与合作等。

侧重点：传统医药及补充医学领域的培训、国际交流与合作。

影响力：在传统和补充医学教育与培训、技能发展、服务和疗法等领域具有较强的传播力和影响力。

四、世界传统医学组织职能的转变

（一）世界传统医学组织第一次职能转变

1978—2002 年，世界卫生组织 WHO 与国际儿童基金会共同主办了国际初级卫生保健大会，提出"到 2000 年人人享有健康保健"的战略目标，主要职能是"研究如何更好地发挥传统医学在初级卫生保健体系中的作用"。2002 年，世卫组织公布的《2002—2005 年世界卫生组织传统医学战略》中，明确提出了"将传统医学或补充替代医学纳入各国医疗保健体系的发展方向"，并敦促各成员国适当使用传统医学，并根据本国情况将其纳入国家卫生保健系统。这是世界传统医学组织职能随着传统医学或替代医学（补充医学）的发展，发生的第一次较大的职能转变。

（二）传统医学组织第二次职能转变

2005—2019 年，随着世界传统医学政策的发展和变革，传统医学的各类组织相继建立，不同传统医学组织之间的分工与协作，传统医学组织的职能也越来越系统化、专业化。2014 年世界卫生组织第 67 届世界卫生大会，审议并通过了《世卫组织 2014—2023 年传统医学的战略》，确定了 10 年期的传统医学发展战略方向和行动方案，提出了 3 项目标任务：一是要建立传统医学信息库，为制定国家政策提供支持；二是要求加强监管，保证传统医学产品及服务的质量、安全、适当使用和有效性；三是要求促进传统医学服务的全民覆盖。这是世界传统医学组织职能由推动"纳入国家卫生保健体系"向促进"传统医学的全民覆盖"职能方向的第二次重点职能的转变。

（三）世界传统医学组织第三次职能转变

COVID‐19 自 2019 年年底暴发后，世界卫生组织包括各国传统医学组织积极应对，参与了这次"国际关注的突发公共卫生事件"防控工作。

1. 世界卫生组织在新冠肺炎疫情中的职能转变

根据《国际卫生条例》，世卫组织于 2020 年 1 月 22—23 日召开首次新冠肺炎突发事件委员会会议。在 2020 年 1 月 30 日宣布新冠肺炎疫情构成"国际关注的突发公共卫生事件"，之后世卫组织每 3 个月召开一次新冠肺炎突发事件委员会会议。

2020 年 3 月 22 日首次发布《COVID‐19 关键防范、准备和应对行动》，2020 年 11 月 5 日更新《COVID‐19 关键防范、准备和应对行动》指导文件。COVID‐19 战略防范和应对计划的首要目标是"减缓 SARS‐CoV‐2 的传播并预防相关疾病和死亡"。2021 年 2 月更新了战略防范和应对计划，首要目标仍然是"减缓 SARS‐CoV‐2 的传播并预防相关疾病和死亡"，在全球应对工作中纳入了疫苗接种的内容。在"抑制传播"方面，方法是"以公平的方式推广 COVID‐19 疫苗，开展接种工作，落实建议采取的有效和循证的公共卫生和社会措施以及感染预防和控制措施……"

2021 年 11 月，由于 Omicron（奥密克戎）突变株暴发，并传播至全球绝大多数国家和地区。世卫组织于 2022 年 1 月 13 日举行了第 10 次新冠肺炎突发事件委员会会议，讨论了全球疫情形势、奥密克戎毒株带来的挑战、公共卫生系统面临的负担等问题。

2022 年 3 月 31 日，世界卫生组织在官方网站上发布了《世界卫生组织关于中医药救治新冠肺炎专家评估会报告》，充分肯定了中医药抗击新冠肺炎疫情的贡献。报告中指出中药能有效治疗新冠肺炎，降低轻型、普通型病例转为重症的比例，缩短病毒清除时间和改善轻型和普通型新冠肺炎患者的临床预后。鼓励会员国考虑中国形成并应用的中西医结合模式（整合医学模式），有效管理当前疫情并对未来可能发生的全球疫情做好准备。

2. 传统医学区域医学组织职能转变

2020 年 7 月 "2020 上海合作组织传统医学论坛视频会议"，上合组织成员国政要和卫生部门负责人、上合组织秘书处和世卫组织代表，以及上合组织成员国、观察员国和对话伙伴，传统医学知名专家学者共同交流和分享传统医学在抗击新冠肺炎疫情中发挥的独特作用和防治经验。

2021 年 7 月于北京举行的 "2021 金砖国家传统医药研讨会" 上，金砖国家传统医药主管部门官员及专家围绕 "金砖国家传统医药在公共卫生体系应对新冠肺炎中的作用" 的主题深入探讨，与会代表一致通过《2021 金砖国家应用传统医药抗击新冠疫情在线宣言》，倡议各国进一步发挥传统医药在疫情防控中的独特优势和作用。

3. 传统医学成员国家医学组织职能的转变

自 2019 年底 COVID–19、Delta（德尔塔）、Omicron（奥密克戎）突变株暴发和传播成为当前主要流行株，包括中国、印度、韩国、日本等各国的传统医学组织都将工作转移到了抗击新冠肺炎疫情工作中。

五、世界传统医学组织发展中存在的问题与挑战

世界卫生组织在 2013 年制定的《世卫组织 2014—2023 年传统医学战略》中总结了传统和补充医学在全球的发展形势、机会与挑战，列举了 "会员国在传统和补充医学时间相关管制问题方面面临的困难、会员国希望世卫组织对传统和补充医学问题提供的支持类型" 两项需求。这些困难、需求和挑战既是对全球传统医药发展的挑战，也是对传统和补充医学组织如何应对这些问题的挑战。

2013—2022 年，十年战略规划行将结束，近十年时间，全球健康卫生保障及公共卫生环境也发生了极大的变化，特别是在 2019 年年底发生的全球新冠肺炎疫情的背景下，世界传统医药在抗击新冠疫情方面的作用，传统医学组织的发展也面临着新的问题和挑战。

伍 综合篇

（一）新冠肺炎疫情还未终结，世界传统医学与现代医学在应对新冠肺炎疫情路径方面的各自成果还没有全部得到世界卫生组织的最终评价

2022 年，中国国家中医药管理局代表团访问世界卫生组织总部，向世卫组织总干事谭德塞递交了《中医药治疗 COVID－19 循证评价研究报告》，并推动召开了"世界卫生组织中医药救治新冠肺炎专家评估会"，《世界卫生组织中医药救治新冠肺炎专家评估会报告》客观、公正地肯定了中医药救治新冠肺炎的安全性、有效性。这是中国国家中医药管理局新冠肺炎中医诊疗方案的科学阐述及中药作用机理循证对外分享的方案和经验，将推动包括中医药在内的世界传统医学更好、更深入地参与全球新冠肺炎疫情防控，维护各国人民健康，有利于协助其他国家和地区加强传统医学在其卫生系统中的作用。

（二）全球新冠肺炎疫情的应对政策对未来传统医药发展的影响

美国加州大学旧金山分校研究人员迪恩·贾米森（Dean T. Jamison）教授等在 2021 年 7 月发表的论文《应对新冠病毒肺炎疫情的东西方分异》中写道："在新冠肺炎的应对行动和此类行动的结局方面，东西方差异或许构成新冠肺炎大流行最显著的特征。快速行动和有效隔离感染者是许多东方国家应对行动的特征。没有采取这些基本公共卫生措施极有可能是造成西方国家死亡率高的主要原因。尽管很多国家已经严格封锁，但死亡率仍居高不下。及早进行疫苗接种可能是一种方法，欧洲和美国可以通过这种方法弥补与东方国家在新增病例和死亡病例方面的差异。"[4] 这里面，迪恩·贾米森教授仅仅提到了基本公共卫生措施及及早疫苗接种，没有提到配合疫苗的传统医药与现代医学治疗相结合的影响，以及对发病人群后遗症的不同治疗的影响。显然，传统医学及补充医学对新冠肺炎疫情的影响力在不同国家被控制传播、疫苗接种等措施所影响，传统医学的防疫作用在未来会得到更多的循证实证数据的支撑。

六、世界传统医学组织的发展趋势与展望

本次新冠肺炎疫情将会推动全球生物医药、化学药品与传统医药行业的发展，传统医学预防和治疗病毒的科研与产业也将迎来飞速发展的黄金时期，并推动全球医药创新的迅速转型。医药健康行业应重视基础研究，提高创新转化，加快药物研发响应，迅速开展制订突发疫情研发预案等各项工作。企业、科研院所与医院应该优势互补、形成合力，加速研发疫情防控药物。

随着世界各国公共卫生体系的完善和抗病毒药物研发水平的提高，传统医学及补充医学组织的领导力、影响力将会更突出，组织分工将更加专业和明细。

相信重大疫情再次暴发时，世界卫生组织及各个会员国组织在公共卫生应对、药物快速研发和临床试验中，更能高效发挥作用。传统医学与现代医学的兼容，传统医学组织与现代医学组织的融合互补发展会取得巨大进步。

结语

既是挑战，又是机会。传统医药不仅仅在治疗慢性病和改善患有轻微病症或某些不治之症的患者的生活质量方面起到重要作用，甚至在重大疫情突发状况下也具有其独特、快速防范的作用。尤其在新冠肺炎疫情防控中，中医药在阻断疫情蔓延、降低轻症转为重症的比例等方面效果显著，获得了世界各国的高度关注。在重新评价传统医学作用的同时，应当思考传统医学组织的职能转变和工作创新，进一步研究世界传统医学组织实施推动传统医药在重大疫情及卫生健康领域的重大作用，强化世卫组织、各个国家和地区层面的传统医学组织的协同合作，加强世界传统医学组织架构和组织创新体系的建设，发挥世界各国传统医学组织在全球公共卫生防疫中的作用，实现多方的合作与共赢，为世界各民族人类的健康承担应有的责任与义务。

参考文献

［1］童元元，何巍，赵元凯．世界卫生组织传统医学政策回顾［J］．中医动态，2010，17（1）：2-3.

［2］世卫组织2014—2023年传统医学战略，2014.

［3］费菲．WHO传统医学战略影响下其合作中心职能研究［J］．南京中医药大学月报，2014，15（4）：256-259.

［4］袁钰．世界卫生组织传统医学政策研究［J］．硕士学位论文，2016.

［5］迪恩·贾米森．应对新冠病毒肺炎疫情的东西方分异（Engineering）［J］．中国工程院院刊《Engineering》，2021，7（7）：936-947.

附件1　国际性传统医学组织

1. 世界中医药学会联合会

世界中医药学会联合会（The World Federation of Chinese Medicine Societies）（简称世界中联）成立于2003年9月25日，是经中华人民共和国国务院批准、民政部登记注册、国家中医药管理局主管、总部设在中国北京的国际性学术组织。截至2021年12月，已拥有72个国家和地区的277家团体会员，203个分支机构。世界中联的宗旨是增进世界各国（地区）中医药团体、机构之间，中医药学与世界各种医药学间的交流与合作，加强学术交流、信息交流、成果交流，提高中医药业务水平，继承和发展中医药学，促进中医药国际传播与发展，促进中医药进入各国医疗卫生保健体系，为人类的健康做出更大贡献。品牌会议包括世界中医药大会、世界中医药大会夏季峰会、中国国际中医药大健康博览会、世界中医药科技大会、世界中医药前沿论坛。

2. 世界针灸学会联合会

世界针灸学会联合会（World Federation of Acupuncture – Moxibustion Societies）（世界针联）自1984年开始筹备，由卫生部、中国科协、外交部和国家科委四大部委联名报请国务院，经国务院批准，由中国方面牵头，在世界卫生组织的指导下，于1987年11月成立，总部设在中国北京。世界针联是我国牵头成立的第一个国际组织，1998年与世界卫生组织建立正式工作关系、2010年成为国际标准化组织中医药技术委员会（ISO/TC249）A级联络组织、2019年获批联合国经社理事会"特别咨商地位"、2021年获评民政部"全国优秀社会组织"称号。截至2021年年底，世界针联共有团体会员253个，分布在近70个国家和地区，代表全球40多万名中医药针灸专业人员。

世界针联的宗旨是促进世界针灸界之间的了解和合作，加强国际学术交流，进一步发展针灸医学，不断提高针灸医学在世界卫生保健工作中的地位和作用，为人类的健康做出贡献。

世界针联的任务包括组织世界针灸学术大会、中型学术研讨会和专题学术讨论会；促进国际针灸界之间的友好往来，鼓励各种针灸学术交流；完成与世界卫生组织建立正式关系所承担的工作，实施世界卫生组织传统医学战略；宣传和推广针灸医学，争取各国针灸合法地位；发展针灸教育，提高从业人员水平；开展针灸医疗服务；出版针灸学术刊物，提供针灸信息服务；制定和推广有关针灸的国际标准；为实现本会宗旨所必须承担的其他任务。

3. 全球传统医学大学联盟

GUNTM大学联盟是2009年5月由北京中医药大学、台湾中国医药大学、广州中医药大学、香港浸会大学、韩国庆熙大学、日本明治国际医疗大学、澳大利亚墨尔本皇家理工大学7所具有地域代表性的传统医药高等院校发起成立的学术联盟。GUNTM着眼于当今世界传统医药教育、科研、临床以及信息交流等领域的前沿，建立起统一协调、优势互补的组织架构。联盟的宗旨是谋求院校间教育、科研、医

伍 综合篇

疗、网络领域的共同提高，进而有力推动传统医药的全球发展。

4. 中国中药协会

中国中药协会成立于 2000 年 12 月，2018 年之前由国家中医药管理局主管，是在国内代表中药行业的权威社团法人组织，于 2000 年 12 月 18 日经民政部（民社登〔2000〕2 号）批准成立。

协会宗旨是：沟通政府、服务企业，全面履行代表、自律、管理、协调、服务等职能，弘扬中药文化，促进中药行业持续健康发展。

协会在世界传统医学领域的主要工作：

（1）建设公共服务平台，开展国内外经济技术交流与合作，弘扬中药文化，推动中医中药走向世界；

（2）按照 WTO 规则，协助会员单位处理国际贸易争端。

5. 中华中医药学会

中华中医药学会是中国成立最早、规模最大的中医药学术团体。接受业务主管部门中国科学技术协会和登记管理机关民政部的业务指导与监督管理。学会办事机构是国家中医药管理局直属事业单位。

中华中医药学会是中国中医药科学技术工作者和管理工作者及中医药医疗、教育、科研、预防、康复、保健、生产、经营等单位自愿结成并依法登记成立的全国性、学术性、非营利性法人社会团体。

中华中医药学会在世界传统医学组织中主要开展与国际及国内港澳台地区的学术交流与合作，加强同国际及地区有关组织、学术团体及学者的联系，促进国际中医药人才的资格互认工作。

附件 2　《世卫组织 2014—2023 年传统医学战略》推荐的部分全球传统和补充医学专业组织

1. 国际水疗和气候疗法联合会（FEMTEC）

进展：在许多欧洲国家，水疗得到广泛使用，其疗法被纳入国家卫生保健系统。这些国家监管水疗的使用，而且有专门的教育规划。在北非和东南亚，水疗是悠久传统的一部分，日益增长的需求正在推动立法和监管的发展。在许多拉丁美洲国家，各国卫生部门都承认水疗。

挑战：在若干国家，水疗被视为没有报销方案的一种补充医学，或者一种休闲和健身活动。事实证明，很难评价水疗的效力。这限制了主管当局资助这种疗法的能力，以及消费者获得水疗相关信息的能力。研究工作主要局限于欧洲开展的研究。

伍
综合篇

2. 世界脊骨神经医学联合会（WFC）

进展：自 2000 年以来，新的教育规划、监管该行业的立法以及世卫组织指南的出版，使脊骨神经医学从北美和英国推广到全世界各区域。鉴于国际协会的支持，现在在教育和立法领域内都在广泛维持共同的国际标准。欧洲和北美脊骨神经医学毕业生人数的增多和资金的增长使研究机遇增多并加强了证据基础。WFC 采取了重大步骤，鼓励脊骨神经医学与常规医学专业之间的合作和整合。

挑战：在未对实践进行监管的国家，其他卫生保健提供者声称提供脊骨神经医学服务。资金供应常常局限于教育和研究，而实际上需要增加对政策的投入。在获取脊骨神经医学服务方面，患者面临障碍（北美之外地区提供的脊骨神经医学服务有限，而且存在经济方面的制约因素，因为脊骨神经医学被排除在多数私营和政府卫生保健计划之外）。

3. 整骨疗法国际联盟（OIA）

进展：整骨疗法目前在 80 多个国家得到使用，估计有 120.1 万名整骨疗法师和整骨疗法医生，人数比 10 年前翻了一番。在美国，整骨疗法医生人数在 2000—2012 年增长了 73%，他们占医生总人数的 6.5% 以上。提供整骨疗法培训的大学院校数量以及选读这些课程的学生人数显著增多。正在加强对提供者的监管。在国家卫生系统内，为整骨疗法提供部分资金。

附件 3　近年来中国中医药参与国际合作交流的传统医学组织

1. 北京恒济卫生管理发展基金会

由北京市卫生健康委员会主管领导，北京市民政局审批设立，基金会性质为非公募基金会，现为 3A 级基金会。

基金会严格依照章程约定的宗旨及业务范围开展公益活动。通过资助医学学术及医疗管理有关的项目活动，促进医疗健康事业发展。基金会的主要业务范围：

（1）资助在公共卫生和医院管理领域的学术研究及成果转化；

（2）资助非营利性医疗机构和医院管理发展；

（3）资助经济困难的医生和医学生的研究和教育；

（4）资助有经济困难的重大疾病患者就医。

在传统医学领域开展了以下工作：

在中国国家中医药管理局、北京市中医局、北京市民政局、北京市外办的指导下已经开展的公益活动：

（1）让中医药走向世界联合行动，国际中医药抗疫合作系列研讨会，北京中医药国际发展论坛，北京中医药海外驰援行动。

（2）2019年4月至2021年11月，先后向友好国家巴西、白俄罗斯、亚美尼亚、赞比亚、老挝、日本、中国香港等地捐赠中药抗疫物资，价值500万元。

（3）受中国国家中医药管理局中医药国际合作专项委托，开展了中国巴西国际传统医药抗疫合作系列研讨会。与驻里约总领馆配合，2021年共举办4场线上研讨会，分别以抗疫合作、贸易合作、产业合作、教育合作为主题。以系列研讨会为契机，取得良好的社会效益，促进了来自两国的8个友好省州和城市的互动交流，协助传统医药企业和医疗机构高效对接，充分发掘两国传统医药抗疫合作产品和项目。发扬三药三方、针灸、汤养等中医药抗疫经验，发掘以蜂胶为代表的巴西传统医药抗疫作用，搭建传统医药国际抗疫合作平台。

2. 北京民族医药文化研究促进会

北京民族医药文化研究促进会（Beijing Ethnic Medicine and Culture Research Association，BEMCRA）是2018年经北京市民政局批准注册的机构，业务主管单位为北京市中医管理局。促进会是由有志于促进民族医药文化整理发掘、传播传承及弘扬发展的教学科研机构、企事业单位、社会团体和个人自愿组成的公益性社会团体。

广泛整合资源深入研究中国中医药（含民族医药）文化的核心价值，大力培养中医药（含民族医药）人才，创造性地传承传播中医药（含民族医药）文化，促进中医药（含民族医药）事业产业发展，是促进会的宗旨和使命。在世界传统医学领域开展了以下工作：

（1）承办了2021年中国国际服务贸易交易会（简称服贸会）中医药主题活动。服贸会作为全球规模最大的服务贸易领域综合型展会，作为中国对外开放的三大展会平台之一（中国进出口商品交易会、中国国际进口博览会），是中国服务贸易领域的龙头展会。以"中医药助力构建人类卫生健康共同体"为主题的服贸会中医药主题活动于2021年9月2日—7日在北京首钢园区成功举办。

（2）承办了由北京市中医管理局、北京市东城区人民政府主办的第十四届北京中医药文化宣传周暨第十三届地坛中医药健康文化节（简称文化节）。文化节于2021年10月18—24日在地坛公园举办。文化节在上海市、重庆市、河南省南阳市、广东省深圳市、内蒙古自治区乌海市以及美国纽约6个国内外城市设立了分会场，推动了中国传统中医药与世界传统医学的合作与交流。

伍 综合篇

HB. 20 中国传统医药非物质文化遗产保护发展报告

蓝韶清①　张　辉②　郑洁丹③　廖晓键④　薛暖珠⑤

摘　要： 本报告基于国家、各地方政府及文化部门有关传统医药非物质文化遗产的公开资料，从传统医药非物质文化遗产的项目概况、传承人概况、学术研究、机构设置、政策扶持等方面分析我国传统医药非物质文化遗产保护发展现状。2004年我国加入《保护非物质文化遗产公约》后，相继成立非物质文化遗产司、非物质文化遗产保护中心等机构，出台《中华人民共和国非物质文化遗产法》等法律及支持政策，为我国非物质文化遗产保护发展提供保障。随着保护工作的开展，"中医针灸""藏医药浴法"被列入《人类非物质文化遗产代表作名录》，国家级传统医药非物质文化遗产项确认182项、省级传统医药非物质文化遗产项确认911项，保护工作取得一定成效。但在我国全部非物质文化遗产门类中，传统医药非物质文化遗产项目及传承人数量占比较低；东部地区及少数民族居民较多的地区传统医药非物质文化遗产项目建设情况较好；国家级传承人与项目之比小于1，并不是所有的项目都有传承人。以上说明对传统医药非物质文化遗产的保护仍有待加强，可从提升中医药文化自信、生产性保护、重视申报工作等方面对传统医药非物质文化遗产进行保护。

关键词： 中国传统医药非物质文化遗产；发展现状；保护实践

①　蓝韶清，中西医临床结合硕士，广东中医药博物馆馆长，博士生导师，研究方向：中医学、中医药文化。

②　张辉，社会医学与卫生事业管理硕士，广州中医药大学研究生，研究方向：中医药文化。

③　郑洁丹，社会医学与卫生事业管理硕士，广州中医药大学研究生，研究方向：中医药文化。

④　廖晓键，非物质文化遗产学硕士，广州中医药大学党委宣传部主任科员，研究方向：非物质文化遗产、中医药文化传播。

⑤　薛暖珠，中医医史文献学博士，广东中医药博物馆学术部主任，研究方向：中医药历史文化。

1999 年在北京召开的世界卫生组织西太区传统医药国家政策发展研讨会上，将传统医药定义为："传统医药是整体保健知识、技能和实践的总和，由于其保健和治疗的作用而让社会承认和接受。传统医药的基础是理论、信仰和经验，它们来源于不同的文化并世代相传和发展。"中国传统医药由中医药、民族医药和民间医药 3 个部分组成[1]。2006 年，传统医药被纳入第一批《国家级非物质文化遗产代表性项目名录》，从而开启了中国传统医药保护研究的新视角。

根据联合国教科文组织《保护非物质文化遗产公约》界定的非物质文化遗产（以下简称"非遗"）是指"各社区、群体，有时是个人，视为其文化遗产组成部分的各种社会实践、观念表述、表现形式、知识、技能以及相关的工具、实物、手工艺品和文化场所"。在《中华人民共和国非物质文化遗产法》第二条中，非物质文化遗产是"指各族人民世代相传并视为其文化遗产组成部分的各种传统文化表现形式，以及与传统文化表现形式相关的实物和场所"。据此，传统医药类非遗，是汉民族及各少数民族关于生命、健康与疾病的知识，以及为了维护健康而实施的医疗实践行为与相关仪式，其表现形式是传统知识与实践，核心理念是文化思想，具体内容包括生命观、疾病观、养生观、治疗观、用药观、制药观等[2]。由此可见，以往人们对传统医药的认识往往基于医用价值，而从非遗这一视角出发，传统医药的文化价值也得以展现。

"中医针灸""藏医药浴法"分别于 2010 年和 2018 年入选联合国教科文组织非物质文化遗产名录（名册），随着传统医药被列入《人类非物质文化遗产代表作名录》，意味着传统医药的价值不仅为国人所认识，也得到世界范围更多关注，传统医药有了新的归属和价值引导。本报告将通过分析传统医药非遗名录概况、传承人现状、传统医药非遗保护措施、传统医药保护路径等方面，介绍十余年传统医药非遗的保护发展情况。

一、中国传统医药非遗名录、传承人概况

（一）国家级、省级传统医药非遗项目概况分析

国家级非遗名录将非遗分为 10 大门类，其中 5 个门类的名称在 2008 年有所调整，并沿用至今。10 大门类分别为：民间文学，传统音乐，传统舞蹈，传统戏剧，曲艺，传统体育、游艺与杂技，传统美术，传统技艺，传统医药，民俗。截至 2021 年，国务院先后于 2006 年、2008 年、2011 年、2014 年和 2021 公布了 5 批国家级项目名录，共计 3610 个非遗项目，其中传统医药类 182 项，占非遗项目总数的

伍 综合篇

5.04%，在十大门类非遗项目中排名第9。

1. 国家级项目概况

（1）国家级传统医药非遗项目分类

本报告将传统医药非遗项目大致分为中医诊（疗）法、中药炮制技术（艺）、中医传统制剂方法、传统中医药文化、中医养生、中医正骨疗法、民族医药等类型。根据国家目前公布的项目名录统计：中医生命与疾病认知方法1项、中医诊法6项、中医诊疗法28项、中药炮制技术4项、中药炮制技艺8项、中医传统制剂方法43项、针灸9项、中医正骨疗法20项、传统中医药文化11项、中医养生5项，民族医药47项（共有11类民族医药），其中四大民族医药30项（藏医药17项、蒙医药6项、维吾尔医药5项、傣医药2项）。具体分类类型及数量见表20-1。

表20-1 国家级传统医药非遗类型及数量

分类	数量	分类	数量
中医生命与疾病认知方法	1	畲族医药	2
中医诊法	6	瑶族医药	1
中医诊疗法	28	苗医药	5
中药炮制技术	4	侗医药	1
中药炮制技艺	8	回族医药	3
中医传统制剂方法	43	壮医药	1
针灸	9	彝医药	2
中医正骨疗法	20	傣医药	2
传统中医药文化	11	维吾尔医药	5
藏医药	17	布依族医药	1
中医养生	5	哈萨克族医药	1
蒙医药	6		

（2）国家级传统医药非遗项目地区分布

国家级传统医药非遗项目共182项，项目数量前4名地区分别为北京市（含中直单位）（22项）、浙江省（12项）、上海市（11项）、广东省（10项），均为我国东部经济发达地区，项目数量远高于全国平均水平；排名偏后的地区有江西省、广西壮族自治区各1项、海南省、香港、澳门暂无，见表21-2。

虽然西部地区项目数量整体低于东部地区，但在我国少数民族特色鲜明、民族医药资源丰富的西部地区，其国家级传统医药非遗项目数量高于全国平均水平和周边地区项目数量，如贵州省（9项）、西藏自治区（9项）、内蒙古自治区（7项）、新疆维吾尔自治区（7项）。

2. 省级项目概况

省级传统医药非遗项目共911项（资料来源于各省市区政府和文化部门公开数据），其中项目数量前4名地区分别为河南省（80项）、山西省（68项）、江苏省（54项）、内蒙古自治区（52项）。与其他门类非遗项目相比，传统医药类非遗项目数量较少，仅占省级所有非遗项目的5.63%。北京市（含中直单位）、天津市、新疆维吾尔自治区、青海省、浙江省、广东省、云南省、上海市、西藏自治区等9个地区省级项目申报成功进入国家级名录的比例较高，均超过30%。

表20-2 各地区国家级、省级传统医药非遗数量及占比

地区	国家级项目数	占该地区国家级项目总数比	省级项目数	占该地区省级项目总数比
北京（含中直单位）	22	13.17%	36	11.43%
天津	8	17.02%	18	8.87%
河北	4	2.47%	28	2.87%
山西	8	4.40%	68	6.61%
内蒙古	7	6.60%	52	7.75%
辽宁	2	2.63%	7	2.38%
吉林	3	5.45%	18	5.44%
黑龙江	2	4.76%	28	5.46%
上海	11	14.47%	35	9.29%
江苏	6	3.73%	54	8.30%
浙江	12	4.67%	35	3.56%
安徽	3	3.03%	17	3.66%
福建	6	4.14%	40	5.77%
江西	1	1.14%	17	3.04%
山东	6	3.23%	36	2.65%
河南	6	4.80%	80	4.66%
湖北	6	4.14%	28	4.94%
湖南	6	4.38%	4	1.55%
广东	10	6.06%	30	4.09%
广西	1	1.43%	38	4.34%
海南	0	0.00%	3	2.33%
重庆	4	7.55%	44	6.22%
四川	3	1.96%	24	3.93%

地区	国家级项目数	占该地区国家级项目总数比	省级项目数	占该地区省级项目总数比
贵州	9	5.66%	31	3.31%
云南	6	4.14%	18	3.08%
西藏	9	8.57%	29	5.62%
陕西	2	2.20%	26	4.33%
甘肃	2	2.41%	16	3.96%
青海	6	6.82%	17	5.21%
宁夏	4	14.29%	17	9.29%
新疆	7	4.76%	17	3.06%
香港	0	0.00%	0	0.00%
澳门	0	0.00%	0	0.00%
合计	182	5.04%	911	5.63%

（二）传统医药非遗传承人保护

1. 名录总体情况

目前，文化和旅游部共公布了 5 批国家级非物质文化遗产项目代表性传承人，共计 3068 人，其中传统医药类有 132 人，第一批公布于 2007 年 6 月 5 日，共有 226 名传承人，其中传统医药类有 29 人，占比为 12.83%，第二批公布于 2008 年 2 月 15 日，共有 551 名传承人，其中没有传统医药类，第三批公布于 2009 年 5 月 26 日，共有 711 名传承人，其中传统医药类有 24 人，占比为 3.38%，第四批公布于 2012 年 12 月 20 日，共有 498 名传承人，其中传统医药类有 21 人，占比为 4.22%，第五批公布于 2018 年 5 月 8 日，共有 1082 人，其中传统医药有 58 人，占比为 5.36%。

2021 年 12 月 13 日，文化和旅游部发布公告取消 5 位国家级非物质文化遗产代表性传承人资格，其中 1 位为第五批传统医药类传承人。截至 2021 年 12 月，国家级非物质文化遗产代表性项目代表性传承人总计 3063 人，其中传统医药类 131 人，占比为 4.28%。见表 20 - 3。

总的来说，国家级传统医药非遗传承人为 131 人，国家级传统医药非遗项目 182 项，说明并不是所有的项目都有传承人，传承人与项目数比例大于、等于 1 的地区有北京市、西藏自治区、黑龙江省、安徽省、江西省、四川省、青海省、河南省，比例小于 0.5 的地区有吉林省、湖北省、贵州省、云南省、山东省。另外，福建、香港、澳门、广西壮族自治区和海南省都没有国家级传统医药非遗传承人。

表 20 -3　各地区国家级传统医药非遗传承人数及项目数

地区	国家级传承人数	国家级项目数	传承人数/项目数
北京 （含中直单位）	33	22	1.5
天津	5	8	0.63
河北	2	4	0.50
山西	4	8	0.50
内蒙古	5	7	0.71
辽宁	1	2	0.50
吉林	1	3	0.33
黑龙江	2	2	1.00
上海	7	11	0.64
江苏	3	6	0.50
浙江	7	12	0.58
安徽	3	3	1.00
福建	0	6	0.00
江西	1	1	1.00
山东	2	6	0.33
河南	6	6	1.00
湖北	2	6	0.33
湖南	3	6	0.50
广东	5	10	0.50
广西	0	1	0.00
海南	0	0	0.00
重庆	2	4	0.50
四川	3	3	1.00
贵州	2	9	0.22
云南	2	6	0.33
西藏	13	9	1.44
陕西	1	2	0.50
甘肃	1	2	0.50
青海	6	6	1.00
宁夏	3	4	0.75
新疆	6	7	0.86
香港	0	0	0.00
澳门	0	0	0.00
合计	131	182	0.72

伍　综合篇

2. 传承人分布特点

目前已经公布的国家级传统医药非遗传承人名录中，在年龄方面，60 岁以上的传承人超过 80%；在性别方面，男性 118 人，女性 13 人；在民族方面，汉族 88 人，其他民族 43 人（其中藏族 22 人，哈萨克族 3 人，回族 4 人，满族 2 人，蒙古族 5 人，苗族 3 人，维吾尔族 3 人，瑶族 1 人）；另外，共有国医大师 17 名、院士 4 名、各省级名中医 11 名。

二、中国传统医药非遗的保护成效

（一）学术层面

在中国知网上检索"非物质文化遗产"共有文章 40989 篇，其中核心期刊 5637 篇，检索"非物质文化遗产传统医药"共有文章 98 篇，其中核心期刊 10 篇，可以看出对于非物质文化遗产中传统医药类研究的文章较少，远低于其他类别的非物质文化遗产。但在实际检索中，无法准确把所有与项目本身相关的文章列入其中，以国家级传统医药项目名称检索后有文章 1643 篇。综合以上检索结果发现，近 10 年来在传统医药类非遗方面的研究基本围绕"传统医药""民族医药""保护""传承"这四个关键词，2006—2008 年非遗申报等方面的研究开展较多；2009—2013 年苗医药、藏医药等民族医药单独开展了非遗保护的分析，同时开始重视对传承人的保护；2014—2019 年开始在立法、知识产权、活态传承等方面展开研究；2020—2022 年，出现了利用虚拟现实开展非遗教育传承这些新的研究主题。

近年来，各地纷纷开展学术活动，通过论坛、会议等形式对非物质文化遗产的传承、保护、发展等相关问题展开讨论。如 2018 年 6 月 6 日，"唤醒中华千年之美——2018 中国（国际）非遗高峰论坛"在北京举行，该论坛以"传承非遗文化，弘扬工匠精神"为主题，对新时代非遗保护与传承、新时代非遗创新、维护世界文化多样等话题展开深入研讨。2020 年 11 月 19 日，"2020 首届中国非物质文化遗产论坛大会"在安徽省黄山市举行，大会围绕"新时代非遗活态传承与创新"的主题，就非遗手工艺的活态传承、非遗文化与工匠精神、非遗大数据与多样化的传播载体、非遗文化与特色小镇共融共生、非遗文化与文旅融合创新等课题展开了 8 场热烈研讨，共 200 余人参会。

值得一提的是，这些论坛中也有专门以传统医药类为主题的。2020 年 12 月 21 日，以"传承精华、守正创新"为主题的"2020 年中医药非物质文化遗产发展论坛"在厦门举行，论坛由中国非物质文化遗产保护协会中医药委员会主办，采取线上线下相结合的方式举办，现场有 100 余人参会，线上有 7000 余人观看了论坛直播，包括中医药委员会委员、全国各地各级中医药非遗传承人及相关专家学者等，论坛就中医、非物质文化遗产分享相关学术、专题报告，坚定了中医药非遗保护发展的信心，明确了"遵循中医药发展规律，传承精华，守正创新"的发展方向，把中医药非物质文化遗产保护好、利用好、发展好，为新时代社会发展与健康中国建设贡献力量。

（二）实践层面

1. 传统医药类非遗在国际上的发展

2010 年 11 月 16 日，联合国教科文组织将"中医针灸"列入《人类非物质文化遗产代表作名录》。目前，中医针灸已成为全世界应用最为广泛的一种传统医学形式，以其操作简便、安全有效、绿色环保等优势，引发国际社会持续而广泛的关注。随后，2018 年"藏医药浴法"也被列入该名录。2020 年 11 月，"中医针灸申遗十周年特别活动"在海口举办，活动充分诠释了中医针灸的历史贡献、现代意义，以及在疫情背景下维护世界人民健康的积极作用。

在 2020 年新冠肺炎疫情救治中，中医药发挥独特优势，为疫情防控贡献力量。2022 年 4 月，世界卫生组织发布的《世界卫生组织中医药救治新冠肺炎专家评估会报告》中明确肯定了中医药救治新冠肺炎的有效性和安全性，鼓励世卫组织会员国在其卫生保健系统和监管框架内考虑使用中医药治疗新冠的可能性，体现了中国传统医药受到世界越来越多人的认同与肯定。

2. 传统医药类非遗在国内的发展

非遗保护是一项系统工程，需要相关管理机构、法律、政策、实践活动等各方面共同努力。近三十年来，我国非物质文化遗产保护工作取得重大成就，逐步建立起一套以文化和旅游部中非物质文化遗产司、中国非物质文化遗产保护中心和中国非物质文化遗产保护协会为主要保护机构，以《中华人民共和国非物质文化遗产法》为法律保护核心，以"国家＋省＋市＋县"四级非物质文化遗产名录为主要保护制度并包含大量法律法规、规章制度的自上而下的非物质文化遗产保护体系[3]。

传统医药类非遗也在这套保护体系下不断发展，如成立中国非物质文化遗产保护协会中医药委员会，加强中医药非物质文化遗产事业的保护、传承和创新发展；国家和各省市地区出台多项政策，支持中医药非遗保护传承、项目名录建设、传承人发展等工作；设立非遗工作站，推动传统医药类非遗活动的实施与宣传；国家级项目传承人发挥中医药独特优势，积极参与疫情防控等。

（1）成立管理机构

① 设立非物质文化遗产司

2004 年 8 月我国加入《保护非物质文化遗产公约》，随后文化部（现"文化和旅游部"）设立非物质文化遗产司，该司是我国非物质文化遗产保护工作的主管业务司局，其主要职责为拟订非物质文化遗产保护政策和规划并组织实施；组织开展非物质文化遗产保护工作；指导非物质文化遗产调查、记录、确认和建立名录；组织非物质文化遗产研究、宣传和传播工作。

② 成立非物质文化遗产保护中心

2006 年 9 月 14 日，经中央机构编制委员会办公室批准，中国非物质文化遗产保护中心于中国艺术研究院挂牌成立，其主要职责为承担全国非物质文化遗产保护的相关具体工作和非物质文化遗产保护工作的政策咨询，组织全国范围内非遗普查工作的开展，指导保护计划的实施，开展非物质文化遗产保护的理论研究，举办学术研讨、展览（演）及公益活动，交流、推介、宣传保护工作的成果和经验，组织实施研究成果的发表和人才培训。

③ 成立非物质文化遗产保护协会

2013 年 11 月，中国非物质文化遗产保护协会在北京成立，旨在保护非物质文化遗产，推动非物质文化遗产的传承、传播与发展，继承和弘扬中华民族优秀传统文化。

2020 年 7 月 25 日，中国非物质文化遗产保护协会中医药委员会在北京成立。中医药委员会是由全国中医药非遗科学技术工作者和管理工作者及中医药非遗保护、传承、研究、生产、经营等单位自愿结成的全国性、学术性、非营利性社会组织。同年，中国非物质文化遗产保护协会中国医药协调委员会成立，主要职责是支持、指导与监督中国非物质文化遗产保护协会中医药委员会开展工作。中医药委员会还建设了"中医药非物质文化遗产网"和"中医药非物质文化遗产"公众号。

（2）出台政策扶持

2011 年《中华人民共和国非物质文化遗产法》颁布，2016 年《中华人民共和国中医药法》颁布，国家及各省市地区出台的关于非遗保护或中医药保护的政策措施中大多都提到要加强对传统医药类非物质文化遗产的传承保护。

① 国家层面相关政策

2004 年 8 月我国加入《保护非物质文化遗产公约》，成为政府间委员会成员国，开始全面启动非物质文化遗产普查、抢救、保护和传承工作。2005 年 3 月，国务院办公厅下发《关于加强我国非物质文化遗产保护工作的意见》，确立了我国非物质文化遗产保护工作的工作目标和工作原则，提出"保护为主、抢救第一、合理利用、传承发展"的方针，需要充分认识我国非物质文化遗产保护工作的重要性和紧迫性，建立名录体系，逐步形成有中国特色的非物质文化遗产保护制度，建立协调

伍 综合篇

有效的工作机制。2011 年 2 月出台《中华人民共和国非物质文化遗产法》，旨在继承和弘扬中华民族优秀传统文化，促进社会主义精神文明，加强非物质文化遗产保护、保存工作。

2009 年 5 月发布的《国务院关于扶持和促进中医药事业发展的若干意见》中提出"做好中医药非物质文化遗产保护传承工作，加大对列入国家非物质文化遗产名录项目的保护力度，为国家级非物质文化遗产中中医药项目代表性传承人创造良好传习条件"；2015 年 4 月发布的《中医药健康服务发展规划（2015—2020 年)》中提出"建设中医药文化科普队伍，深入研究、挖掘、创作中医药文化艺术作品，开展中医药非物质文化遗产传承与传播"；2016 年 2 月发布的《中医药发展战略规划纲要（2016—2030 年)》中提出"实施中医药健康文化素养提升工程，加强中医药文物设施保护和非物质文化遗产传承，推动更多非药物中医诊疗技术列入联合国教科文组织非物质文化遗产名录和国家级非物质文化遗产目录，使更多古代中医典籍进入世界记忆名录，推动中医药文化国际传播，展示中华文化魅力，提升我国文化软实力"；2016 年 12 月颁布《中华人民共和国中医药法》，旨在继承和弘扬中医药，保障和促进中医药事业发展，保护人民健康，同月发布了《中国的中医药》白皮书。2019 年 10 月发布的《中共中央国务院关于促进中医药传承创新发展的意见》中提出"推进中医药博物馆事业发展，实施中医药文化传播行动，把中医药文化贯穿国民教育始终，中小学进一步丰富中医药文化教育，使中医药成为群众促进健康的文化自觉"；2021 年 2 月发布的《关于加快中医药特色发展若干政策措施》中提出"加强传统医药类非物质文化遗产保护传承"；2021 年 5 月发布的《"十四五"非物质文化遗产保护规划》中提出"根据非遗特点和存续状况，实施分类保护……落实《中华人民共和国中医药法》，与有关部门共同研究制定《传统医药类非物质文化遗产传承发展计划》，推动传统医药非遗类保护传承"；2022 年 3 月发布的《"十四五"中医药发展规划》中提出，"加大对传统医药类非物质文化遗产代表性项目的保护传承力度"，同月发布的《基层中医药服务能力提升工程"十四五"行动计划》中提出"文化和旅游部门要鼓励支持中医药文化作品和产品制作、中医药文化基地建设、传统医药类非物质文化遗产保护、中医药健康旅游发展，提升中医药传统文化自信和影响力"。

② 各省市地区相关政策

2010 年 6 月，北京市文化局和财政局制定颁布了《北京市非物质文化遗产保护专项资金管理暂行办法》，提出了对非遗名录项目和代表性传承人的补助政策；2017 年 3 月发布的《北京市人民政府关于支持中医药振兴发展的意见》中提出"加强同仁堂等老字号、中医药文物、古迹、名医故居保护，加强中医药古籍整理。加大对中医药非物质文化遗产代表性项目和传承人的保护力度，加快培养一批高层次、复合型、国际化的中医药文化创意人才，推动中医药文化创意产业发展"；2019 年 1 月北京市颁布《北京市非物质文化遗产条例》；2022 年北京市将出台《北京市非遗代表性传承人管理办法》，对非遗传承人实施动态管理，取消传承人终身制，进一步增强非遗代表性传承人的依法履职意识。

2007 年 5 月浙江省颁布《浙江省非物质文化遗产保护条例》；2018 年 1 月发布的《浙江省人民政府关于加快推动中医药发展的实施意见》中提出"积极组织开展各级非物质文化遗产名录传统医药类项目的保护和传承"；2021 年 9 月发布的《浙江省中医药条例》中第三十六条提出"县级以上人民政府及其有关部门应当加强对中医药文物古迹、老字号、名医故居以及其他有价值的历史遗存的保护和利用，组织开展中医药非物质文化遗产申报、保护、传承工作"；2022 年 2 月发布的《关于进一步加强非物质文化遗产保护工作的实施意见》中提出要"构建更加完善的非物质文化遗产名录体系、构建更加科学的保护发展体系、构建更加多元的传播普及体系、构建更加高效的融合创新体系、构建更加专业的机构队伍体系"。

2011 年 7 月 29 日，广东省颁布《广东省非物质文化遗产条例》；2016 年 12 月公布的《广东省岭南中药材保护条例》中第四十九条提出"鼓励和支持开展有关岭南中药材的非物质文化遗产代表性项目的保护、传承和传播"；2021 年 7 月 30 日公布的《广东省中医药条例》中第四十条指出"保护和传承岭南中医药非物质文化遗产，支持和鼓励申报中医药非物质文化遗产、中医药传统知识保护和世界记忆等名录"；2021 年 12 月 27 日公布的《广东省省级非物质文化遗产代表性传承人认定与管理办法》中提出"要在全国省级层面率先探索认定传承群体；要吸纳港澳地区传承人共建文化湾区；要完善非遗代表性传承人'退出机制'，实施动态管理"。

2010 年 5 月福建省发布的《福建省人民政府关于扶持和促进中医药事业发展的实施意见》中提出"加强中医药文物、古迹保护，做好中医药非物质文化遗产保护传承工作，加大对列入国家级和省级非物质文化遗产名录项目的保护力度，为国家级和省级非物质文化遗产中医药项目代表性传承人创造良好的传习条件"；2017 年 9 月发布的《福建省贯彻国家中医药发展战略规划纲要（2016—2030 年）实施方案》中提出"鼓励各地将传统医药项目申报列入各级非物质文化遗产代表性项目名录"；2019 年 3 月颁布《福建省非物质文化遗产条例》；2020 年 8 月发布的《福建省促进中医药传承创新发展若干措施》中提出"发挥我省地理和学术的特色优势，做好国医大师、全国名中医、岐黄学者、省名中医、省级以上非物质文化遗产中医类的学术传承，继续开展省名中医评选活动"。

（3）传统医药的非遗保护

① 设立传统医药类非遗工作站

为了搭建非遗传承、传播、发展的工作平台，推动非遗保护工作多方合作，跨界融合，更好地推动非遗的生产性、生活性保护，各地纷纷设立非遗工作站。

2017年6月28日，北京市西城区成立非物质文化遗产12330工作站，是北京市首家专门对非遗开展知识产权保护服务的工作站。

2021年10月，广东省文化和旅游厅设立永庆坊工作站、百师园工作站、潮汕古建筑营造工作站等11家省级非遗工作站。2021年12月举办的"2021年广东省非物质文化遗产重点工作会商会"上提出，广东省文化和旅游厅将在下一年围绕传承与发展、传播与发展、创新与发展新建一批省级非遗工作站，由每个地级以上市筛选1~2个具备传承发展优势的传统工艺项目，申报设立省级非遗工作站。在这些工作站中，不乏与传统医药相关的，如2021年11月6日，广东省广州市设立"广州市岭南中医药非遗保护工作站"，该工作站被广州市文化广电旅游局遴选为2021年"优秀传统文化传承项目"，工作站凭借医院现有的广州市非遗保护项目"中医诊疗法（岭南罗氏妇科诊法）"和"针灸（岭南火针疗法）"，积极探索全院多部门联动，共同保护中医药非物质文化遗产的机制，正在努力建设具有岭南特色的传统医药非遗保护和推广平台。

② 积极参与新冠肺炎疫情防控

在新冠肺炎疫情救治中，中医药全面参与、深度介入、积极作为，发挥了独特优势和作用，取得了可喜的成绩，一批国家级、省市级传承人及传承项目保护单位积极响应党中央国务院号召，纷纷投入新冠肺炎防治，以不同方式为疫情防控贡献力量。

国家级非物质文化遗产代表性项目"中医传统制剂方法"国家级代表性传承人、中国工程院院士、天津中医药大学名誉校长张伯礼在新冠肺炎疫情发生后，以72岁高龄，临危受命，奔赴武汉前线，征战"沙场"，主持研究制定中西医结合救治方案，指导中医药全过程介入新冠肺炎救治，为疫情防控做出重大贡献，被授予"人民英雄"国家荣誉称号。

国家级非物质文化遗产代表性项目"中医生命与疾病认知方法"国家级代表性传承人、中国非物质文化遗产保护协会中医药委员会会长曹洪欣2020年1月下旬发布防治处方"金柴饮"，作为首席专家通过微医华佗云构建首个中医药防疫平台和中医药国际抗疫平台，带领团队每天诊治12小时，义诊100天，并通过中国志愿医生平台，为湖北患新冠肺炎医务人员康复治疗义诊，为中医药防控疫情建言献策，撰写相关学术论文40余篇，为国内外学术组织做中医药防治新冠肺炎相关报告16次。

国家级非物质文化遗产代表性项目"同仁堂中医药文化"保护单位中国北京同仁堂（集团）有限责任公司，在新冠肺炎疫情暴发以来，安排所属工业单位提前复工，加班加点生产安宫牛黄丸、紫雪散、苏合香丸、藿香正气水等抗击疫情药物，

伍　综合篇

突出中医药非遗的特色。同仁堂集团所属同仁堂国药紧急动员设立在 28 个国家和地区的 149 家同仁堂门店为当地民众提供及时有效的中医药抗疫服务，并向多个国家、地区，我国驻外使领馆捐赠各类防疫产品 7.9 万人份，累计捐助金额达 2200 万元。

国家级非物质文化遗产代表性项目"藏医药（藏医药浴疗法）""藏医药（藏医放血疗法）"保护单位青海省藏医院组织专家团队在国医大师尼玛的指导下开发研制"防瘟九黑散药囊"，为防控一线人员和援鄂医疗队赠送药囊 2000 余份。申报获批 5 种防治新冠肺炎院内藏药制剂临时批准文号，并将 4 种院内制剂临时纳入青海省基本医疗保险药品目录范围。预防疫病性院内制剂共生产 9 批次 61.6 万袋，藏医药介入新冠肺炎患者康复，通过多种媒体渠道利用藏汉双语宣讲新冠肺炎防控知识和应对措施，选派人员参加新闻发布会，编写藏文版新冠肺炎防护知识宣传手册 8 套，在安多卫视、藏语广播电台等专题宣讲 11 次[4]。

三、传统医药非遗的保护路径

（一）提升中医药文化自信

2016 年 7 月 1 日，习近平总书记在庆祝中国共产党成立 95 周年大会上，明确提出要坚定"四个自信"即"道路自信、理论自信、制度自信、文化自信"。传统医药非遗是传统医药是重要组成部分，传统医药是中华优秀传统文化，增强民众对传统医药非遗的信心也就增强了民众对传统医药的信心，从而建立对中国传统文化的自信。

要提升对传统医药非遗的自信，必须增加民众对非遗文化的了解，近年来多地相继开展非遗文化进校园、进社区、进基层等活动，科普内容与科普形式逐年丰富多样。在科普活动中，要做到口头文化传播与互动相结合，例如国家级非遗项目"岭南陈氏针法"进校园活动，在传播"天人合一""阴阳五行""脏腑经络"等传统医学理论的同时，项目传承人陈秀华教授还会现场展示飞针技艺，充分调动起了学生们的好奇心，给同学们留下深刻印象。科普活动不仅要宣传非遗文化，还要体现非遗对人民的益处，例如国家级非遗项目"畲族医药'痧症疗法'"进社区活动，主办方制作了畲族医药宣传展板，免费提供宣传手册、传单等资料发放给社区居民，同时为社区居民现场义诊，不仅有效地宣传了畲族医药，同时体现了传统医药非遗的惠民性。要利用好中医药博物馆，2020 年 9 月教育部、国家文物局联合印发《关于利用博物馆资源开展中小学教育教学的意见》，提出各地教育部门和中小学要将博物馆青少年教育纳入课后服务内容，博物馆与学校的合作趋势日益明显，中医药博物馆变成中医药文化进校园的第二课堂。

（二）生产性保护

中医药文化的产业化不仅可以有效传承文化，还能够使文化资源转化为经济效益，从而有更多资金用以支持文化的保护与发展，同时能够发展地方特色经济，带动当地人口就业，为脱贫攻坚、实现乡村振兴贡献力量。

新会陈皮当前品牌价值近百亿元，已带动区内 6.5 万人、全国超 30 万人创新创业，影响力位居地理标志中药材产品首位，这与当地人民在利用自身地理优势，不断升级生产技艺、提高陈皮质量的同时，还积极将陈皮文化产业化有着密切关系。当地建立了一套适应南方的新会柑橘无病苗木繁育体系及标准化栽培技术，制定了种植、加工、仓储、定价、交易标准，并且没有局限于种植环节，还通过积极举办文化活动、认证商标、创建品牌做好新会陈皮产品市场和产业文化，成功将价值链变为产业链，逐渐成为集绿色种植、研发加工、品牌文化、仓储物流、金融投资、电子商务、文化旅游七位一体的产业集群。

以陈皮产业化为标杆，各地特色传统医药文化要实现产业化，要在自身文化核心思想的指导下创新技术，推出适应时代的产品，建立自身品牌，并利用现代流行媒体进行文化宣传，将自身推广到市场，逐步建立起适合自身的产业链。虽然不是所有中医药文化、非遗项目都适合产业化，但也不能故步自封，应根据自身特点适当对外宣传，参与学术研讨会、义诊活动、非遗文化交流会，将自己展示给大众。

（三）重视传统医药非遗申报工作

传统医药非遗表现形式多数为知识、手法、技能等，如中药炮制技艺、中医诊法、针灸、中医正骨疗法等项目，与非遗的特征更加契合，将其按照非遗标准进行保护，能够起到更好保护效果。

为加强对传统医药非遗的保护，相关部门首先要积极鼓励当地具有特长的民众积极参与非遗申报工作，让更多民间技艺手法参与非遗申报工作；其次，重视申报的同时，加强项目保护工作，对已立项的非遗项目不能放任不管，要进一步加强监管，督促保护单位及传承人履行保护和传承非遗项目的责任，同时帮助他们解决在保护工作中遇到的问题；最后要深化挖掘保护工作，在高校、中医药研究机构、民间等仍有很多优秀的临床诊疗技术尚未被发掘，相关部门要积极展开调研，探索发现这些优秀诊疗技术，帮助其提高知名度，进而加入非遗申报的行列。

伍 综合篇

结语

从发挥传统医药文化价值的层面，中医药非遗的实践和成果推动了中医药文化在国内外的传播，使更多人了解、接受、肯定了中医药文化，扩大了中医药在世界的影响力，增强了中医药文化自信。

从发挥传统医药医用价值的层面，中医药的理论与实践、诸多名老中医的学术思想与经验在中医药非遗的实践中得以保存利用，使中医药这一古老的瑰宝焕发出新的光彩，为人民养生保健、防病治病提供更多选择，为健康提供更多保障。

从发挥传统医药经济价值的层面，中医药非遗的保护传承还融入国家的脱贫攻坚和乡村振兴战略，非遗项目的产业化有助于增加地方经济收入和解决贫困人口就业问题，更多非遗项目保护单位参与贫困人口的医疗救助，通过健康义诊、科普讲座、免费送药活动缓解当地贫困居民的疾病负担。

中医药非遗的保护、传承与发展的实践和成果运用，开辟了振兴我国中医药事业的新路径，推动中医药融入国家发展战略，是保护发展传统医药的宝贵经验。尽管如此，我们也应清醒地看到，在中医药非遗保护的探索过程中也出现了一些的困难与问题，而如何进一步完善、不断丰富中医药非遗保护的内涵，使中医药非遗为中医药事业的振兴、健康中国的建设作出贡献，将是影响中医药非遗实践可持续性发展的关键。

参考文献

［1］朱德明．充分挖掘中国传统医药非遗的价值［N］．中国文化报，2021－09－24（4）．

［2］廖晓键，柳长华．统医药类非物质文化遗产保护发展报告——中国非物质文化遗产保护发展报告（2015）［M］．北京：社会科学文献出版社，2015．

［3］易玲，肖樟琪，许沁怡．我国非物质文化遗产保护30年：成就、问题、启示［J］．行政管理改革，2021（11）：65－73．

［4］曹洪欣，王乐，王春旺，等．2020年度传统医药类非物质文化遗产研究报告［J］．中国非物质文化遗产，2021（2）：64－73．

HB. 21 北京中医药大学德国魁茨汀医院发展经验与启示

戴京璋①　　焦科兴②　　干永和③　　王天琦④　　李艺清⑤

摘　要：21世纪以来，随着中国与世界各国的卫生健康交流合作的逐渐深入，中医药作为中国传统医学的结晶再次走出国门，聚焦世界，在共建全球卫生健康共同体的过程中发挥着重要的建设性作用。建设海外中医医院是中医药国际化、国家推进中医药"一带一路"倡议发展的主要载体，也是推动中医药境外诊疗、教育、科研事业共同发展，拓宽中医药影响范围，加快中医药国际化进程的重要举措。北京中医药大学德国魁茨汀医院是德国第一所中医医院，是欧洲地区中医药国际合作的典型成功案例。本报告通过文献研究法对魁茨汀医院在建设模式、工作机制、本土化发展等方面的经验进行梳理分析，建议应更加注重推进中医药全面合法化建设、建立统一中医药服务标准、深化中医药国际科研合作，促进多元资本发展中医事业，为促进境外中医中心、海外中医医院进一步发展提供参考与支持。

关键词：北京中医药大学；德国魁茨汀医院；经验；启示

①　戴京璋，医学硕士，北京中医药大学东直门医院/德国魁茨汀医院，研究方向：中医内科学、中医药国际传播。

②　焦科兴，公共管理硕士，北京中医药大学管理学院研究生，研究方向：中医药服务贸易、中医药健康经济与管理。

③　干永和，社会医学与卫生事业管理硕士，国药中铁（安徽）医疗健康产业有限公司，主要研究方向为医疗健康产业发展与国企医院改革。

④　王天琦，社会医学与卫生事业管理硕士，北京中医药大学管理学院研究生，研究方向：中医药服务贸易、中医药健康经济与管理。

⑤　李艺清，社会医学与卫生事业管理硕士，北京中医药大学管理学院研究生，研究方向：中医药服务贸易、中医药健康经济与管理。

伍　综合篇

引言

中医药早在秦汉之时便以疗效优良在中国同世界的商贸文化交流中传播开来。21 世纪以来，随着中国与世界各国的卫生健康交流合作的逐渐深入，中医药作为中国传统医学的杰出代表再次走出国门，聚焦世界，在共建全球卫生健康共同体的过程中发挥着重要的建设性作用。未来境外中医中心、中医医院的全球发展将有望享受到中国政府与当地政府达成的中医药合作相关政策，迎来更多的发展机遇。但世界各国国情、文化、法制各不相同，对中医药事业的认可程度也存在差异，使得海外中医中心、中医院的建设过程中仍面临着一些困难与壁垒。北京中医药大学德国魁茨汀医院是德国第一所中医医院，是较早一批建立的海外中医医院，也是德国第一所由地方政府认可、享受地方医保付费的中医医院，是欧洲地区中医药国际合作的典型成功案例，其中医药德国本土化发展的经验与模式具有一定的借鉴意义与参考价值。本报告通过文献研究法对北京中医药大学德国魁茨汀医院的建设模式、合作机制、本土化发展等方面的经验进行系统性梳理分析，并针对发展过程中存在的部分问题提出具有针对性的建设性建议，以期为其他境外中医中心、海外中医医院的发展建设提供借鉴，同时也为中医药及其健康产业在各国的本土化、合法化发展提供参考性意见，推动中医药国家化发展进程，使中医药事业更好地服务全球。

一、魁茨汀医院简介

北京中医药大学德国魁茨汀医院（以下简称"魁茨汀医院"）于 1991 年由北京中医学院（现北京中医药大学）及附属东直门医院与德国施道丁尔集团合作建立，2010 年医院挂牌成为北京中医药大学德国魁茨汀医院。魁茨汀医院是拥有德国政府许可的第一家中医医院；第一所中外合作建立的海外中医院；第一所保险公司付费的海外中医院；第一所建立国家中医药国际合作专项海外中医中心项目的海外中医院。

（一）医院建设成就

2008 年，魁茨汀医院被世界中医药学会联合会授予"2008 年中医药国际贡献奖"，是目前中医药国际合作领域最高奖项。同年，在巴伐利亚州环境与健康部举办的"Essen pro Gesundheit"（健康饮食）竞赛中获得医院类一等奖。2018 年 12 月，国家中医药国际合作专项"中国—德国中医药中心（魁茨汀）"项目在魁茨汀医院建立，国家中医药管理局余艳红书记率团与巴伐利亚州及当地各级政府、合作单位代表共同为中心揭牌，中德中医药中心的合作伙伴，包括北京中医药大学、慕尼黑工业大学和迪根道夫科技应用大学。2019 年、2020 年、2021 年中国—德国中医药中心项目接连申报成功，为魁茨汀医院在医疗服务、人才培养、科研和文化传播等方面的全面建设与可持续发展奠定了良好基础。

（二）医院发展现状

魁茨汀医院坐落在德国巴伐利亚州卡姆地区魁茨汀市中心。医院目前已确立了其以传统中医药治疗为特色的心身疾病和心理疾病专科医院的地位。魁茨汀医院占地面积约为 6000 平方米，主楼居于中部，有地上四层、阁楼及半地下层。首层面积约为 1500 平方米，半地下层面积约为 1000 平方米，第二层至第四层每层面积约为 1000 平方米，阁楼面积约为 600 平方米，总建筑面积约为 6100 平方米。医院中国团队的内科、针灸、推拿、气功医生、药师与护士等人员均来自北京中医药大学及其附属医院，负责医院主要医疗服务——中医治疗相关服务。德国团队由拥有内科学、心身医学、神经精神病学和自然疗法领域的专科医生资质人员组成。医院目前主要治疗疾病包括：精神心理病症、肌肉骨骼和结缔组织疾病、呼吸系统疾病、疼痛性病症、神经系统疾病、消化系统疾病、心血管系统疾病、激素相关疾病等西医治疗效果欠佳的疾病。

魁茨汀医院住院患者大多具有长期西医治疗史但效果欠佳，具有病程长、病情复杂、多种病症或身心病症同见等特点。在中德双方医师团队的共同努力合作下，魁茨汀医院发挥中医药特色病种优势，疗效优秀广受德国当地患者好评。医院患者经 4 周左右住院治疗后症状缓解率 2%～3%，显效率 25%～28%，总有效率保持在 65%～68%。如 2009—2017 年 9497 例患者住院有效率为 65.3%。2018 年中国—德国中医药中心（魁茨汀）项目建设 4 年来，共收治患者 3182 例，显效率 30%，总有效率 71%。常见病种中 532 例纤维肌痛综合征有效率 69.3%；441 例偏头痛有效率 67.2%；376 例腰痛 69.7%。在接受中医药相关治疗后患者病休时长平均减少50%，平均每个病人每年减少 13 天；平均每月常规医疗费用减少 212 欧元，下降50%。中医药再次用事实与数据在魁茨汀医院证实了其良好的治疗效果和经济效益。截至 2021 年，医院共收治住院患者 29220 余例次，临床疗效高于 70%。基于医院长期良好的治疗效果，心理精神疾病患者也可获准入院治疗，进一步扩大了中医药服务范围。北京中医药大学德国魁茨汀医院始终秉承"患者至上，疗效第一"的

伍 综合篇

原则，积极探索，不断进取，以良好的医疗服务和临床疗效充分体现出中医药在疾病防治方面的优势。目前医院正致力于新型医疗体系建设方面的工作，包括中西医学的整合合作、数据评估、个人健康管理与教育等，即"中欧预防项目"的研究，实现"从治到防"的模式转变，以更好地服务患者。

二、魁茨汀医院发展经验

北京中医药大学德国魁茨汀医院是中国发展成立相对较早的海外中医医院之一，距今已有 30 余年的发展历史，是少数支持保险公司付费的海外中医医院，其在建设模式、工作机制、本土化发展、海外资本合作等方面均取得了优秀的成果。中医药的国际化发展，需要的不只是中医治疗，更重要的是传播中医理念、弘扬中医文化。魁茨汀医院不仅中医技术过硬，同时还提供着本土化、人性化的医院管理模式，积极传播中医药文化理念，是值得学习与借鉴的海外中医医院优秀合作案例。

（一）政策支持助力中医药事业发展

中医药作为中国传统医药的杰出代表，是中国与世界各国医药卫生领域交流的重要载体。海外中医医院的建设更是中医药走出国门、走向世界的重要举措。魁茨汀医院建设初期，在邓小平同志改革开放政策的指导下，相关部门的同志都十分重视中医药事业的对外开放工作。施道汀尔先生提出在德国建设中德合作中医医院的想法得到中方有关部门的高度重视，1987 年 12 月，王永炎、杜怀棠院长去魁茨汀签署协议，之后高鹤亭、张世栋、龙致贤、胡定邦等领导赴院考察，最终在中国政府有关部门的大力支持以及中德双方的共同努力下，1991 年北京中医药大学德国魁茨汀医院成功建立。2016 年国家中医药管理局、国家发展和改革委员会联合印发《中医药"一带一路"发展规划（2016—2020 年）》，2018 年 12 月，国家中医药国际合作专项"中国—德国中医药中心（魁茨汀）"项目在魁茨汀医院建立。中国政府对于海外中医中心强有力的政策支持，使得北京中医药大学德国魁茨汀医院在中医医疗服务、中医药人才培养、中医药科研等方面取得丰硕成果，并为魁茨汀医院进一步可持续发展创造了良好的条件。

（二）以协议为基础构建双边互信关系

中德两国社会制度、语言文化、风俗习惯均存在着一定的差异，在对中医治疗方案认同、处理医患关系等问题上均容易产生矛盾与分歧。北京中医药大学德国魁茨汀医院始终坚持遵守地方法律，并以中德双边有关协议为基础建立相互理解、信任、包容、合作共赢的合作互信关系。在医疗工作中面对德方个别群众对于中医药的抵触行为，院方始终理性地向德方有关部分说明有关情况，并合理申诉中方理应享有的合法权益，维护中医药的声誉。同时督促医院员工遵守相关外事纪律和法律法规，尊重当地的文化风俗。北京中医药大学德国魁茨汀医院中方工作人员全力确保医疗质量，针对当地风俗习惯本土化部分中医药服务，以实际行动给予相互间的理解和支持，使双方关系越发融洽。严明的纪律以及诸多本土化的举措使得魁茨汀医院逐渐赢得当地群众的信赖与支持。坚持以中德双边有关协议为基础，相互理解、信任、包容、合作共赢成为魁茨汀中医医院本土化发展的关键所在。

（三）深化科教合作传播中医药文化

北京中医药大学德国魁茨汀医院十分重视开展中医药相关科研合作研究，助力中医药融入以西方为主导的卫生健康体系，并推动中医药相关海外标准的建设。魁茨汀医院与慕尼黑工业大学及迪根道夫科技应用大学自然疗法中心合作，对中医药有效性、安全性及标准化开展多项研究，截至 2021 年 12 月共出版和发表论著、论文 156 篇部；与慕尼黑工业大学，德语区国家各大医师协会、中医针灸学会、汉学家共同参加制定《中医基本名词术语中德对照国际标准》，对中医药教育、科研起到规范作用。医院与世界中医药学会联合会合作，举办"中欧中医药国际合作与发展论坛"，至今共举办 7 届，为国内及世界各地的同道开展深入交流探讨建立了平台，推动了中医药学术的发展和更广泛传播。1993 年魁茨汀医院建立中医学校，开展一系列中医课程讲座，内容包括中医基本理论、诊断、中药、推拿等，西医医师、治疗师等千余人参与培训。此外魁茨汀医院德方人员与北京中医药大学及其附属医院和国内中医院校与组织之间的经常性互访，加深了彼此了解，促进了合作的深化和发展。对院内德国医生的中医药理论与实践的培训，使他们能够更好地理解中医药文化并配合中方医生工作。通过在院外举办的中医药讲座，在培训班培养了一批中医人才，促进中医药文化在海外的进一步传播，为逐步实现中医药人才的本地化，促进中医药融入主流医疗体系做出努力。[1]

（四）专业素质优良保证中医就诊体验

优良的中医药疗效、优质的中医药医疗服务是北京中医药大学德国魁茨汀医院在当地广为认可的根本。在人员挑选方面，专业能力拔尖的中医医疗团队是魁茨汀医院医疗质量的保证。中方团队所派遣的中医药相关医疗技术人员均有着良好的医疗技术水平和相对较高的文化素养，其中团队领队成员均由国内中医药行业享有较高威望的专家学者担任，相关团队成员均临床、管理经验丰富，且具有中西医医疗

伍 综合篇

水平职称认证以及外语能力认证。在医院管理和医疗服务提供方面，魁茨汀医院中、德双方医护人员均按照医院严格标准对就诊、住院、治疗、处方开具等相关病人信息进行信息化管理，并为病人提供时准质高的医疗服务，优化诊疗流程，减少患者等待时间从而提升患者的就诊体验。品质优良的中药是中医药医疗服务质量的基石，魁茨汀医院的医生们也深知这一准则，每日开出方剂的中药质量都受到严格的筛选和保证，并对部分本地难以采购的中药材开展一定的储备工作。[2]在医院各方的协调合作之下，北京中医药大学德国魁茨汀医院中医药服务质量优良，为当地群众交出了一份满意的答卷，在德国乃至欧洲地区的认可程度逐年上升。

三、海外中医医院发展问题及思考

（一）中方人员行医合法性问题

在欧盟国家以及绝大部分西方国家，行医资格的许可十分严格，一般需要持有执业医师资格证。只有西医医师、牙医才可以获得相关医师身份。而受到许可进行中医药相关诊疗、服务的人员包括西医医师、牙医医师、自然疗法师[2]。大部分派遣驻外的中医药团队成员，以及在本地进行中医行医服务的海外华人均未能取得西医医师、牙医医师资格，多以自然疗法师的身份进行中医药相关服务。由于医师身份的缺失，许多派遣至海外中医医院的医生难以取得长期居留及从事相关临床诊治活动的合法权利。中方人员的行医合法性问题以及医生身份的国际互认成了制约海外中医医院发展的一大难题。

（二）中药材使用受到法律限制

要想确保中医疗效质量，往往离不开品质优良的中药材作为支撑，而中药药品问题一直是困扰中医药海外发展的主要问题之一。在包括德国在内的许多西方国家，对于药品的使用法律上均有严格的规定，许多西药均有处方药与非处方药的明确分级限制，在有植物药使用史的国家，如德国部分镇痛、安眠等方面的植物药制品也被划归到非处方药的范围，可供民众随意购买。在许多国家中药制品，特别是中草药及其相关药品的归类尚不明确，使得部分国家中药材剂型和品类的使用受到地方政府的禁止或限制。而在一些允许中药进口和使用的国家，中药企业的 GMP 认证也是十分严格的，许多药品由于进行过硫黄熏制处理、农残超标、重金属含量不符合当地法律而被禁售，使得海外中医医院被迫只能采取使用其他替代药品或者更改最佳治疗方案等措施，一定程度上对海外中医医院的中医药服务质量造成了影响。

（三）医院可持续发展能力较差

大部分海外中医中心、中医医院目前仍属于非营利性机构，多以传播中医药文化为目的，对国内的政策、资金支持相对依赖，且目前盈利能力相对较差，缺乏独立的可持续发展能力，长期依赖国内资金政策支持终究不是长久之计，医院盈利发展模式亟待革新。受部分地区的法律限制，中方中医医师难以取得医师身份长期驻外提供服务，但当前中方轮班派遣大量中医药医护工作者的发展模式成本较高，要想促进海外中医医馆的可持续盈利发展，应尽快建立健全相关本土化中医药人才培养机制，增加对本土中医医师以及相关中医药从业人员的任用，减少对于中方外派医师的依赖，在为海外中医医院节省人力资源成本的同时，进一步促进中医药文化在当地国家的传播。加强与国际资本合作，打造本土化的中医药人才培养体系，使海外中医医院能够平稳转型，实现可持续盈利发展，是海外中医医院所面临的当务之急。

（四）医院营销推广能力尚待加强

大部分海外中医医院坚持疗效至上，由患者口口相传推广、认可推广中医药服务，这种形式在具有广大中医药受众的国内效果较好，但在中医药海外发展的过程中可能效果欠佳。"酒香也怕巷子深"，海外国家大多数人都不是很了解中医药及其相关健康服务，对中医药的认知、认可程度相对较差，面对海外西医医院成熟的营销推广攻势，本就缺乏影响力、知名度的海外中医医院很容易败下阵来。海外中医医院应加强自身营销推广能力建设，主动推广中医药相关服务，宣传中医文化、中医理念，为海外中医药服务建立良好的群众基础。北京中医药大学德国魁茨汀医院在建设之初，便积极邀请当地电视台、杂志社报道，之后又积极定期举办中医药科普知识讲座，开展举行国际学士会议，开办中医药博物展览，让当地居民深切体会到中医药文化机理，了解中医养生、防治未病的作用。这种积极主动地中医药文化传播营销方式，有助于增强当地群众对中医药文化的认同感，拓展中医文化影响力，进而促进海外中医医院和中医药事业的进一步发展。

四、海外中医医院发展建议与启示

（一）推进中医药全面合法化建设

中医药在海外合法化建设是中医药事业海外发展的重要内容之一，推进合法化

伍 综合篇

建设有助于使中医药在目标国家、地区的发展权利得到保证，并使得中医药更好地为当地群众所接纳认可。目前中医药在海外多国的合法化进程已经取得了良好的效果，许多国家和地区均开始设立中医药相关法律法规，但必须要引起重视的是由于不同地区对中医药的认知和认可程度存在着差异，部分西方国家对于中医药的立法仅包括中医针灸，而中药材和其他中医药健康医疗服务的法律仍尚待完善，部分中药及相关中医药服务难以合法使用。此外，中医医师的合法身份也尚待被认可，在部分国家的中医医师的行医过程仍然无法可依，其基本权利难以得到当地法律的保障。中医药合法化问题也一定程度上影响着中医医院、中医治疗项目纳入当地国家的医疗保险、商业保险报销范畴的进程。法律壁垒正制约着海外中医医院在当地的进一步发展，推动中医药海外全面合法化建设进程刻不容缓。

（二）建立统一中医药服务标准

目前中医药海外发展缺乏统一的国际中医药服务标准，这使得海外中医医院的发展水平良莠不齐。优质的中医药服务一直是海外中医医院赖以生存发展的金字招牌，统一的中医药服务标准可以保证相关中医药服务的优质提供，还能够使各家海外中医医院打破当前各自为战的局面，联合起来，在相关标准下集中采购所需中药材、中医医用耗材等医院发展所需物资，有效利用规模经济效益节省医院开支。可以说建立统一服务标准、确保优质服务质量提供是推动海外中医医院可持续发展转型的关键一步。此外，中医药在目标国家的标准化建设也有助于相关准入法律的设立，助力中医药全面合法化进程的发展。中医药在各国的接受认可程度差异较大，难以向西方现代医学一样全球推广，其主要原因之一便是中医药尚未完全融入由西方所主导的世界医疗体系，建立统一中医药服务标准，有助于推动中医药融入世界医疗体系，让世界各国更好地认识、接纳中医药。

（三）深化中医药国际科研合作

深化中医药国际科研合作，是推动海外中医医院本土化发展、促进中医药海外标准建设的重要举措之一，对海外中医医院的本土化人才培养、可持续发展具有重要意义。以北京中医药大学德国魁茨汀医院为代表的一批优秀海外中医医院均开展了与当地高校的中医药相关科研合作，对中医药的有效性、安全性、标准化等诸多方面开展相关研究，论著丰富、成果丰硕，对中医药教育、科研国际合作均起到一定示范作用。未来海外中医中心、中医医院继续深化中医药国际科研合作，同当地高校积极探索合作办学模式，开设中医药系列课程讲座、学术论坛并积极开展学分互认、医师身份互认等相关工作，充分利用"一带一路"倡议等战略契机与海外高校、科研机构、医疗企业等积极开展相关合作，建立海外中医药产学研合作共同体。为逐步建立海外中医药人才培养体系，健全海外中医药相关产业链、促进中医药融入主流医疗体系而努力。

（四）促进多元资本发展中医事业

当前大部分海外中医中心、中医医院的建设和发展主要依靠政府政策支持以及相关国有资本投资建设，其发展数量与规模相对有限，且缺乏独立的可持续发展能力，海外中医医院的发展模式亟待革新。北京中医药大学德国魁茨汀医院在建设与发展过程中同德国施道丁尔集团积极建立合作关系，在施道丁尔集团的帮助下魁茨汀医院的发展得到了德国政府有关部门的大力支持，并很快得到了当地保险公司的一致认可，成为欧洲地区首家可以进行医保报销的中医医院。由此可见，积极引入地方资本，有助于海外中医医院的本土化建设和发展。应积极促进多元化资本参与海外中医医院建设，打破目前单纯依靠国有资本的发展现状，出台相关扶持政策，鼓励国内相关医疗企业资本通过海外投资、中外合资等方式，通过"一带一路"等国家重要战略契机，在海外投资建设海外中医医院提供相关海外中医药服务，并为国内个人资本、海外华人华侨开设海外中医医馆、中医诊所提供准入支持和政策便利。

五、总结

中医药在中国的实践与发展已有数千年之久，早在秦汉之际便已传播至东亚地区，后随着大航海时代的来临逐渐走向世界。21 世纪以来，全球人口结构、健康模式发生改变，西方现代医学已经逐渐难以满足人们与日俱增的卫生健康需求，中医药等优秀传统医学逐渐为人们所重视。随着综合国力逐年提升，中国与世界各国的交往也日益密切，中医药作为中国传统医学的杰出代表再次走出国门，聚焦世界，在共建全球卫生健康共同体的过程中发挥着重要的建设性作用。2016 年中国国务院印发的《中医药发展战略规划纲要（2016—2030 年）》，明确推动中医药事业国际化发展，在中国政府的大力支持下，各大境外中医中心、海外中医医院纷纷建立，未来发展机遇广阔。北京中医药大学德国魁茨汀医院是德国第一所中医医院，是欧洲地区中医药国际合作的典型成功案例，经过三十余年的发展在当地广受好评，其建设模式、工作机制、本土化发展经验对于未来海外中医医院的建设具有较好的指导性意义。

伍 综合篇

　　本报告通过文献研究法对魁茨汀医院在建设模式、工作机制、本土化发展等方面的经验进行梳理分析，以期对海外中医中心发展、中医院建设、中医药国际合作体系共建等提供参考。建议境外中医药中心、中医医院未来发展应更加注重推进中医药全面合法化，建立统一中医药服务标准，深化中医药国际科研合作，并促进多元资本发展中医事业。

　　在后疫情时代，全球人口老龄化趋势逐渐加剧，西方医学短板也越发凸显，包括传统医学和替代医学将成为当前全球卫生健康体系的重要补充。中医药作为中国优秀传统医学的结晶，将发挥其防治未病、愈后康复、养生保健等方面的独特优势，进一步走向全球、服务世界，而海外中医医院作为中国与世界各国医药卫生领域交流的重要载体，未来也将享受到中国政府和当地政府的相关政策支持，为中医药融入世界卫生健康体系、建设全球卫生健康共同体发挥重要作用。

参考文献

［1］戴京璋，马淑惠．对中医药国际合作与服务的思考与启示——从北京中医药大学德国魁茨汀医院的历史与发展谈起［J］．中医药导报，2017（23）：1－7.

［2］何素清．试论德国魁茨汀中医医院创办成功的因素［J］．中医教育，1994（S2期）：73－75.

HB. 22 中药海外发展概况

于志斌[①]　李　辉[②]

中国医药保健品进出口商会

摘　要：本报告运用文献研究、数据统计等方法，收集并分析中药海外发展支持政策、中药进出口数据、"一带一路"倡议影响以及全球中药认可情况等资料，较全面地展现了党的十八大以来中药海外发展概况。

关键词：中药；国际化；政策；进出口；一带一路

目前中医药已传播到全世界 196 个国家和地区[1]。中国在推动中医药全球发展，支持国际传统医药发展，促进国际中医药规范管理，开展中医药对外援助方面。已成为与东盟、欧盟、非洲、中东欧等地区和组织卫生经贸合作的重要内容。

一、中药海外发展支持政策

关于中医药的传承与发展，习近平总书记多次作出重要指示，早在 2015 年就提出 "充分发挥中医药的独特优势，推进中医药现代化，推动中医药走向世界"[2]。近年来，党中央和国务院在政策上大力支持中医药国际交流与合作，密集出台了一系列政策支持中医药海外发展，积极推动中医药走向世界。

2015 年 5 月，国务院办公厅印发《中医药健康服务发展规划（2015—2020 年）》，指出："要推动中医药健康服务走出去。"[3]

2016 年 2 月，国务院印发《中医药发展战略规划纲要（2016—2030 年）》，提

[①]　于志斌，中国医药保健品进出口商会中药部主任，研究方向：中药国际化。

[②]　李辉，中国医药保健品进出口商会中药部主管，研究方向：中药国际化。

出："要积极推动中医药海外发展，加强中医药对外交流合作，扩大中医药国际贸易。"[4]

2016 年 12 月，国家中医药管理局、国家发展和改革委员会印发《中医药"一带一路"发展规划（2016—2020 年）》，提出："到 2020 年，中医药"一带一路"全方位合作新格局基本形成，国内政策支撑体系和国际协调机制逐步完善，以周边国家和重点国家为基础，与沿线国家合作建设 30 个中医药海外中心，颁布 20 项中医药国际标准，注册 100 种中药产品，建设 50 家中医药对外交流合作示范基地。"[5]

2019 年 10 月，中共中央、国务院印发《关于促进中医药传承创新发展的意见》，提出："推动中医药开放发展。将中医药纳入构建人类命运共同体和'一带一路'国际合作重要内容，实施中医药国际合作专项。推动中医中药国际标准制定，积极参与国际传统医学相关规则制定。推动中医药文化海外传播。大力发展中医药服务贸易。鼓励社会力量建设一批高质量中医药海外中心、国际合作基地和服务出口基地。研究推动现有中药交易平台稳步开展国际交易。"[6]

2020 年 12 月，国家药监局发布《关于促进中药传承创新发展的实施意见》，提出："积极推动国际传统药监管合作。深化与世界卫生组织（WHO）合作，积极开展与国际草药监管合作组织（IRCH）、西太区草药监管协调论坛（FHH）等传统药监管国际组织以及有关国家或地区药品监管、药典机构的交流，深入参与国际传统药相关政策规则制定、标准协调，推动中药标准国际化。持续提升我国中药监管在国际监管组织中的话语权，推动中医药更好地为全世界人民服务。"[7]

2021 年 2 月，国务院办公厅印发《关于加快中医药特色发展若干政策措施的通知》，提出："实施中医药开放发展工程。制定'十四五'中医药'一带一路'发展规划。鼓励和支持社会力量采取市场化方式，与有合作潜力和意愿的国家共同建设一批友好中医医院、中医药产业园。发展'互联网＋中医药贸易'，为来华接受中医药服务人员提供签证便利。协调制定国际传统医药标准和监管规则，支持国际传统医药科技合作。"[8]

2021 年 5 月，商务部、国家中医药管理局等 7 部门联合印发《关于支持国家中医药服务出口基地高质量发展若干措施的通知》，提出了 18 条具体政策措施，支持国家中医药服务出口基地大力发展中医药服务贸易，推动中医药服务走向世界[9]。

2022 年 1 月，国家中医药管理局、推进"一带一路"建设工作领导小组办公室联合印发了《推进中医药高质量融入共建"一带一路"发展规划（2021—2025年）》，提出 8 项具体任务目标，推动中医药开放发展，全面提升中医药参与共建"一带一路"质量与水平[10]。

2022 年 3 月，国务院办公厅发布《"十四五"中医药发展规划》，将"加快中医药开放发展"作为十项主要任务中的一项，从助力构建人类卫生健康共同体、深

伍 综合篇

化中医药交流合作和扩大中医药国际贸易 3 方面提出要求[1]。

二、2013—2021 年中药进出口趋势回顾

自 2001 年 11 月我国正式加入世界贸易组织（WTO），已有 20 多年。全球化的市场机遇，促进了我国医药健康产业的快速发展，更为其国际化发展带来了诸多机遇。中药在我国医药类出口中所占比例虽然较少，但中药外贸一直呈现良好的增长势头。

据海关数据统计，2013—2021 年，我国中药①进出口市场保持平稳快速发展，进出口总额从 2013 年的 42.2 亿美元上升至 2021 年的 77.4 亿美元，8 年复合年增长率 7.9%。其中，出口额从 2013 年的 31.4 亿美元上升至 2021 年的 50.0 亿美元，8 年复合年增长率 6.0%。进口额从 2013 年的 10.8 亿美元上升至 2021 年的 27.4 亿美元，8 年复合年增长率 12.3%（见图 22-1）。

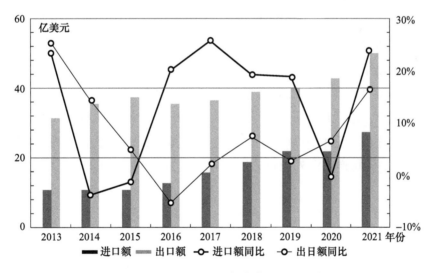

图 22-1 2013—2021 年中药进出口统计

一段时间以来，在我国医药外贸统计中，将中药划分为中药材及饮片、植物提取物和中成药三大类。三大类产品中，中药材及饮片和中成药是我国传统中药产品，植物提取物则是 20 世纪 80 年代兴起的，按照商品用途分，植物提取物属于原料性产品，中药材及饮片中也有相当一部分是原料性产品，中成药则属于制成品。

---

① 本节中药是我国医药外贸统计中的一个概念，产品涵盖了中成药（含保健品）、植物提取物和中药材（含中药饮片）等大类。

伍 综合篇

我国中药出口以原料性产品为主，所占比例在80%以上，2013年原料性产品出口占比83.6%，2021年，其占比达到87.6%。进口方面，原料性产品与制成品各占半壁江山，2013—2021年，我国中药原料性产品进口比例在55%上下浮动。

（一）中药材及饮片出口分析

2013—2019年，我国中药材及饮片出口一直处于波动平台期，8年出口复合年增长率1.4%，出口波动基本保持在10%以内，年出口金额稳定在10亿～12亿美元。自2020年新冠肺炎疫情暴发以来，三方三药在新冠肺炎疫情治疗中显现的疗效受到海外认可，中药材出口迎来一波新的增长。2020年和2021年中药材及饮片出口金额均超过13亿美元。从趋势上看，中药材出口有望开启长久以来的又一轮增长通道。

我国出口中药材的主要使用地区是日韩以及东盟国家。日本汉方药对我国中药材的用量需求相对稳定，其生产所需的中药材及饮片80%以上依赖进口，日本每年从我国进口中药材及饮片约2.5亿美元。韩国自产药材远远满足不了本国市场需求，其使用药材大部分是中国产中药材，从中国大陆或中国香港进口，韩国每年从我国进口中药材及饮片2.5万～3万吨。东盟地区作为我国中药材出口最大的区域性市场，近年来贸易往来活跃。随着与东盟自由贸易区建设的进一步推进，我国与东盟在经贸往来、人文交流等方面合作越来越密切，中医药在东盟地区接受程度越来越高，东盟成为我国中药材及饮片出口的最大区域性市场，占我国全球中药材及饮片出口额和出口数量的20%。区域全面经济伙伴关系协定（RCEP）生效后，未来中药材产业海外投资、贸易往来更加便利，有助于我国中药材出口进一步放量。

（二）植物提取物出口分析

植物提取物一直以来都是中药类出口的大品种，占中药出口60%的比例。涉及的提取物品种已不仅仅是20年前简单概念的中药提取物，目前的植物提取物外延更为广泛，在药品、膳食营养补充剂、食品等多个领域都有应用。2013—2021年，植物提取物8年出口复合年增长率10.0%。2021年，我国植物提取物出口10.5万吨，同比增长9.3%，出口总额首次突破30亿美元大关，同比增长23.9%。欧美市场作为最大的植物提取物消费市场，拉动我国植物提取物出口稳步增长。

（三）中成药出口分析

中成药在中药产品整体出口额中占比不高，出口比例常年维持在7%左右，相对于原料类产品仍处于弱势地位。2013—2021 年，中成药出口金额稳定在 2.5 亿 ~ 3 亿美元，8 年出口复合年增长率 1.8%。

中医文化认同度高的亚洲地区是我国中成药的主要出口市场，中药注册难、海外流通渠道缺失的问题造就了当前基本固定的中药出口品种和稳定的海外市场格局。2021 年，中成药出口额 3.07 亿美元，同比增长 17.9%，出口量 1.17 万吨，同比下降 7.2%。具体到单品种，中成药前三位出口品种分别为片仔癀、清凉油、安宫牛黄丸。

近年来国家不断加大中医药走出去的支持力度，海外市场对中药的认识逐渐加深，对中药疗效认可度不断提高，但是由文化认同到注册成功再到市场销售是个长期过程，中成药出口仍任重道远。

三、"一带一路"倡议对中药海外发展的影响

中医药是古代丝绸之路上重要的中国元素，隋唐时期我们就开始向世界输出针灸、中医、中药等，并从其他国家带回南药、阿拉伯医学，中医药成为我国与丝绸之路上人文交流的重要组成部分。2013 年，"一带一路"倡议提出来后，这一作用再次凸显，中医药也得到了"一带一路"沿线国家民众的广泛认可。

2015 年，"一带一路"倡议初始国家共 65 个。到 2022 年 2 月，中国已经同 148 个国家和 32 个国际组织签署 200 余份共建"一带一路"合作文件[11]。"一带一路""朋友圈"不断扩大，关税、投资等多方面的优惠政策，为我国中药"走出去""引进来"提供强大助力。

从海关数据上看，2015 年，我国同"一带一路"初始 65 国的中药进出口总额 12.5 亿美元，占当年我国全球中药外贸总量的 5.3%。其中，出口额为 9.5 亿美元，同比增长 12.4%；进口额为 3.01 亿美元，同比增长 1.0%。2021 年，我国同"一带一路" 148 国的中药进出口总额 30.1 亿美元，占当年我国全球中药外贸总量的 38.9%。其中，出口额为 16.6 亿美元，同比增长 16.1%；进口额为 13.5 亿美元，同比增长 24.2%。

四、中药全球认可情况

中医药已传播到 196 个国家和地区[1]。据世界卫生组织统计，其中 29 个设立了传统医学的法律法规[12]。我国与 43 个外国政府、地区和国际组织签署了专门的中

伍 综合篇

医药合作协议。中医药已被纳入 16 个中外自贸协定当中，成为中国与东盟、欧盟、非洲、中东欧国家、上合组织、金砖国家等地区和组织卫生经贸合作的重要内容。

为了更好地服务各国人民健康，中国不断总结和贡献发展中医药的实践经验，并为推动以中医药为代表的传统医学走向世界不懈努力。在中国政府倡议下，第62、第 67 届世界卫生大会两次通过《传统医学决议》，并敦促会员国实施《世卫组织传统医学战略（2014－2023 年)》，传统医学和补充医学至少在 88％的 WHO 会员国中得到应用。

在中国推动下，世界卫生组织将以中医药为主体的传统医学纳入新版国际疾病分类（ICD－11）。积极推动传统药监督管理国际交流与合作，保障传统药安全有效。

为促进中医药在全球范围内的规范发展，保障其安全、有效、合理应用，中国推动在国际标准化组织（ISO）成立中医药技术委员会（ISO/TC249），秘书处设在中国上海，目前已发布 81 个中医药国际标准，35 个中医药国际标准编制中[13]。

中国在致力于自身发展的同时，坚持向发展中国家提供力所能及的援助，承担相应国际义务。目前，中国已向亚洲、非洲、拉丁美洲的 70 多个国家派遣了医疗队，基本上每个医疗队中都有中医药人员，约占医务人员总数的 10％。在非洲国家启动建设中国中医中心，在科威特、阿尔及利亚、突尼斯、摩洛哥、马耳他、纳米比亚等国家还设有专门的中医医疗队（点）。近年来，中国加强在发展中国家特别是非洲国家开展艾滋病、疟疾等疾病防治，先后派出中医技术人员 400 余名，分赴坦桑尼亚、科摩罗、印度尼西亚等 40 多个国家。援外医疗队采用中药、针灸、推拿以及中西医结合方法治疗了不少疑难重症，挽救了许多垂危病人的生命，得到受援国政府和人民的充分肯定[12]。

中药欲在海外市场取得长足发展，需要中医中药共同"走出去"，需要货物贸易和服务贸易协同发展。据世界卫生组织统计，目前 103 个会员国认可使用针灸，18 个将针灸纳入医疗保险体系[1]。中医理念在全球不断普及，得到越来越多国家和地区的认可。全球有 30 多个国家和地区开办了数百所中医药院校，以培养本土化中医药人才[1]。中国政府已经支持在海外建立了 30 个中医药中心。

虽然中医药受到越来越多的国家地区认可。但中医药理论强调的是辨证施治，加上成方制剂自身固有的复杂性，在西方医学理论下，以药品身份进入海外市场获得认可一直有一定困难，而以膳食补充剂或健康食品身份进入海外主流市场更为容易。近些年来，中药产品海外市场推广也由以膳食补充剂或健康食品身份开拓市场，到以药品身份进入海外市场，再到进入海外医保。

中药逐步进入国际医药体系，以药品身份进入海外市场的产品不下百个，但以药品身份进入海外主流市场的中药产品屈指可数。2012 年 3 月，成都地奥的地奥心血康胶囊成为首个在欧盟以传统草药身份注册成功的中药。此后，天士力的丹参胶囊、香雪制药的板蓝根颗粒、同仁堂的愈风宁心片也在欧盟以传统草药的身份注册成功。但这4个中药产品均是单方中药品种。2021年9月，天士力的逍遥片通过荷兰药品评审，成为国内首例通过欧盟传统植物药注册的复方中药品种。2013—2021年，以天然药品身份在加拿大市场成功注册了3款中药，分别是香雪制药的抗病毒口服液、上海和黄药业的胆宁片、四川川大华西药业的乐脉颗粒。美国市场方面，我国已有多种中药产品向美国FDA提交申请，目前基本都处于不同的临床试验阶段。包括天士力的复方丹参滴丸、和记黄埔的穿心莲提取物、上海现代中医药的扶正化瘀片、江苏康缘药业的桂枝茯苓胶囊、上海上药杏灵科技药业的杏灵颗粒、华颐药业的威麦宁胶囊、浙江康莱特药业的康莱特注射液和康莱特软胶囊、以岭药业的连花清瘟胶囊等多个产品。

在世界不同地区，中药作为处方药、OTC药、传统药、食物补充剂销售，积累针对不同地域、不同种族人群的市场认可度和临床应用效果。在一系列药品注册的突破下，中药在国外市场的销售局面也逐步被打开。如以岭药业生产的连花清瘟胶囊在抗疫中疗效获得广泛认可，已经在20多个国家注册应用，其中，在乌兹别克斯坦，连花清瘟入选了卫生部发布的抗疫药品白名单；在泰国、柬埔寨，连花清瘟获准进入新冠肺炎定点医院，用于治疗当地患者[14]。

中药进入海外医保的进程更为艰难，不仅需要产品在海外以药品身份注册成功，有一定的销量，还要经过谈判得到政府的认可才能进入海外医保。目前，天士力在非洲市场进入医保[15]，天士力、同仁堂、以岭药业等也有部分产品进入越南等地的医疗保障体系。

参考文献

[1] 国务院办公厅．国务院办公厅关于印发"十四五"中医药发展规划的通知［EB/OL］．［2022－03－29］．http：//www. gov. cn/zhengce/content/2022－03/29/content_ 5682255. htm.

[2] 新华社．习近平致中国中医科学院成立60周年贺信［EB/OL］．［2015－12－22］．http：//www. gov. cn/xinwen/2015－12/22/content_ 5026645. htm.

[3] 国务院办公厅．国务院办公厅关于印发中医药健康服务发展规划（2015—2020年）的通知［EB/OL］．［2015－05－07］．http：//www. gov. cn/zhengce/content/2015－05/07/content_ 9704. htm.

[4] 国务院．国务院关于印发中医药发展战略规划纲要（2016—2030年）的通知［EB/OL］．［2016－02－26］．http：//www. gov. cn/zhengce/content/2016－02/

伍　综合篇

26/content_ 5046678. htm.

［5］国家中医药管理局.国家中医药管理局国家发展和改革委员会关于印发《中医药"一带一路"发展规划（2016－2020年）》的通知［EB/OL］.［2016－12－26］. http：//www. satcm. gov. cn/guohesi/zhengcewenjian/2018－03－24/3942. html.

［6］中共中央　国务院关于促进中医药传承创新发展的意见［EB/OL］.［2019－10－26］. http：//www. gov. cn/zhengce/2019－10/26/content_ 5445336. htm.

［7］国家药品监督管理局.国家药监局关于促进中药传承创新发展的实施意见［EB/OL］.［2020－12－25］. https：//www. nmpa. gov. cn/xxgk/fgwj/gzwj/gzwjyp/20201225163906151. html.

［8］国务院办公厅.国务院办公厅印发关于加快中医药特色发展若干政策措施的通知［EB/OL］.［2021－02－09］. http：//www. gov. cn/zhengce/content/2021－02/09/content_ 5586278. htm.

［9］商务部.商务部 国家中医药管理局等7部门联合印发《关于支持国家中医药服务出口基地高质量发展若干措施的通知》［EB/OL］.［2021－05－18］. http：//www. mofcom. gov. cn/zfxxgk/article/gkml/202105/20210503062159. shtml.

［10］国家中医药管理局 推进"一带一路"建设工作领导小组办公室关于印发《推进中医药高质量融入共建"一带一路"发展规划（2021—2025年）》的通知［EB/OL］.［2022－01－15］. http：//www. gov. cn/zhengce/zhengceku/2022－01/15/content_ 5668349. htm.

［11］中国一带一路网.已同中国签订共建"一带一路"合作文件的国家一览［EB/OL］.［2022－02－07］. https：//www. yidaiyilu. gov. cn/xwzx/roll/77298. htm.

［12］新华社.中国的中医药［EB/OL］.［2016－12－06］. http：//www. gov. cn/zhengce/2016－12/06/content_ 5144013. htm#1.

［13］国际标准化组织中医药技术委员会.国际标准化组织中医药技术委员会（ISO/TC 249）简介［EB/OL］.［2022－05－06］. https：//www. iso. org/committee/598435. html.

［14］以岭药业.石家庄以岭药业股份有限公司2021年年度报告［EB/OL］.［2022－04－29］. http：//static. cninfo. com. cn/finalpage/2022－04－29/1213194798. PDF.

［15］谢佩洪.首家进入非洲大陆医保的中医药企是怎么做到的［N］.经济观察报，2020－04－20（966）.